江苏省高等学校重点教材（编号：2021-2-042）

全国高等院校教材
供临床医学专业用

外科模拟教学

Simulating Teaching in Surgery

主　编　王　水　秦　超　黄华兴

副主编　徐　皓　肇　毅　吴　松

编　者（按姓氏笔画排序）

南京医科大学

卫宇昂	王　水	王　鸣	王仪春	王尚乾	左　强	左祥荣
卢忠文	叶　俊	史京萍	吕　凌	朱倩男	朱喆辰	任筱寒
刘伊扬	苏　新	苏仕峰	李　芝	李　普	李光耀	李沣员
李青青	吴　伟	吴　琛	宋黄鹤	张　冬	张　旭	张　宇
张　彬	张军霞	陈旭锋	陈杏林	邵鹏飞	罗滨林	季承建
周　炜	周文斌	郑翔翔	洪顾麒	秦　超	秦建杰	夏佳东
夏添松	钱　健	徐　皓	徐骁晗	凌立君	郭敦明	唐　健
黄华兴	曹　强	崔维顶	斯　岩	蒋　军	肇　毅	魏　栋
魏希夷						

深圳大学附属华南医院

吴　松

编写秘书　陈杏林　任筱寒

人民卫生出版社

·北　京·

图书在版编目（CIP）数据

外科模拟教学/王水，秦超，黄华兴主编. —北京：
人民卫生出版社，2021.10
　ISBN 978-7-117-32140-2

Ⅰ.①外…　Ⅱ.①王…②秦…③黄…　Ⅲ.①外科学
-教案（教育）-医学院校　Ⅳ.①R6-42

中国版本图书馆 CIP 数据核字（2021）第 194842 号

人卫智网　www.ipmph.com	医学教育、学术、考试、健康，	
	购书智慧智能综合服务平台	
人卫官网　www.pmph.com	人卫官方资讯发布平台	

江苏省高等学校重点教材（编号：2021-2-042）

外科模拟教学
Waike Moni Jiaoxue

主　　编：王　水　秦　超　黄华兴
出版发行：人民卫生出版社（中继线 010-59780011）
地　　址：北京市朝阳区潘家园南里 19 号
邮　　编：100021
E - mail：pmph @ pmph.com
购书热线：010-59787592　010-59787584　010-65264830
印　　刷：北京铭成印刷有限公司
经　　销：新华书店
开　　本：787×1092　1/16　　印张：17
字　　数：414 千字
版　　次：2021 年 10 月第 1 版
印　　次：2021 年 12 月第 1 次印刷
标准书号：ISBN 978-7-117-32140-2
定　　价：69.00 元

打击盗版举报电话：010-59787491　E - mail：WQ @ pmph.com
质量问题联系电话：010-59787234　E - mail：zhiliang @ pmph.com

序　言

初知"模拟训练"之概念是在一本航天读物上,其介绍道"为使飞行员遇急时做到处变不惊,需要提前进行上千小时状况百出的模拟飞行训练"。自那一刻起,"模拟"(simulation)这个词给我留下了很深的印象与思考。

2018年,首届中国模拟医学大会在广东中山成功举办,来自全球各地、各领域的医学专家与同人们共同见证了中国模拟医学发展的这座里程碑。回顾过去20年,医学模拟实践的发展之路走得艰辛沥血。当现代医学正昂首阔步、前程一片大好之时,模拟医学自成系统性的相关著作尚寥寥可数;当外科领域的科研成果与新兴技术接踵而至甚至日新月异之时,模拟医学领域的专家们尚不能在"模拟"的精准定义上达成一致意见。幸运的是,模拟医学自诞生起便引起诸多领域专家与学者们的瞩目,更不缺乏愿意无私而竭力培育其生长的同人志士们。结果是,国际模拟医学协会(SSH)与欧洲模拟医学协会(SESAM)这样完善的模拟医学大型学术组织得以成立;以Adam博士和Samuel博士为首的专家们编写的《医疗模拟综合手册》得以出版且在世界范围内推广;更有广州市第一人民医院吕建平主任,一位不辞辛劳地奔走和推广模拟医学实践的中国"首席专家"。我们欣喜地看到,模拟医学这颗费心栽培、悉心浇灌的种子已然茁壮成长起来。

欣慰之余,亦有一些对国内外模拟医学发展失衡问题的担忧。在西方国家,成熟的模拟医学教学与应用体系已然建成,大型医学模拟机构遍布各地,令世界医师神往。而我们中国的医学模拟教学联盟在2015年才由上海交通大学牵头成立,许多地方的医学生、住培医师甚至高年资医师们对于模拟医学知之甚少;同时,国外模拟医学的实践成果已被运用于解决医院管理中的系统难题,而我国的模拟医学还仅停留在医学教育领域,离实际的临床应用仍有数不清的艰难险阻要去克服。无法否认的事实是,当今国内模拟医学的发展现状的确有为人诟病之处,总体发展重形式而轻内涵,课程只注重技能培训而缺乏生命力,情景模拟与技能训练割裂严重等,这都是压在从业人员心头亟待解决的难题。

外科学是一门特殊的学问,外科医师更是一份特别的职业。外科学离不开系统的理论依据与基础的知识学习,更离不开熟练的技能操作与专业的临床应变,而外科医师一切的训练成果终将要放到临床上去应用,放到患者身上去实现其价值。我们很高兴地看到,现在已有能够投入使用并且获得不错产出的模拟医学成果。例如,基于计算机技术的虚拟现实腹腔镜模拟训练系统在普外科等的应用;机器人辅助模拟训练在泌尿外科等的应用;3D打印模型、实体关节模型在神经外科、骨外科等外科团队训练中的使用,以及诸多科室都在效仿的高仿真度手术模拟训练和模拟情景教学,这些都是国内模拟医学在外科领域取得成果的证明。

　　除了用于培训的高级模拟设备与大型模拟中心,近年来也不乏优秀的模拟医学教材相继问世,相较于初见成效的针对住培医师等低年资医师的模拟教学,这本《外科模拟教学》则填补了国内外科模拟教学的一块巨大空白,即针对高年级本科医学生的系统性模拟医学训练。《外科模拟教学》一书的编委由以南京医科大学第一附属医院为代表的各外科科室富有经验的临床医师们构成,其选取真实、有价值的临床案例,结合自身专业见解,参考权威的临床与教学指南,共同编写了这本面向临床带教老师和医学生的外科教材,为临床医学生和带教老师打造了逼真的情景模拟与操作训练,同时采用考核形式实现复盘反馈与回顾学习,价值极高。

　　南京医科大学第一附属医院王水院长是深耕于外科领域多年的权威专家,秦超主任和黄华兴教授均是践行外科临床与教学结合的杰出代表,我相信在他们的指导与推广下,这本《外科模拟教学》定能发挥其该有的作用,走在即将到来的智慧医疗时代的教学前沿,共同推动祖国模拟医学教学的发展与前进。

　　执笔至此,恍惚间发现尚未清晰阐明"模拟医学"之义。我想,凡是在一本本医学书上埋头苦读过的持笔人,在一盏盏无影灯下垂首辛作的执刀者,无需解释也能体会个中含义。一言以蔽之,虽古语有"人非圣贤,孰能无过",但在医学这个行当,倘若能通过无数次的练习,把注定要犯的错误提前犯下,而把本就能给的保护全力给予,做到仲景先师在《伤寒论》中所说的"上以疗君亲之疾,下以救贫贱之厄",那也真是领悟了模拟二字的真谛,真是无愧于身上这件白色制服了。

南京医科大学第一附属医院

中国工程院院士　王梦龙

2021 年 8 月

　　模拟医学的概念兴起于 20 世纪末，起初源于美国医学研究所对由于医疗过失导致的经济损失和医疗纠纷事件的统计，出乎意料的结果让医学界为之震惊。从此，专家呼吁建立更加完善的医院管理体系，将医疗错误与经济损失降到最低，而作为指导性学科的模拟医学便应运而生。

　　模拟医学教学以构建高仿真度的临床情景和贴近真实的模拟训练为特点，教学对象包括广大医学生、住培医师以及其他低年资医师，教学团队囊括了临床带教老师、经验丰富的上级医师以及权威的科室主任等角色，教学形式涵盖了场景模拟、考核评价以及反馈教学等环节，旨在为受训人员们搭建尽可能还原真实临床场景的训练平台，从技能操作、临床意识、医学素养以及人文关怀等方面考量学员，对其进行有针对性的训练，使其在正式进行临床实践前作好准备。

　　外科学作为一门由基础理论与实践操作共同组成的学科，尤以实践操作见长。在一名外科医师的成长历程中，需经历无数基础理论知识的积累和大量技能操作的训练，方能成为独当一面的巧手匠人。即便如此，外科团队们仍需时刻严格要求自我、日益提升自身，才能以充足的准备面对飞速发展、日新月异的外科技术。在现代医学与人工智能、精准医疗等时代新产物碰撞的当下，我们决定将模拟医学教学郑重引入外科基础教学，为临床医学生提供满足需求、贴切专业又迎合医学前沿发展成果的临床教学资源。

　　《外科模拟教学》全书除概述部分外，分为基础案例、进阶案例以及高阶案例三大章节，每个章节由 7~21 个案例小节构成，依次针对外科基本技能与操作（基础案例）、外科常见病的诊治（进阶案例）以及外科复杂疾病的诊治（高阶案例）设置了模拟案例，尽可能地覆盖了常见的外科科室及其病种；单个案例囊括了疾病介绍、情景设置、学员考核评分、案例总结以及相关知识拓展等内容，追求调用专业的外科临床医疗用具，辅以真实典型的临床检验数据与翔实清晰的检查图像，赋予其较强的专业性与较高的使用价值。案例注重内容的实用性，强调模拟教学的完整性，前半部分的考核环节可真实反映学员处理仿真情景下的临床问题，体现其医学专业与人文素养，后半部分的案例总结、知识拓展则贯彻了模拟教学的精神，以互动、讨论及反馈（debriefing）的形式来即时实现问题的解决与学员的进步。本书可供各大医学院校对本科高年级临床专业医学生教学使用，亦可提供给医学研究所、低年资临床医师及相关医务人员作为学习参考，同时也欢迎对医学专业知识感兴趣的非专业人群阅读，了解外科基础疾病的临床处理方法。

　　本书编写过程中得到了沈洪兵院士、丁强教授、喻荣彬教授、季旻珺教授的悉心指导，在此一并致以衷心的感谢。

感谢王学浩院士亲自为本书作序。

由于本书编者众多,且编者经验和水平有限,专业欠缺及不足之处,敬请广大读者给予批评和指正。

南京医科大学第一附属医院

王水　教授

2021 年 9 月

目　录

第一章　概　　述

第一节　现代模拟医学教育发展史

模拟医学教学是一门利用模拟技术构设与创建高仿真模拟患者和临床情景、替代真实患者进行临床医学教学实践的教育学科,这种教育模式以尽可能贴近临床真实环境和更符合现代医学伦理学的方法来进行医学教学。近年来,模拟医学教学正逐渐成为我国临床医学教学改革中具有广泛前景的教育模式。

回顾模拟医学的发展历程,要从计算机和航空模拟的发展史说起,因为这两项创新不仅为模拟医学的发展呈现了广阔的前景,且三者之间存在诸多共通之处。说起计算机,直到 20世纪 40 年代,"computer"一词通常用来代指能够解决疑难数学问题的人。1946 年,世界上第一台通用计算机"ENIAC"在美国宾夕法尼亚大学诞生,这个占地 170 平方米、重达 30 吨的庞然大物的出现让"computer"首次用于描述那些能快速精准计算的机器。随着时代的飞速发展与科学技术的迭代升级,庞大昂贵的传统计算机摇身一变,以小巧经济的现代电子智能设备的形式进入了寻常百姓家庭。由此,即时通信取代了缓慢的数据流存储,这意味着计算机不再局限于单纯的计算,而是成为了现代数字信息的管理者,患者的每一个生命体征都能转变为模拟系统内可控的数据信息。自此,计算机为实现高仿真医疗模拟提供了强大可靠的技术支持。

在计算机迅速发展的同时,航空模拟系统也随之创立。20 世纪 90 年代,人们开始认识到绝大多数的空难是由于飞行员的失误所导致,因此,科学的飞行培训备受重视,随之而来的便是 Link 航空公司发起的航空模拟革命。借助计算机技术,在几十年的发展间,飞行模拟大大降低了飞行员的培训费用和培训风险,提高了航空安全水平,对飞机设计研究、航空事故调查及空中交通模拟做出了重大贡献。医学教育机构则借助航空企业的经验,通过高水平的医学模拟培训,期望医师在进行真实医疗诊疗之前熟练掌握技能,经历各种可能的突发事件,以最大限度减少医疗失误等发生。由此看来,同样是容错率为零、最大限度兼顾可行性与安全性,医学行业的特殊性与航空飞行业不谋而合。有趣的是,该公司于 20 世纪 90年代起,开始涉足高仿真模拟人的商业化生产,掀起了现代模拟医学发展的高潮。

驱动技术发展的前提不仅是各种客观条件,更重要的是人类本身的主观能动性,现代模拟医学的发展自然也离不开那些开拓未知领域的先驱者。正是他们对于医学教学发展需求的敏锐洞察和极富创新的大胆尝试,实现了模拟医学教学从无到有、从有到精的突破。

北宋医家、翰林医官王惟一,为提高针灸教学效果创造了"天圣铜人"。起初,中医想要熟悉人体繁复的穴位主要依靠书籍和图本。由于没有直观的形象作为参考,在实践时十分容易出现错误,针灸铜人便应运而生。铜人通体以铜塑造,体表刻有经络和穴位名称,胸背前后两面可以开合,体内雕有脏腑器官。它既是针灸教学的教具,又是考核针灸医师的模型。针灸铜人象征着世界最早的模拟医学教学模型,由此,模拟医学教学的序幕被拉开。

1946 年,英国一名外科医师成立了 Gaumard Scientific 公司,并于 1949 年推出了第一个分娩模拟器,仅仅一个透明的产科模型,便成功地帮助了英国上千位产科医师掌握助产技能;1960 年,呼吸抢救和心脏按压模拟人经 Gaumard 发明问世,它拥有静脉输液臂,可置入的导尿管和灌肠管,极大地推动了世界急救医学的发展;1967 年,美国医学教育家 Stephen J. Abrahamsom 博士推出了 Sim One 模拟人,实现了麻醉过程的高仿真模拟,在 Sim One“去世”前,其承担了培训超过 1 000 名医疗专业人员的光荣任务,使培训人员更快掌握麻醉操作要领,降低了对真实患者的潜在伤害;1968 年,Harvey 心肺模拟人在迈阿密大学首次亮相,由美国心脏病专家 Gordon 发明创造。这一专利在随后的三十年间不断被改良,最终集成了血压测量系统、50 种心脏病案例、自然衰老的特性甚至瞳孔反应为一体,为外科医师提供了更优质便捷的教学培训,因此,Harvey 模拟人也被认为是医学教育领域最古老、最有连续性并基于大学学术机构开发的模拟项目。

时间来到 20 世纪 70 年代,加拿大神经生物学家 Howard S. Barrows 提出了标准化病人(SP)和基于问题的学习讨论(PBLD)的医学教育形式,注重培养学生发现问题的洞察力、整合知识的逻辑思维、解决问题的实践能力、自觉求新的探索能力以及团队攻关的合作精神。历经波折,最终 SP 和 PBLD 在加拿大、英国和美国等国家和地区的高等医学教育中推广,以另一种形式开创了模拟教学的新纪元。

1986 年起,美国国家医学图书馆开展可视化人体(VHP)项目,以标准人体的 X 射线、CT 及 MRI 等放射学图像为基础,为医学研究和医学教育提供了丰富的可视人体数据集,使三维重建精准解剖成为可能;同时,伴随计算机性能的进步以及医学教育方式的转变,计算机手术模拟培训系统得到了充分的开发,将手术模拟推向高峰。

1993 年,世界上第一个模拟中心在波士顿诞生,得到了全世界医疗教育机构的肯定与效仿,紧随其后,世界范围内大量的“医学模拟中心”(Center for Medical Simulation,CMS)得以创办,通过高质量的医学模拟培训与考核,为医疗机构输送了大量医学人才,进一步提高了国家与社会的医疗安全水准。

进入 21 世纪,科技的不断进步为高仿真模拟医学教育提供了更多的可能。目前,模拟医学教育主要依靠计算机技术,将计算机图形、图像与临床解剖相结合,能够巧妙创设出全数字化人体三维模型和具有生理学特征的计算机模型,有效实现了人体形态和功能的数字化描述,直接为现代医学教学、科研和应用提供了必不可少的模拟实践条件。笔者相信,模拟医学教育在未来还将会有更多的改变和创新。

（王　水　秦　超）

第二节　模拟医学教育现状

一、模拟在心胸外科学中的应用

近年来,随着心胸外科复杂手术操作的增多以及相关技术的发展,模拟在心胸外科手术中的应用愈发广泛。一般来说,由于极强的专业性,心胸外科模拟教学重点在于针对手术技术方面的培训,例如在有限时间内移动环境下进行小血管吻合术、术野暴露局限的心脏换瓣手术等。在模拟练习中,受训者需要了解和学习正确使用手术器械的方法,如何处理组织和缝合线以及相关的解剖结构知识。此外,心胸外科手术中的危机管理方案也正在开发,并将用于模拟培训。

在心胸外科发展历史中,尽管早期在实验用猪身上进行的心脏移植练习未被称作模拟,但足以说明模拟手术方法早已运用于心胸外科手术中。20世纪90年代,用于培训的合成心脏外科手术模拟器被研发出来,在教育领域引起了广泛关注;Stanbridge 和 Reuthebuch 开发了用于训练住院医师和其他外科医师的心脏跳动模拟器;Bashar Izzat 和 Donias 开发了基于组织的心脏跳动模型,使得受训者在进行心脏不停跳手术方面变得更加熟练。随着技术的进步,模拟培训设备实现了从"低技术低仿真"到"高技术高仿真"的快速发展,模拟练习已经可以用于模拟心脏手术(如冠状动脉旁路移植手术、心脏不停跳手术、主动脉插管、心脏插管、体外循环、主动脉瓣置换、主动脉根部置换等)及胸外科手术(如肺门淋巴结清扫术、肺叶切除术、食管吻合术,硬质支气管镜检查、电视胸腔镜辅助肺叶切除术、气管切除术、袖式肺叶切除术等),这种高度真实的模拟教学方法使得外科医师在进行临床操作前,进行了许多高级模拟演练,了解相关的手术机制及原则,熟悉复杂的手术过程并能熟练掌握各种技术。

尽管模拟手术大大提升了住院医师的培训水平,但接受相同模拟训练的外科医师不一定能拥有相同的临床技术水平,因此,进行培训效果评估是模拟中的重要环节,于是许多评估系统应运而生。迄今为止,已有针对冠状动脉吻合术、心脏冠状动脉旁路移植手术、二尖瓣手术和肺部手术等的心胸外科模拟技能评估,并且这些评估方法仍在进一步完善中。例如,Fann 提出采用3点评定量表来评估冠状动脉吻合术的各个环节;Joyce 提出用形成反馈的模拟学习可以在二尖瓣成形术模型中提高训练效果;Hicks 在受训者参与体外循环模拟中采用了模块化评分量表。事实证明,通过针对性的综合评估方法能够很好地评估受训者对相关技能的掌握情况,模拟手术结合模拟评估可以显著提升心胸外科医师的手术能力、心理素质及临床素养。

尽管心胸外科模拟培训成效显著,但在推广模拟教学的路上仍有很多障碍,包括教员与学员时间安排、设备和人员成本、合适的模型选择以及课程的制订等。因此,模拟教育项目仍需心胸外科教育者们共同持续努力,将其继承、发扬、推广和创新。

二、模拟在普外科学中的应用

在普外科手术中,进行模拟器训练的最大原因是腹腔镜技术的出现,相较于传统开放手术,腹腔镜手术在取得卓越成效的同时,也面临着新的挑战:用二维显示器来呈现三维图像,较小的触觉反馈及较小的手术器械活动范围等。这些挑战使得外科医师对于腹腔镜技术的学习时间大大延长,也因此促使了腹腔镜训练模拟器的出现。

目前,大量的外科培训模拟器及培训方法已经用于普外科的训练实践中,可以为特殊术式及手术方法提供不同仿真度的训练,包括基于临床情景训练使用的模拟人、标准化病人,基于手术训练使用的人造模型、传统的动物尸体和人体标本,这些已成为外科医师学习手术技巧及新术式的重要工具。近年来,随着普外科模拟医学的发展,外科模拟器与人体标本之间的差异逐渐缩小并逐渐有取而代之的趋势。目前用于普外科培训的模拟器主要包括:实体局部功能训练器(physical part-task trainers)、虚拟现实局部功能训练器(virtual reality part-task trainers)以及混合模型(hybrids)。

局部功能训练器例如 TranumaMan 模型,这种模型可帮助学员练习甲状腺切开术、胸导管放置、心包穿刺术、针刺减压和诊断性腹腔灌洗等。在腹腔镜培训方面,实体局部功能训练器(通常包括一个代表腹腔的盒子、一套成像系统、操作台以及腹腔镜器械)最为广泛使用,耶鲁大学 Top Gun 开发出历史上第一个手术训练器,随后大量模型被开发出来,现今常用的模型包括腹腔镜外科基础(fundamentals of laparoscopic surgery,FLS)训练箱、便携式腹腔镜训练箱、Helago 腹腔镜训练箱和微创训练系统等。

在诸多实体局部功能训练器中,FLS 系统尤其值得一提,该计划是在美国胃肠道与内镜外科医师学会(SAGES)和美国外科医师学会(ACS)的主持下提出,基于麦吉尔大学研究人员的研究成果。FLS 运用网络与线下相结合的技术,旨在提供腹腔镜手术所必需的基本技能和知识,已成为全美普外科住院医师培训课程的一部分。更重要的是,普外科住院医师需获得 FLS 认证,才有资格参加美国外科手术委员会组织的资格考试。

相较于传统的腹腔镜手术训练箱,虚拟现实腹腔镜训练系统有着独特的优势:难度等级可调节,可同时对多种病理类别和解剖变异进行模拟,反复使用而无需补充耗材。近年来针对达·芬奇机器人手术的虚拟现实(VR)模拟器也逐渐兴起。基于 VR 模拟训练,类似于FLS,多个专科已在制订新的内镜外科学基础(fundamentals of endoscopic surgery,FES)项目及机器人外科学基础(fundamentals of robotic surgery,FRS)项目。笔者认为,正如 FLS 一样,FES 与 FRS 终将成为美国普外科住院医师课程的重要组成部分。

模拟器不仅是一个优秀的培训工具,还可以用来客观评价学习者的表现,为了对模拟训练结果进行可靠的评定,越来越多的评价指标及相关的技能评估系统被广泛应用。例如伦敦帝国理工学院外科手术评估装置(ICSAD)和使用电磁跟踪系统进行运动跟踪的 ProMIS仿真器等,可在虚拟现实模拟器上实现对操作者的实时记录和分析。

大量研究已经证实,外科医师在临床实操之前利用模拟器练习有助于提高手术能力,可以认为,在普外科实施医学模拟教学的支持证据十分充分;事实上,模拟医学培训的范围确实在逐渐扩大。尽管模拟器的出现为外科医师手术技能的提升发挥了巨大的价值,但仅靠模拟器本身并不能保证训练的效果,适当的培训课程设置是重中之重,与此同时,受训者个人反复的刻意练习也是不可或缺的。有效的表现反馈、训练任务的合理分配以及基于学习者水平的课程设置有助于强化学习能力,促进学习者手术技巧的进步。

模拟医学的发展已不仅仅专注于专业外科技术,对于外科医师非专业技术及团队协作能力的培训同样重要。从开发各种模拟器到创建国家技能课程,建立经认可的教育学院网络以及完善评估工具和指标,模拟训练所取得的进展预示着该领域的光明前景。可以预见,外科手术模拟将继续发挥作用,使外科医师和学员的专业素养与专业技能达到新的水平。

三、模拟在泌尿外科学中的应用

当今,大部分泌尿外科传统手术已转向"微创"手术,微创手术意味着外科医师需要借助器械进行操作而避免直接接触,失去了触觉反馈,同时要作出频率较高的反直觉动作,这对当今外科手术的培训是个巨大的考验,因此非常有必要将模拟培训应用于泌尿外科。值得注意的是,模拟训练提供了较为宽松的操作环境,非常适用于实习医师与低年资住院医师;

但由于其无法取代临床经验和对患者的实际操作培训的地位,因此不适用于已经很有经验的高年资泌尿外科医师。

利用训练模型可以进行一些泌尿外科基本操作,如 Foley 导尿术、生殖器和直肠检查等;利用模拟人教学,可以提高医学生对这些检查的接受度和自信心。此外还可以利用模型进行操作考核,有助于更好地评估医学生们对于基本临床操作的掌握程度。除了基本操作,模拟培训已经广泛用于泌尿外科的常见操作,常见检查包括输尿管镜(ureteroscopy,URS)检查、经直肠超声(transrectal of ultrasound,TRUS)检查等,而常用到的治疗手段包括经尿道前列腺电切术(transurethral resection of prostate,TURP)、经尿道膀胱肿瘤切除术(transurethral resection of bladder tumor,TURBT)等。其中,由于输尿管镜在泌尿外科日常诊疗过程中具有广泛作用,而对于动物模型进行的输尿管镜训练又受到了严格无菌的限制和伦理道德的约束,其模型的诞生经历了无数人不断的努力和尝试,逐渐由低仿真向高仿真演变。

尽管腹腔镜手术在肾脏和前列腺等泌尿外科手术中有巨大优势,但由于腹腔镜需要在二维平面上实现三维操作、缺乏直接触感反馈以及需要实现高难度体内缝合等原因,腹腔镜手术的技术进步较为缓慢。因此,更有必要在正式开展泌尿外科腹腔镜手术之前先进行充分的模拟技能培训。与普外科模拟器类似,Autorino 将腹腔镜模拟器分为机械型(mechanical)、虚拟现实型(virtual reality)和混合型(hybrids)。

近年来,泌尿外科医师在临床中广泛开展了机器人腹腔镜手术,但术者往往经验不足或缺乏熟练使用机器人辅助的能力(根据罗斯威尔帕克癌症研究所的结论,想要达到专家级别至少要完成 150 例机器人辅助手术),由此催生了机器人模拟培训的开展。尽管当前机器人模拟器费用昂贵,且模拟器仅限于简单的机器人任务训练,无法复制真实的机器人手术步骤,但是让学员在模拟环境中学习基本的机器人手术技能,包括手术镜头移动、掌控机器臂、手部操作、脚踏板协调和缝合技术,可以减少手术风险和为进行更高级的操作(如前列腺顶端解剖、保留神经等)做好准备。

模拟训练虽然已被证明是临床教学的良好工具,但泌尿外科非技术性培训(例如团队交流)还是落后于技术性的模拟教学,因此,今后泌尿外科的模拟培训需要更高仿真度的模拟手术教学及模拟情景教学,这对于外科医师及整个手术团队的综合素养的提高都十分有好处。

四、模拟在神经外科学中的应用

基于快速发展的模拟和虚拟现实技术,模拟技术在神经外科中的运用日益增多,以强化年轻医师基本手术技能的掌握和熟练度以及促进高年资医师对新技术的学习。

通常,为了开展一台精密的神经外科手术,手术团队需要做好充分准备,尤其是完善的术前计划。术前,神经外科医师需对复杂且微小的解剖结构进行测量,设计最优的手术入路,充分了解术野周围结构及预计手术所能达到的效果。在技术不发达的过去,这种计划往往依赖于经验丰富的神经外科医师对于颅内解剖结构的精准把握与理解,但却始终无法消除因解剖变异或判断失误而出现的术中风险。

过去 20 年,各种各样计算机系统的开发使术前计划的制订变得简单,不仅减轻了手术团队的工作压力,同时大大降低了手术风险,使患者获益良多。例如,弗吉尼亚大学的"Props"和"Netra"两个系统并入了一个双手操作的 3D 界面,界面操作类似于一手持有迷你头颅模型，另一手通过触笔将 3D 头颅"切开"，这种新技术不仅仅可以做到实物操作，还能将其融合到 VR 系统，使得操作者能够仅仅通过头的运动来控制图像。除此之外，还有其他的高仿真模拟设备如虚拟 Workbench 和 Dextroscope，不仅仅可以用于解剖教学，同时也能通过模拟术中每个步骤从而制订精确的术前计划，这使得术中可能发生的错误最小化，手术时间也因此缩短，患者的利益与安全能够得到保障。

除了 VR 模拟系统，制订精确的术前计划还有更简单的方法，即 3D 打印模型。3D 打印模型具有 VR 所不具备的优势，例如在术前医师可以利用模型向家属和患者清晰地讲解手术，还可以在模型上进行动脉瘤夹闭的练习，而助手同时可以知道选择多少个、何种型号的动脉夹。但由于建模材料缺乏弹性，欠缺真实度，并且建模时间长、费用高，3D 打印模型用于术前建模尤其是动脉瘤破裂等急诊手术仍受到部分质疑。

在神经外科领域中，大多数学习都是通过观察高年资外科医师的操作实现，但工作时间的限制使学习和掌握必要的外科技术的难度越来越大。因此，模拟为神经外科医师带来了一个全新的沉浸式 VR 世界，其不仅可以三维仿真患者数据，还为使用者提供视觉、触觉反馈，目前有很多操作系统可以实现和真实神经外科手术类似的 VR 模拟效果，已可以用于脑室造瘘术、脊柱外科手术（包括椎体成形术、椎弓根螺钉内固定术和脊髓电刺激术）。

目前 VR 模拟在神经外科作用有限，针对各种颅脑脊柱外科模拟的 VR 课程在不断创设，想必新的模拟技术将为住院医师提供一种全新的学习方式，为希望提高手术技巧的外科医师提供进行技术训练的平台。

五、模拟在骨外科学中的应用

传统骨外科学教育主要采用师傅-学徒模式，即住院医师在高年资医师的指导下进行学习，但随着近年来骨科手术量的爆炸式增长以及住院医师教育方式的改变，该方式的局限性逐渐凸显，复杂手术操作技术及微创操作的增加导致外科操作的学习面临更加复杂多样的挑战；同时，工作时间的限制、成本压力和必要的患者安全措施限制，都减少了住院医师真正进行临床实践的训练时间。因此，骨外科对于模拟手术训练的需求并不亚于任何一个专业。

不同于普外科腹腔镜模拟器的长期应用，尽管骨外科培训应用的高仿真模拟器才出现不久，但是培训课程中并不缺乏一些传统的替代训练方法。这些方法包括外科技能实验室、人体样本实验室、人工骨骼和解剖模型以及基于计算机的模拟器等。

实验室教学的目的是给骨科住院医师提供一个无风险、无压力的环境进行基本手术技能练习，例如骨折固定术、使用石膏及夹板和熟悉基本骨科器械等，使他们有机会在真实患者身上实施手术前熟悉手术技能，Sonnadara 通过设置随机对照试验证明了实验室教学能够明显提高住院医师的手术效果。

早在 16 世纪，人体样本模型就应用于骨科教学，但鉴于人体模型的费用高、标本获取困难、使用时间有限及存在传播疾病的可能，过去数十年间，人工合成或塑料骨模型逐渐取代人体模型。美国骨科创伤协会（Orthopaedic Trauma Association，OTA）及 AO 基金会引领着模拟医学在骨外科培训医师项目中的发展，在模拟课程中，学员们可以学习复位技术、正确置入内植物、钻孔技术及螺钉放置技术。此外骨外科模拟训练还可用于其他手术的学习和评价，例如 Tuijthof 开发了 PASSPORT 模型，利用实体膝关节模型进行仿真外科技能训练；Owells 通过肩关节模型证明定期行关节镜下 Bankhart 修复对于维持手术能力十分重要。为了提高操作的真实感,骨科当前应用的模拟器已引入触觉反馈或力学反馈,可以让受训者清楚地感受到他们正在操作的模型的形状及质地,从而提高受训者们的基本技能水平。

骨科训练要求学员熟知骨骼的三维解剖及与其他解剖结构的空间关系,这就促进了电脑模拟器的开发,同时 3D 打印技术的成熟以及计算机处理器及显卡的进步加速了模拟器的应用。医师可以根据患者的特定 CT 数据生成可操作的 3D 图像,用于关节表面置换术或全关节置换术等。例如,Blyth 等研发出电脑 VR 训练系统,该系统应用标准前后位和侧位片,能够评估并提高受训者对髋关节骨折精确复位内固定的能力。

近 20 年来,关节镜手术需求大量增加,而现行的骨科住院医师培训计划却面临着训练不足及工作时长有限的挑战。为了改变这种现状,美国骨科医师学会(American Academy of Orthopaedic Surgeons,AAOS)虚拟现实工作组研发了膝关节镜手术训练器(knee arthroscopy surgical trainer,KAST),旨在为骨科医师提供直观认识。目前 KAST 系统已在美国多家医院的骨科住院医师培训项目中被广泛使用。

现今运用在骨外科住院医师训练的教育工具可谓多种多样,这些设备和技术在整合中的主要障碍是时间和成本两方面,然而,医院管理人员必须意识到在模拟器产品上进行投资是十分必要的,不仅科室能在将来获得经济性、安全性的巨大回报,这些工具还将使住院医师更加自信地走进手术室。

六、模拟在急救医学中的应用

急救医学是一个高风险、需要快速做出判断的专业。团队合作和有效沟通是急诊医师保障患者安全的必要条件,而急救医学模拟训练讲究的是两者最大限度的结合,基于此,急救医学模拟在教学水平、同行评价和政策优待等方面始终走在前列。模拟医学在急诊医学中已经广泛运用于医学生教学、住院医师培训、医学继续教育和急救医疗服务的跨专业培训,已彻底植入急救医学教育、评估和管理认证等各个领域。急诊模拟医学主要包含三个方面的内容,即团队培训、临床操作培训以及综合模拟课程。

在急诊医学工作中,只有具备快速准确的决策能力和有效的沟通能力,才能提供最优的医疗服务,才能避免误诊和其他不良后果,提高医疗工作的效率。模拟医学通过刻意创建一个团队合作技能实践的框架,去分析和总结复杂团队运作的所有细节,构建了现实中无法复制的模拟情景,为医学生提供了极佳的实践机会,为各学科、各专业的医疗人员提供了有效的沟通和合作。研究证明团队训练可以降低一系列临床情景中患者的死亡率。卫生保健研究机构设计了一种叫 TeamSTEPPS 的工作程序,其已被广泛运用于医疗团队培训当中,其具备强大的监测和评价工具,可以有效帮助进行训练方案设计、学习评价和总结,最重要的是能够客观评价团队的训练要素(如团队结构、领导能力、情景监控、相互支持和沟通等)。

出于对患者安全的实际考虑,模拟教学已经被广泛运用于培训从业人员进行少见和高危的临床操作,可以说临床操作训练是急诊模拟医学训练的基石。高仿真的模拟设备可以对复杂的操作和解剖结构精确引导,实践表明,受过训练的医学生能够在 75～90min 内完成简单的插管训练,并达到比较熟练的程度,且在模拟器上接受训练的效果与在患者身上所呈现的几乎没有差异,这也得益于急诊模拟医学教学相对于物理逼真度更加强调心理的逼真度。目前,商家已经设计出用于急诊室各种诊断和抢救程序的模拟器,这些模拟器能逼真模拟出实际临床操作情形。

现今存在诸多急诊模拟课程能满足不同级别的医疗人员的训练需要,由美国医学院学会(Association of American Medical Colleges,AAMC)创建的在线同行评审的教育资源 MedEd-PORTAL,已经广泛运用于模拟医学教学课程的传播。在急诊医学的教育、评估和认证工作中,模拟教学已经根深蒂固,在过去的十年中,急诊医学一直处于模拟的最前沿,并且已经做好准备,即将引领未来医学模拟教育的发展。

(吴 松)

第三节 模拟医学课程建设

模拟医学教育(simulation based medical education,SBME)即利用各种局部功能模型、计算机互动模型以及虚拟科技等模拟系统,创设出模拟患者和模拟临床场景,以尽可能贴近临床的真实环境和更符合医学伦理学的方式开展教学和考核。

模拟医学教育强调以互动式学习使技能掌握度达到最大化,需要从以下四个方面充分完善准备课程。

一、教学情景的设计、构建和形成

(一) 明确成效

即通过课程后,学习者所达到的具体能力的掌握度。不仅要求学习者明确目标高效地学习,也要求课程能够给出更加科学化、规范化的考核制度。管理学大师 Peter Drucker 在其1954 年出版的著作《管理的实践》一书中提出,管理人员在制订目标时应当掌握"SMART"原则,主要内容为:S 代表具体(specific),就是要用具体的语言清楚地说明要达成的行为标准,也就意味着目标设置要有项目、衡量标准、达成措施、完成期限以及资源要求;M 代表可度量(measurable),课程需要使制订人与考核人之间有一个统一的、标准的、清晰的且可度量的标尺;A 代表可实现(attainable),指绩效指标在付出努力的情况下可以实现,避免设立过高或过低的目标,既要使工作内容饱满,也要具有可达性;R 代表实际性(realistic),要求目的达成后要有实用价值,应是临床中确切需要掌握的、有用的;T 代表有时限(time-bound),在限制时间内完成学习目标,而限制时间的设置应根据学习任务的权重、难易程度具体设定,也需课程老师们定期检查学习者们的课程完成度,进行及时的指导。简而言之,课程设计者预先规划好本次模拟教学的最终目标和评价标准,教学内容便会自然而然形成。

(二) 确定内容

首先明确哪些内容是可以使用模拟方法来教学的。须知并非所有临床知识、技能都可以使用模拟方法教学,这需要明确目标,并针对不同水平的学习者选择难易适当的训练项目,也可针对不同的专业特点进行教学设计,应由结局去形成内容,而非通过内容去决定结局。其次明确合适的模拟方法类型。可以是以导师引导为主,进行大组讲座、小组指导的模拟方法,也可以是以独立小组或者独立个人为主进行的自主学习。在明确模拟内容、模拟方法类型之后,则需完善落实教案的细节,包括每一章节的目标、学习时机和物品、评估时机以及导师辅导资料和物品,同时在模拟病例情境时,剧本和流程图、辅助器械、评价表都是不可缺少的。最后,不断完善和改进才是设置模拟教学成功的保障。

（三）制订合理评价框架和工具

考核方式应视教学进度而定,如对临床经验不足、初步学习者可采用笔试,考核目标是使学习者知其然并知其所以然;而最终学习考核应以掌握度为考核目标,可采用模拟演示、临床实践评价,其中临床实践评价需要构建完整而合理的体系,应包括平时的绩效考核、临床实践中病历记录情况、对既往病例的回顾性分析以及同行观察、评议。在临床实践考核中,可选用核查表、分级评定表等工具。其中,核查表多以过程有或无、结局是或否为评价指标,适用于初学者操作掌握评价,可靠性高但价值低;分级评定表多以连续的等级评价过程或结局的完成质量,适用于能力评价,需要表达一致性,其可靠性低但价值高。

二、模拟教学实施的注意要点

（一）指引、促进和提示技能

指引是引导或训练学生达到某些特定学习目标或具体技能;促进则是在指引的基础上,再鼓励学生动手实践;提示则要求在特定时间点给予语言或非语言的触发/线索去推进实施。

（二）重视教学过程中的反馈

提供反馈是模拟教学最重要的特征,学生通过在学习过程中不断地接受老师反馈、同行反馈及自我反馈,得以将关键知识、关键技能不断强化记忆,提升掌握度。课程实施者应将多种反馈资源与学生分享,可以在学生一个阶段模拟学习结束后,重新查看模拟人、计算机等相关信息,由结果反推模拟学习过程中哪些操作正确、哪些有欠缺;在模拟学习过程中,老师可采用标准核查表、评分表提供及时反馈,而评估者可以是老师、学生或者模拟患者,多角度的反馈可以达到帮助学习者们融会贯通的效果;如果有条件,也可以采用记录模拟学习视频的反馈方式,这不仅给学生提供了自我正面、反面回顾反思的机会,也能用来在没有模拟学习条件时复习巩固。

（三）引导性反馈的技巧

所谓引导性反馈(debriefing),来自反复的练习和经验的积累,有很多实现的方法和技巧,没有明确的规则,可认为是一种艺术形式,一种以学生为中心的教学过程,设计于模拟实践后进行的师生之间的标准化互动,以帮助学生思考。举个简单的例子,学生在完成模拟人导尿后,老师首先可以肯定学生模拟操作中的一些优点,询问并聆听学生关于这个环节的自我评价或是其对自己操作的目的及方法应用的描述,再帮助学生进行回顾与反思,整个过程应是一种对学生的促进性帮助。在进行引导性反馈时,老师可以用"我注意到你刚才……你当时是怎么想的"或者"让我们回到……"等语句引导学生反思,帮助他们分析模拟操作中自己的行为,让学生明白重要的不是谁对谁错,而是怎么处置对患者来说是对的。最后,老师再帮助学生确认和复习课程目标,让学生自己做出总结,特别是在需要改进的方面的总结。在整个引导性反馈过程中,老师应注重引导的语言、方式及方法,营造出平等讨论、双向交流的融洽氛围。

三、环境、设备、仿真度的选择

在进行客观设备、环境的选择时,应考虑多方面的因素。

（一）明确选择依据

针对不同的教学目标,针对不同水平的学习者选择合适的模拟教育情景,同一个模拟病例,通过改变设备、环境和仿真度,可以适用于不同的教学目的和教学者。比如,同样的导尿模拟人,对于初学导尿术者,可以仅用于模拟学习导尿操作;对于已基本掌握操作的准实习医师,可以通过设置标准化病人(SP),实时模拟真实临床导尿情景,加强学习者的应变和医患沟通能力。

(二) 高仿真模拟

仿真度的高低并不完全取决于科技的高低,高科技模拟人并不等于高仿真模拟。实现高仿真模拟,需要从技术、环境、心理三个方面进行临床情境的模拟再现,可以由一个真实可溯的临床案例进行高仿真模拟。

(三) 非电脑驱动的模型设计

除了依赖于高科技模拟人或其他模拟设备进行仿真模拟,还可以采用一些非电脑驱动的模型设计,如用于训练者初步学习的特定技能、操作的训练模型,或结合 SP 还原真实临床情境,培养学习者的临床沟通、应变能力。

根据教学目标,教学者确定合适的评价指标、技术和仿真度,制订技能训练与 SP 方案,将高科技模拟人与非电脑驱动的模型整合,制订情境和支撑材料,并不断进行试验和改进,以此形成一个结合专业操作技能和沟通能力的独特平台。通过在该平台的模拟医学训练,学生们可以提高以下能力:①对清醒患者的专业操作能力;②与患者及治疗团队的互动能力;③临床技能、医患沟通和职业素养的结合;④临时应变能力。

四、模拟医学课程的构建

通过前三部分的阐述,可以根据每次的教学内容设计好教学情景,把握好模拟医学教育中的注意要点,整合完善环境、设备、仿真度。而构建科学合理的模拟医学课程是关键的教学应用环节,举个简单的例子:对于实习前的医学本科生,已基本完成了外科学总论的课程学习,但缺乏临床操作技能的培训,因而课程的教学目的应是加强本科生外科处理能力及操作技能,由此构建准实习医师的核心外科技能培训课程。在该课程中,以常见外科操作中较复杂情况的处理为课程主题,构建多根引流管(T 管、造瘘管)的识别与拔管操作、有张力切口缝合方式的选择与操作的教学情景,可用于提升学生对所学外科技能的掌握度;为一位术后切口感染、态度恶劣患者的清创与换药的教学情景,不仅增强了学生的实际操作,也是对学生的临床沟通及应变能力的锻炼。针对不同学习程度的学生选择和构建合理的课程,选择合适的教学内容、评估框架和工具,以及环境、设备、仿真度,同时注意课程中指引、促进和提示、反馈、引导性反馈等的技巧,是模拟医学教学成功实施的保障。

现代模拟医学教育在医学生的培养过程中发挥着日益重要的作用,在此,笔者对于模拟医学教育在临床教学中的应用有自己的几点体会,模拟教学适合于有一定医学基础知识、急需增强实际操作的学生使用(见习阶段、实习前、规培生、低-高年资医务人员)。每个模拟教学教案应根据明确的教学内容和目的来设计,而教学内容需有整体规划性。教案编写后需要老师自己先行试验几次,挖掘其中可能因设计不佳而影响教学质量的潜在问题。引导性反馈和标准的评价能力对于目前大多数老师来说也是一个难点,目前国内也有很多针对教师模拟教学能力的培训课程。相信在不久的将来,针对各种层次医护人员的模拟教学将会在各医学院及培训中心广泛开展,能够更好地加强医护人员的能力培养,促进临床工作的安全开展。

(秦　超)

第四节　引导性反馈——模拟医学教育中的最佳实践操作

模拟(simulation)是一种亲身实践、经验学习的教学模式,模拟医学教育为本科教育与临床技能培训提供了良好的学习平台,可提高在校医学生或在职医师的临床技能和综合素质。在模拟学习环境中,学习过程贯穿于学员之间、教师与学员之间、学员与学习内容之间以及学员与环境之间,其中,引导性反馈是最重要的组成部分之一。

引导性反馈最初起源于战争事件和军事任务。在后方汇报会议上,军队领导往往从返回部队身上收集战场信息,这些信息涉及战场上发生的重要事件,因此鼓励每个士兵积极参与讨论,以确保对行动有全面准确的认知。通过主动讲述事件,作战小组成员可以在个人层面上宣泄情感、抚平创伤,同时在战略层面上吸取教训,总结经验。后继研究证明,这对于战争的胜利有着不可忽略的价值。于是,引导性反馈这一优良传统便被保留下来并发扬光大。

2008年,Cantrell等人探讨如何将引导性反馈应用于新生儿科护士的情景教学中,并将引导性反馈结构化,通过标准化模型来满足不同场合和医学模拟事件的需求。2009年,美国匹兹堡大学的医学模拟中心(Winter Institute for Simulation Education and Research, WISER)与美国心脏病协会(American Heart Association, AHA)合作,开发了结构化和支持性的引导性反馈模型,将其用于高级心脏支持和新生儿高级生命支持课程。该模型旨在完成专业技能训练后,教师能够帮助学生完成有效的引导性反馈汇报。模型侧重于以学习者为中心,借鉴行为科学(the behavioral sciences)的循证结果,鼓励学员分析其行为动机,从而使学员快速掌握汇报技能、熟悉汇报流程。因此,引导性反馈的魅力在于:教师指导学员进行反思性的自我评价,用语言表达自身感受,通过真诚的问询和有效的沟通环节,回顾所做出的行为,并分享对这一经历的认知感受,从而从教师处获得反馈,有助于提高学员在下一次模拟情景中的表现,最终不断增强其救助能力。

一、引导性反馈模型的理论基础

为了开发结构化和支持性引导性反馈模型,初始阶段是收集WISER中经验丰富的老师使用的反馈方法和汇报流程,从而总结出成功的引导性反馈所具备的共同要素。同时,在模型的建立过程中,专家们通过研究确立了引导性反馈教学理论的核心原则,为模型的建立提供了全面而可靠的理论基础。

早在1916年,Dewey首次提出了让参与者以“民主”的意识参与到模拟学习中,课程设计者必须告知参与者模拟学习的目标(objective),目的是让模拟体验更加有效、真实。这一研究体现了反思和经验性学习在模拟学习中的重要性。2007年,Fanning和Gaba发表文章《引导性反馈在模拟学习中的作用》,在文章中,他们提出诸多亟待解答的问题:在此之前为何少有同行评议的文章阐述如何操作、教授或者学习引导性反馈?引导性反馈的方法有哪些?这些方法在应用过程中是否达到了学习目的以及有效性如何?这篇文章的观点彻底改变了模拟医学教育专家对引导性反馈的认识,是这一领域的重大研究进展。

在此之后,研究者们通过大量的工作不断填补了引导性反馈模型建立中的空白——2013年,Decker提出学习取决于经验和反思的结合,她在模拟学习过程中使用结构化、引导性反思,倡导取代经验性、个人化认知方法;2016年,Ericsson提出“刻意训练”(deliberate practice)理论,即常人在进行符合标准的刻意训练后,可以将未曾接触的新技能提高到专家水平。据此理论,约翰霍普金斯大学研究人员开发出快速周期刻意训练(rapid-cycle deliberate practice,RCDP)教学策略,这样一个创新的认知框架以模拟为学习理论,以刻意训练为实践指导,成功地帮助诸多临床团队提高了在救助患者时的综合表现与绩效指标。

引导性反馈是模拟医学教育中的一项最佳实践方案,通过研究模拟医学和教育学相关研究发现,其要点如下:①参与者应期待引导性反馈;②参与者应具备自我反思的能力;③指导者应具备熟练的引导性反馈的引导技巧;④应创造支持性环境;⑤应设定明确的目标;⑥应制订可行的计划(无法一次引导性反馈所有项目);⑦应发现并提出参与者的表现和认知之间的差距;⑧应考虑社会性因素并保证参与者的良好体验;⑨模拟实践和引导性反馈的时间间隔越短越好;⑩视频/在线学习的"引导性反馈"同样有效。

二、引导性反馈模型 GAS 工具的开发和实践描述

引导性反馈通过 GAS 工具进行具体操作,GAS 是搜集(gather)、分析(analyze)、总结(summarize)的首字母缩写。GAS 工具的开发者认为引导性反馈是所有模拟医学教育项目成功的关键。GAS 的出现实现了模拟训练后的引导性反馈完全标准化,为整个操作流程提供了完整框架,帮助引导者以有组织的方法开展汇报,同时它也促使了参与者自我反思:他们做了什么、什么时候做的、如何做的、为什么会做以及如何改进,并且确认参与者是否能够在模拟情景过程中形成行为上的逻辑自洽。

1. **收集(gather,G)**　第一阶段是收集阶段,占引导性反馈总时间的 25% 左右,目的是让引导者在开始时收集到足够的信息,以指导分析阶段和总结阶段。在这一阶段里,引导者要学会仔细聆听,通过理解参与者在该环节的思考和感受来分析可能存在的认知差距。认知差距是参与者对自身表现的总体评价和引导者的评价之间的差异。只有实现了认知差距的缩小,才能激发参与者在模拟学习中的参与感,营造反思学习的氛围。

在这一阶段,引导者需要通过一系列行为来促进对话,可以用一些开放性的问题来开始引导性反馈,例如,"你在操作后有什么感受?""你是否理解模拟内容?"凡是开放性问题都有助于引导出参与者的想法,通过这些问题,引导者能够简要评估参与者的认知程度,同时了解小组内成员意见、化解争议、缓解氛围,有利于下一阶段的进展。引导者在获取到足够的信息后,可进入分析阶段。

2. **分析(analyze,A)**　此阶段是为了引导参与者反思和分析自己的行为,使其认识到个人行为如何影响情景中患者的变化及情景的结局。

在这一阶段,引导者要通过提问来揭示参与者的思考过程,在问题中提出线索,来激发参与者对模拟情景的进一步反思,使其认识到行为决策和情景结局之间的因果关系。例如,"你是否注意到患者持续的低血压?"这种问题可以使参与者意识到他们忘记了及时补液。

在分析过程中,引导者应牢记学习目标,问题应始终围绕学习目标。模拟情景教学的过程中可谈及很多事情,引导者不能顾及所有问题,要根据学习目标来决定讨论事项。因此,一个合格的引导者必须保证对参与者进行持续引导,不能偏离主题。

参与者需回顾记录发生的事件、做出的决策及患者的关键变化,使得参与者了解他们做出的决定是如何影响情景结局的。一些辅助工具如模拟器的日志文件、视频和其他事件记录工具都非常有用。这些工具帮助参与者将自身表现记录与客观支撑资料做比较,有助于其深入

理解理论和缩小认知差距,同时可真实了解他们的总体表现,帮助他们判断认知的准确性。

分析阶段占有 50% 的引导性反馈时间,期间引导者对参与者的认知观念、洞察能力以及反思能力有了深入的了解,此后转入总结阶段。

3. **总结**(summarize,S) 总结阶段是为了确定和回顾学习到的经验教训,让参与者了解最重要的课后信息。单独划分出总结阶段非常必要,相对于覆盖过多话题的分析阶段,总结阶段简明扼要地让学习者了解他们的总体表现,认识到模拟训练中哪些方面做得优秀、哪些方面在将来类似情景中需要改进。提问方式可以是"列举出你认为进展顺利的两个环节""描述你认为要注意的两个方面""你将如何改善这些问题?"等。

总而言之,确保总结阶段涵盖所有重要的学习目标和教学要点,并对所学课程进行回顾。最后引导者可对学生的总体表现进行情景评分。该阶段在整个引导性反馈中占比 25%。

三、构建良好判断性引导性反馈

"良好判断性引导性反馈"是由马萨诸塞州 Cambridge 医学模拟中心开发的另一种引导性反馈方法,已经通过了 6 000 次以上的验证,超过 1 500 名老师在模拟医学机构学习到这种方法。这种方法的关键四大原则是:①在模拟学习环节前明确学习目标;②为模拟环节设定期望值;③保持好奇,提供反馈,但不要"操控"参与者;④将引导性反馈环节分为三个阶段:反应、分析和总结。

借助四大原则,这种引导性反馈方法有助于目标的制订和主题相关知识的准备,从而使受训人员获得清晰的反馈。良好判断性反馈对于反思非常重要,而个人思维及行为的恰当反思又是学习和进步的基础,因此,一个引导性反馈是否做到了具备良好判断性极大程度上决定了其价值。据此角度,可以说引导者是一名"认知诊断专家",其职责在于寻找参与者认知框架的缺陷,通过良好的引导对其进行适当的"诊断"和"治疗"。

遵循三个阶段是良好判断性引导性反馈的核心原则之一。反应阶段旨在让参与者分享情绪和彰显本能反应,尤其是当他们从模拟情景中遭遇的高强度状态过渡到情景外强度较低的学习室时,参与者们更愿意真诚地回答这种问题:"你现在感觉如何?"引导者观察到这种初始反应后,更有助于其摸清参与者的行为与性格特征;在分析阶段,引导者给出反馈,帮助参与者识别和缩小与预期表现的差距,通过积极有效的沟通,使他们在想法、假设、信念和经验上获得新的理解与认知;在总结阶段,引导者应发出结束信号,并邀请参与者分享,例如他们希望维持什么、将来改善什么、当下的感受如何以及为此次引导性反馈作出总结等,这一环节将是达成预设学习目标与期望的环节,通过分享发言,可看出参与者们极大的多样性。经历这三个阶段后,参与者便能将他们获得的新知识、技能和态度运用到当前和未来的临床环境中。

四、增强引导者的引导性反馈技能

引导者在引导性反馈过程中需要有极高的观察和沟通能力。因此在初始阶段,新的引导者会感受到挑战和压力。但如同任何技能的获得一样,刻意练习和自我反思有助于技巧的不断提高。下面讲解几个增进引导性反馈的技巧。

在引导性反馈过程中,引导者提出开放性问题能鼓励对话,同时还要设立清晰的限制条件,如在"你能告诉我们发生了什么吗?"在这个广泛且没有方向性的问题里添加上地点、时间等限制条件,可调整为"你能告诉我们,自你进入房间开始直至患者停止反应这段时间发生了什么吗?",这样教学效果会完全不同。有些教育者认为应当避免封闭式问题(closed-ended question,即事先设计好几个标准化答案的问题),虽然这种问题要求较高,但在急诊医疗场景中,一些设计得当的封闭式问题能在节约时间的同时获得关键信息。

引导者的沟通技巧也有助于促进开放性的对话模式。开始交流时,引导者可将模拟情景设计为参与者熟悉的情景,使模拟更贴近生活,并鼓励参与者将现实生活与模拟情景联系起来,强化参与者的认知;交流过程中,引导者可与参与者有恰当的眼神接触与互动,可以复述及认可参与者的观点,这些信号对参与者的看法和感受都非常重要,同时用一些试探性问题来揭示参与者的思考过程,并引出参与者学习更加深入的信息。

重定向也是保证引导性反馈连续的一个关键技巧。当引导者发现学习目标出现偏离或者讨论发生冲突时,需要运用这种技巧将讨论流程恢复到相关且有意义的道路上来,以保证学习目的得以完成。

引导性反馈模型是一个由多种学习理论支撑的、弹性的、以学习者为中心的模型。具体操作层面的方法为 GAS,代表收集、分析和总结,有助于保证有组织的和有效利用的引导性反馈。这也是一种可变化的、可展开的、从新手到专家都可快速掌握并使用的工具。总而言之,模拟医学教育的核心就是引导性反馈。随着模拟医学教育的发展和世界范围内医学模拟中心的创立,模拟教学与引导性反馈方法在可预见的未来将发挥着不可限量的作用,势必在新一轮的医学教育改革中大放异彩,为社会与国家培养输送高质量医学人才提供强有力的支持。

(秦　超)

第五节　模拟教学的课程计划以及常用评分模板

本模拟教学课程面向已初具一定医学基础知识且急需强化实际操作以提升临床技能的医学本科生以及研究生,主要供临床带教老师教学备课使用,分为基础、进阶与高阶三部分病例,分别对应外科总论学习、见习、实习前培训阶段以及实习后考核及规培、专业型研究生阶段,通过逼真的情景带入、仿真的实体操作,全面提升医学生的动手能力并使其初具一定的诊疗能力。同时,本书也针对教师外科模拟教学能力进行指导,以期更好地加强医护人员的临床带教能力的培养、促进临床教学工作的顺利开展。

本模拟教学共设置 43 个案例,知识点覆盖了神经外科、心胸外科、整形烧伤科、普外科、泌尿外科、骨外科的有关内容。其中基础案例 7 例,主要为外科基本操作;进阶案例 20 例,主要为外科常见疾病的模拟诊断以及治疗,其中包含了胸腔闭式引流、膀胱造瘘等一些稍具难度的外科操作;高阶案例 16 例,主要为有一定鉴别难度的外科专科疾病、交叉学科复杂疾病的模拟诊断和治疗以及难度较高的外科操作。可供参考的课程具体设置如表 1-1 所示。

模拟教学是以情景模拟、实际操作为基础,以引导性反馈对整个情景模拟进行复盘反馈为总结,通过模拟诊疗发现学生存在的问题与知识缺陷,从而实现医学生临床能力的提升。要想有机地衔接这两个环节,高效度、高信度的评分及评估模型就尤为重要。本书在每一个模拟教学案例中都附上了参考评分表以供临床带教老师使用。当然,这些评分表不是"金标准",在实际使用中评分表的内容是弹性的,正如实际的临床工作中突发情况屡见不鲜,模拟教学中同样存在各种各样的可能性和不确定性,那么评分表的内容自然也不是一成不变的。

罗列注意点和重要得分点的意义在于更好地衔接情景模拟和引导性反馈进而实现教学效果的最大化,而非评判分数的高低。

表 1-1　外科模拟教学课程设置参考

教学对象及时间安排	模拟教学内容	教学地点及教学重点
外科总论学习阶段	穿脱手术衣、戴无菌手套 消毒与铺单 换药与拆线 开放性伤口的止血包扎 体表脓肿的切开引流 心肺复苏及简易呼吸器的应用 吸氧术及吸痰术	外科总论技能中心 重点:着重培养学生的动手操作能力,适度引导使学生尽快适应模拟教学模式
见习、实习前培训阶段	整形烧伤科:烧伤休克的补液疗法、烧烫伤创面的诊治 神经外科:颅底骨折的诊治、急性硬膜外血肿的诊治 心胸外科:胸部外伤的诊治、食管异物伴食管穿孔的诊治 普外科:体表肿物的诊治、急性阑尾炎的诊治、消化道穿孔的诊治 泌尿外科:肾挫裂伤的诊治、膀胱损伤的诊治、输尿管结石的诊治、膀胱肿瘤的诊治及术后灌注化疗、急性尿潴留的诊治 骨外科:股骨颈骨折的诊治、肩关节脱位的诊治、髋关节后脱位的诊治、腰椎间盘突出的诊治、桡骨远端骨折的诊治、脊髓损伤的急救与转运	见习、实习医院 重点:着重培养学生的诊疗思维和操作技能。将理论知识运用到临床实际工作中,在实践中发现不足进而提升综合素质
实习后考核及规培、专业型研究生阶段	基底节区脑出血的诊治 主动脉夹层的诊治 乳腺癌的诊治 甲状腺癌的诊治 腹痛待查的诊治 急性胰腺炎的诊治 腹部闭合性损伤伴脾破裂的诊治 肠梗阻肠穿孔术后 ARDS 的诊治 胆总管结石合并急性胆管炎的诊治 梗阻性黄疸(胰头癌可能)的诊治 骨盆骨折合并尿道断裂的诊治 泌尿系统结核的诊治 股骨转子间骨折的诊治 前交叉韧带损伤的诊治 胫骨平台骨折的诊治 恶性黑色素瘤的诊治	实习、规培医院 重点:着重培养学生的独立诊疗思维,使其对较为复杂的病情初具判断能力及鉴别能力

　　由于本课程的主要受众仍处于医学教育的相对初级阶段,因而并未对难度较大的外科手术操作提出具体要求。但对于高年级研究生而言,初步掌握其所在专科常见手术的基本操作及流程也很有必要,所以在这里简单提供一些评分模型以供临床带教老师参考。

　　以腕管松解术为例,在知识掌握的初级阶段,设置如下对操作流程进行口述的评估,对促进学生初步掌握该手术的大致步骤尤为适宜(表 1-2)。

表 1-2 口述手术报告评估

评估内容	评估结果	
准备(同意/超时)	是	否
患者/手臂的准备/备皮	是	否
正确的皮肤切口(描述体表标志)	是	否
适当的组织分离(皮肤、皮下脂肪、掌腱膜、腕横韧带)	是	否
正确识别及保护可能伤及的组织(掌弓、正中神经分支)	是	否
完整地松解腕横韧带(近端及远端松解)	是	否
确认正中神经及运动支的功能完整	是	否
正确的缝合	是	否
口述报告时逻辑性良好	是	否
对手术过程描述简洁准确,在规定时间内完成	是	否

在熟悉了基本手术步骤、熟练完成口述手术步骤的基础上,可增设在医学模拟人上进行手术操作的考核评估,参考评分标准见表 1-3。

表 1-3 腕管松解术评分表

皮肤切口	腕横韧带(TCL)
是 否	是 否
□ □ 正确画出皮肤切口——从腕横纹 Kaplan 线,与环指桡侧一致	□ □ TCL 切口在其尺侧缘
□ □ 手术刀垂直于组织平面(切口垂直于皮肤,无皮瓣形成或刮割皮肤)	□ □ TCL 切口与其全长垂直并处与同一解剖平面
	□ □ 正中神经直视下自近端解压
□ □ 施加适当压力切开皮肤但不伤及其他组织平面	□ □ 正中神经返支(运动支)在直视下减压
□ □ 对切缘皮肤造成最小的伤害(最少的抓取皮肤,避免组织创伤等)	利用 3/0 缝线缝合伤口
	是 否
分层剥离	□ □ 顺着缝线缝针的弧度放置缝线,旋转手臂缝合针穿过组织并重新握持缝合针
是 否	
□ □ 垂直切开皮肤至掌筋膜	□ □ 利用方结缝合
□ □ 进行深层组织剥离时可以正确使用牵开器	□ □ 线结处组织无绞窄(适当的组织张力)
□ □ 在同一解剖层面垂直切开掌筋膜	□ □ 适当的线结距离
□ □ 确认腕横韧带远端边界	
□ □ 确认并保护切口远端掌浅弓	
□ □ 完全松解 TCL	
不良事件	其他问题
□ □ 掌浅弓损伤	
□ □ Guyon 管损伤	
□ □ 正中神经或屈肌腱损伤	
□ □ 其他	

上述评分表是基于是否完成了规定动作而设置的,类似于"分类变量",这对模拟教学指导者专业能力的要求较低,可用于学生之间的互评。但要想评判维度更加细致,就需要专业能力较高的指导者执行"连续变量"的评分模型。为了评分结果的客观公正,执行此类评分模型的模拟教学指导者均需受过系统培训,并通过对多名评分者评分结果一致性考核的方式确认其评分是较为客观的,方可对学生的操作进行评分。以冠状动脉吻合术及二尖瓣修复术为例,介绍评分模型(表1-4、表1-5)。

表1-4　冠状动脉吻合评估

操作内容	操作得分				
	1	2	3	4	5
1. 动脉切开(识别目标,正确用刀)					
2. 移植方向(根部的适当位置,适当的起点和终点)					
3. 吻合正确(穿刺次数,与边缘的距离均匀及一致)					
4. 间距适中(均匀间距,与之前的吻合的距离一致)					
5. 使用 Castroviejo/Jacobson 持针器(器械旋转,灵巧)					
6. 使用镊子(灵巧自然,适当地牵引组织)					
7. 进针角度(考虑术野的深度,出针的角度)					
8. 运针(针间距适宜)					
9. 处理缝线(松紧适宜,避免缠绕)					

评分标准:
5:优秀,能够毫不犹豫地完成目标,表现出优秀的进展和流程
4:好,能够主观完成目标,稍微带有犹豫,良好的进展和流程
3:中等,能够犹豫地完成目标,不连续的进展和流程
2:偏差,能够犹豫地实现部分目标
1:差,无法完成目标,明显犹豫不决

表1-5　二尖瓣修复术

操作内容	操作得分				
	1	2	3	4	5
1. 识别后二尖瓣环(正确展示瓣环,例如:瓣叶和心房壁的交叉或结合部)					
2. 识别前二尖瓣环(正确展示瓣环,例如:小叶和纤维骨骼的连接处)					
3. 进针角度(考虑术野的深度,出针的角度)					
4. 出针(按弧度出针以最大限度减少损伤)					
5. 组织处理(轻柔操作,不过度收紧和损伤组织)					
6. 吻合深度(吻合的适当位置和深度,针和缝合线适当且深度一致)					
7. 沿瓣环缝合(缝合线与瓣环缘有适当距离)					
8. 运针(针间距适宜)					
9. 放置二尖瓣环(距离边缘适当位置)					
10. 打结(张力适中,松紧适宜)					
11. 处理缝线(松紧适宜,避免缠绕)					

评分标准:
5:优秀,能够毫不犹豫地完成目标,表现出优秀的进展和流程
4:好,能够主观完成目标,稍微带有犹豫,良好的进展和流程
3:中等,能够犹豫地完成目标,不连续的进展和流程
2:偏差,能够犹豫地实现部分目标
1:差,无法完成目标,明显犹豫不决

除了对专业能力的评估和提升,医学生的团队协作能力以及非专业技术综合素质也应该在模拟案例教学中得到有效锻炼,可供参考的综合素质评估模型见表1-6。

表1-6 团队协作能力以及非专业技术评估

领导力及管理能力	
领导力	包括反省、建议、可见、可访问、自发、动力、教练
标准维持	制订标准、监控标准的实施、团队批准后干预偏离、表现出实现高标准的欲望
计划及准备	团队参与计划、共享计划、确认理解、项目、协商后改变
劳动负荷管理	任务分配、监控、评审、确定任务优先级、分配足够的时间、对压力的处理
权威及自信	主导者地位、团队投入的价值、控制团队、持久与适当的自信
团队协作能力	
团队组成及维持	轻松、支持、开放、包容、礼貌、友好、幽默感、非竞争性
支持其他团队成员	帮助他人、提供协助、给予反馈
理解团队需求	倾听他人、认识团队能力、考虑他人的条件、给予个人的反馈
冲突的解决	在冲突中保持冷静、建议冲突解决方案、集中于正确的事务上
解决问题及做出对策	
定义及诊断	使用所有的资源、分析性的决策、与团队共同回顾影响因素
提出选项	提出替代选项、询问其他选项、复查结果、确认选项
评估风险	估计风险、从团队能力出发考虑风险、估计患者预后
结果审查	审查结果、审查新的选项/客观、建设性和及时的检查、为审查安排时间、从他人处得到反馈、进行治疗后审查
情景意识	
注意	考虑团队所有元素、要求或者共享信息、知道可用的资源、鼓励警惕性、检查并报告团队的变化、要求报告、更新
理解	知道能力、交叉检查、共享心理模型、不能确定时主动提出、为其他队员更新情况、讨论团队约束
提前准备	寻找未来的问题、讨论意外事件、预见未来所需

低于标准=1	基本标准=2	标准=3	极好=4
行为直接危及患者安全及有效的团队合作	行为在其他条件下可能直接危及患者安全及有效的团队合作	行为可以维持有效的患者安全及团队合作	行为可增强患者安全及有效的团队合作

早在1999年,Burtscher等人就开发了基于3D图像的虚拟内镜操作模型,开启了医学模拟教学在手术操作这一领域的新探索。近年来,随着科学技术的进步,数字仿生、VR技术的推广给医学模拟教学提供了更为广阔的发展平台,除了虚拟3D情景,技术的进步更为模拟器与操作者的双向交互、触觉反馈带来可能,诸如胸椎椎弓根钉植入术模拟训练器(Banerjee,2011年)、开颅肿瘤减积/电凝术模拟训练器(Delorme,2012年)等,越来越多有针对性的

专科操作模拟训练器进入到临床教学当中,给医学生带来了保真度极高的手术体验,为以后的专科工作打下了坚实基础。随着大量的专科手术模拟训练器涌入临床教学实践,评估模拟训练器的模拟效果也成为了新的命题。由于我国医学模拟教学起步发展较晚,目前仍主要采用国外的评估模型,即从表面效度、内容效度、结构效度和效标效度四个方面进行评估:表面效度指外行人表面上看测验是否有效,测验题目和测验目的是否一致;内容效度又称逻辑效度,是指测量内容的适当性和相符性,由于这种测量效度的方法必须针对课程的目标和内容,以系统的逻辑方法详细分析性能,故又称课程效度;结构效度又称构想效度,是指一个测验实际测到所要测量的理论结构和特质的程度;所谓效标效度,就是考察测验分数与效标的关系,考察测验对感兴趣的行为预测如何,因为效标效度需要有实际证据,所以又称实证效度。显而易见,这样的评估模型并不适合我国的医学教学实际情况,仍需要广大临床带教老师在此基础上更进一步的探索。表 1-7 展示了当下主流经尿道前列腺切除术(TURP)模拟器的模拟效度评估情况。

表 1-7 经尿道前列腺切除术(TURP)模拟器效度评估情况

模拟器	表面效度	内容效度	结构效度	效标效度
华盛顿大学 TURP 训练器	Y	Y	Y	Y
TURPSim Simbionix 训练器	N	N	N	N
AMS/PVP	Y	N	N	N
Storz 训练器	Y	Y	N	N
Melerit Medical 训练器	Y	Y	Y	Y
Samed CmbH	N	N	Y	N

本书的编写主旨是为临床带教老师提供一种模拟教学的"方法论",因为与临床带教的实际内容相比,本书所涉及的数十个案例,仅仅是冰山一角。临床带教老师可在实际带教过程中,更改场景信息,增加模拟情景中的突发状况甚至于自由设计新的模拟案例,以求充分调动同学的积极性、主动性,寻找教学效果的最优解。

(黄华兴 陈杏林)

第二章 基 础 案 例

第一节 穿脱手术衣与戴无菌手套

手臂消毒只能清除皮肤表面的细菌,任何洗手法都不能完全消灭皮肤深处的细菌。这些细菌在手术过程中会逐渐移行到皮肤表面迅速繁殖生长进而污染创面,因此,术者手臂消毒后必须穿上无菌手术衣、戴上无菌手套方可进行手术,以减少伤口污染。

一、案例相关知识

1. 无菌观念的培养。
2. 穿脱手术衣操作方法。
3. 戴无菌手套操作方法。

二、案例内容介绍

(一) 情景模拟用物准备清单

1. **模拟诊疗室** 无菌器械车、废弃物处置箱。
2. **基础医疗物品** 无菌手术衣、无菌手套。(图 2-1)

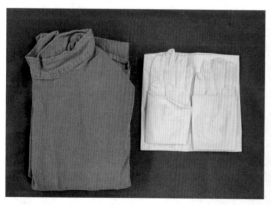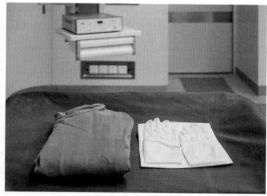

图 2-1 基础医疗物品

(二) 场景介绍

【场景 2-1】

患者杨某,男,68 岁,跌倒后肉眼血尿、尿少一天,并且逐渐出现下腹部胀痛不适,行膀胱造影检查明确诊断为膀胱破裂,急诊以"膀胱破裂"收入院。专科查体:全腹膨隆,压痛,无反跳痛,双肾区无叩痛,耻骨上膀胱区膨隆,轻压痛。

现拟行手术治疗,患者已于手术台麻醉完毕,手术人员已经完成术前刷手、消毒液泡手并晾干,巡回护士已打开无菌手术衣包、无菌手套。

请进行穿脱无菌手术衣、戴无菌手套操作。

备注1:术中主刀医师(考官)要求更换站位。

备注2:术中主刀医师(考官)故意碰落手术器械。

备注3:术中主刀医师(考官)要求帮忙擦汗、扶眼镜。

（三）参考评分表（表2-1）

表2-1　参考评分表

判断标准	满分	实际得分	备注
1. 外科手消毒后,取无菌手术衣,取无菌衣时应一次整体拿起,选择宽敞处穿手术衣。	5		
2. 一手提起手术衣衣领让手术衣自然垂下,双手捏住衣领两侧边缘轻轻抖开,注意手术衣内面朝向操作者,将手术衣向上轻掷的同时顺势将双手和前臂伸入衣袖内,并向前平行伸展。	10		
3. 考官(或辅助人员)协助系好手术衣领带子及后背固定带子,穿手术衣时不能触及穿衣者手臂已消毒区域。	5		
4. 双手伸入袖内,将手伸出衣袖外,双手不要触及手术衣的外面(可两手臂交叉将衣袖推至腕部,或用手插入另一侧手术衣袖口内面,将手术衣袖由手掌部推至腕部,避免手部接触手术衣外面)。	5		
5. 两手同时掀开手套袋开口处分别捏住两只手套的反折部分取出手套,两只手套手心相对。	5		
6. 先将一只手五指对准插入手套轻轻戴上,再以戴好手套的手插入另一手套的反折内面协助另一只手同法戴好。戴好手套的手不可触及手套内面,未戴手套的手不可触及手套外面。	5		
7. 将手套的翻边扣套在手术衣袖外面,盖住手术衣的螺纹袖口,双手对合交叉,调整手套位置。	5		
8. 解开腰侧系带并提起,右侧腰带交由器械护士接取或由巡回护士用无菌持物钳接取。	10		
9. 将腰带由术者身后绕到前面,术者接过腰带将腰带系于腰侧前方,手术者背侧全部由无菌手术衣遮盖。	5		
10. 穿好无菌手术衣、戴好无菌手套后,手臂应保持在肩部以下、腰侧以上、两侧腋前线之前的区域,双手不可交叉放于腋下。	5		
11. 在手术过程中,同侧手术人员如需调换位置时,应一人先退后一步,转过身,背对背地转到另一位置。	5		
12. 坠落到无菌巾或手术台边以外的器械物品,不准拾回再用。	5		

续表

判断标准	满分	实际得分	备注
13. 主刀医师要求帮忙擦汗、扶眼镜,应由巡回护士操作,考生不应操作。	5		
14. 手术完毕,应先脱手术衣,后脱手套。由考官(或辅助人员)解开背带及领口带。操作者身体略前俯,左手抓手术衣右肩,右手抓手术衣左肩,自上而下拉下手术衣,使衣袖内翻。脱下全部手术衣,注意保护手臂及洗手衣裤不被手术衣外侧面所污染,将手术衣外侧面对手术区域部分全部包裹在中间,将手术衣扔于污衣袋中。	5		
15. 一手捏住另一手套口外面,翻转脱下。将脱下手套的手插入另一手套内将其翻转脱下。脱手套时,手套的外面不能接触皮肤,保护手臂及洗手衣裤不被手术衣外侧面所污染。将用过的手套放入医疗废物黄色包装袋内。	10		
16. 无菌观念。	5		
17. 操作熟练、美观。	5		
总分	100		

评分者签名: 日期:

三、引导性反馈要点

(一)无菌观念的培养

1. 注意培养无菌观念 在临床教学过程中,教师在教学时要用正反两方面的经验和教训阐明无菌技术的重要性,让医学生充分认识到无菌术在治疗疾病过程中的重要作用,使学生能自觉、牢固树立无菌观念。

2. 强化无菌技能操作训练 在教学阶段,带教老师既要讲清无菌术的理论知识,又要使学生明白其与手术成功操作的因果关系,让学生明白无菌技术的重要性,并采用有机结合的教学方法,通过观看教学录像使学生对无菌术有一个初步地了解以及进行规范化示教,使学生更进一步认识到无菌术操作的基本原则。

在实习阶段,带教老师在实习前,应该对学生进行统一培训,通过手术室模拟训练让学生克服术中一些无意识的习惯性动作,使学生更进一步深化无菌观念。同时,进入临床科室特别是外科实习时,应着重考查和培养学生的无菌操作技能,带教老师应在不违反基本原则及患者意愿的前提下鼓励学生大胆操作,强化其无菌意识及无菌操作,为学生以后进入临床工作打下坚固的基础。

在临床阶段,首先需要医务工作者自己严格要求,保持严谨求实的工作态度,耐心细致的工作作风。其次需要建立无菌技术的考核制度。严格的无菌技术技能考核有助于学生重视无菌技术学习促使其无菌操作规范化,也有利于增强无菌观念。最后应建立严格的无菌技术考核制度和考核办法。每一项操作内容都应有具体要求和评分标准,要注意考核办法的可操作性。考核成绩应按一定比例计入学生总分。

（二）熟练掌握穿脱手术衣和戴无菌手套的操作方法

1. 从已打开的无菌衣包内取出无菌手术衣一件,在手术间内找一较空旷的地方穿衣。先认准衣领的两角,充分抖开手术衣。（注:勿将手术衣的外面对着自己）

2. 看准袖筒的入口,将衣服轻轻抛起,双手迅速同时伸入袖筒内,两臂向前平举伸直,此时由巡回护士在后面拉紧并系好衣带,双手伸出袖口。

3. 两手同时掀开手套袋开口处分别捏住两只手套的反折部分取出手套,两只手套手心相对。

4. 先将一只手对准五指插入手套轻轻戴上,再以戴好手套的手插入另一手套的反折内面协助另一只手同法戴好。戴好手套的手不可触及手套内面,未戴手套的手不可触及手套外面。

5. 将手套的翻边扣套在手术衣袖外面,盖住手术衣的螺纹袖口,双手对合交叉,调整手套位置。

6. 解开腰侧系带并提起腰带,由器械护士接取或由巡回护士用无菌持物钳接取。将腰带由术者身后绕到前面,术者接过腰带将腰带系于腰侧前方,手术者背侧全部由无菌手术衣遮盖。

7. 穿好无菌手术衣、戴好无菌手套后,手臂应保持在胸前,高不过肩,低不过腰,两边不超过腋前线,双手不可交叉放于腋下。

8. 手术完毕,应先脱手术衣,后脱手套。由巡回护士解开背带及领口带。由考官（或辅助人员）解开背带及领口带。操作者身体略前俯,左手抓手术衣右肩,右手抓手术衣左肩,自上而下拉下手术衣,使衣袖内翻。脱下全部手术衣,注意保护手臂及洗手衣裤不被手术衣外侧面所污染,将手术衣外侧面对手术区域部分全部包裹在中间,将手术衣扔于污衣袋中。

9. 一手捏住另一手套口外面,翻转脱下。将脱下手套的手插入另一手套内将其翻转脱下。脱手套时,手套的外面不能接触皮肤,保护手臂及洗手衣裤不被手术衣外侧面所污染。将用过的手套放入医疗废物黄色包装袋内。

（三）案例总结参考

手术者自身要做好无菌化管理,做好手部清洁和无菌衣物的穿戴。手术相关人员在穿戴好手术衣物后不可以叉腰或垂手,更不可以让手部触及颜面或者置于腋下,要做好肘部内收的悬空处理。如果要做人员位置调换,还要通过背靠背的转身更换,不可进行身前或身后的直接性接触。在操作中,所有人员要严格知晓和执行无菌化操作流程,做好配合,缩短手术操作时间,从而可以更好地减少患者产生感染的概率。手术人员不仅要做好自身无菌化操作的规范,更要督促所有参与人员的规范性操作。做好医师汗液擦拭,做好温度调控;保证手术室的相对干燥。一旦受到污染要及时进行处理,不可再进行手术的操作接触。操作中要做好手术区域的消毒,做好皮肤的清洁,对于人体内手术病灶区也要做好消毒冲洗,对于切口要进行缝合前的清洁,对术区进行检查,核对无误后再做缝合,避免物品遗漏或者其他物质的残留。发现操作人员自身存在污染不洁情况时要予以阻止,避免不符合无菌化操作的人员进入到手术室内。

四、相关知识拓展

1. 手术人员一经"洗手",手臂即不准再接触未经消毒的物品。穿无菌手术衣和戴无菌手套后,背部、腰部以下和肩部以上都应认为是有菌地带,不能接触;同样,手术台边缘以下的布单,也不能接触。

2. 不可在手术人员的背后传递器械及手术用品。坠落到无菌巾或手术台边以外的器械物品,不准拾回再用。

3. 手术中如手套破损或接触到有菌地方,应另换无菌手套。前臂或肘部碰触有菌地方,应更换无菌手术衣或加套无菌袖套。无菌巾、布单等物,如已被湿透,其无菌隔离作用不再完整,应加盖干的无菌单。

4. 在手术过程中,同侧手术人员如需调换位置时,应先退后一步,转过身,背对背地转到另一位置,以防止污染。

5. 手术开始前要清点器械、敷料,手术结束时,检查胸、腹等体腔,核对器械、敷料数无误后,才能关闭切口,以免异物遗留腔内,产生严重后果。

6. 切口边缘应以大纱布垫或手术巾遮盖,并用巾钳或缝线固定,仅显露手术切口。

7. 作皮肤切口以及缝合皮肤之前,需用 70% 酒精或 0.1% 新洁尔灭溶液再涂擦消毒皮肤一次。

8. 切开空腔脏器前,要先用纱布垫保护周围组织,以防止或减少污染。

9. 参观手术人员不可太靠近手术人员或站得太高,也不可经常在室内走动,以减少污染的机会。

(夏添松　魏希夷)

第二节　消毒与铺单

对患者体表手术区域进行消毒和铺单是现代外科手术进行前的一道标准步骤。消毒是为了保护手术切口,防止手术室内和患者体表的微生物及其他污染物进入体内引起感染;铺单一方面保护了非手术区域不受手术器械和生物因素的伤害,另一方面为医师暴露可供操作的术野,大小适中为宜。熟练地进行消毒、铺单并严格遵守无菌原则是最基本的外科技能要求之一。

一、案例相关知识

1. 无菌原则的重要性。
2. 消毒的操作方法与注意事项。
3. 铺单的操作方法与注意事项。

二、案例内容介绍

(一) 情景模拟用物准备清单
1. **模拟诊疗室**　模拟手术台、废弃物处置箱。
2. **基础医疗物品**　治疗车、治疗盘、消毒剂(碘酊、酒精、聚维碘酮)、卵圆钳 3 把、巾钳 4 把、无菌纱布或棉球、治疗巾 4 块、中单 2 块、大单 1 块。(图 2-2)

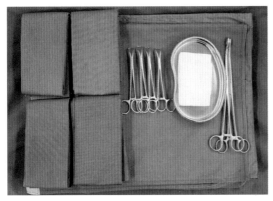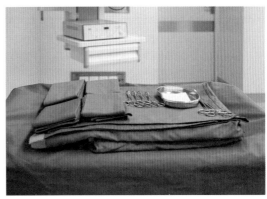

图 2-2　基础医疗物品

3. 无菌术消毒模型

（二）场景介绍

【场景 2-2】

患者丁某,男,56 岁,拟行胃大部分切除术,患者已经麻醉、插管处置,你已完成外科洗手步骤。

请进行消毒铺单操作。

备注 1:器械护士(考官)传递第二块治疗巾的时候,将反折面朝向了自己。

备注 2:主刀医师(考官)认为预留体表范围过大,要求缩小铺巾范围。

（三）参考评分表（表 2-2）

表 2-2　参考评分表

判断标准	满分	实际得分	备注
1. 准备阶段,外科刷手后双手保持悬空于胸前方,位置不能高于肩部、低于腰部。	2		
2. 从器械护士手中接过含消毒纱布的弯盘和卵圆钳,站于患者右侧(1),在脐部倒少许聚维碘酮进行脐部预处理(2)。	3		
3. 手持卵圆钳用消毒纱布进行消毒,消毒顺序为从切口中心开始,由内向外(4),绕过脐部,两侧对称叠瓦式消毒(3),每次应与前一次有部分重叠,不能留白(3)。	10		
4. 操作同时口述消毒最终范围:上至乳头连线(4),下至耻骨联合连线(4),两侧至腋中线(4)。	12		
5. 消毒三次,每次范围不超过前一次(2),最后一次消毒脐部(3)。第三次消毒需要更换消毒卵圆钳(2)。	7		
6. 从器械护士手中接过第一块治疗巾,将近切口侧反折 1/4 且朝向外侧(3);接过第二块治疗巾应当通过交换两角将反折面朝向自己(备注 1)(4),最后两块治疗巾拿取手法与第一块相同(3)。	10		
7. 铺巾顺序为:先铺会阴侧(2),再铺对侧、头侧,最后铺同侧(3)。	5		

续表

判断标准	满分	实际得分	备注
8. 主治医师要求缩小铺巾范围,应当再盖一块治疗巾,而不能将治疗巾由外向内移动(备注2)。	5		
9. 最后从器械护士手中接过4把巾钳,固定治疗巾。	5		
10. 铺中单时请器械护士协助,切口侧保持与治疗巾范围接近一致(2),用手捏住中单外角并向内反折(2),向外伸展自然垂落,手不低于手术台,先铺足侧,再铺头侧(2)。	6		
11. 口述再次消毒手臂,穿手术衣,戴无菌手套,准备铺大单。	10		
12. 从器械护士手中接过大单,根据指示线确定方向(4),将孔洞对准切口放置(4),双侧展开布单,先头侧再足侧,手不过肩(2)。	10		
13. 大单头侧盖过麻醉架,两侧下垂超过手术台边缘30cm。	5		
14. 无菌观念。	5		
15. 操作熟练、美观。	5		
总分	100		

评分者签名: 日期:

三、引导性反馈要点

(一) 消毒与铺单过程中的注意事项

1. 每次蘸取的消毒剂量不用过多,一般从切口中心向四周消毒;但进行肛门或感染伤口手术时,应由外周向肛门或感染伤口方向消毒。

2. 接触污染部位的纱布应当更换,不应再用于消毒。

3. 手术区皮肤消毒范围要包括手术切口周围15cm的区域。

4. 铺巾前应先确定切口部位及大小,铺巾外露切口范围不可过大也不可太小,行探查性手术时需预留有延长切口余地。

5. 铺巾时,未戴手套的手不得触碰器械护士已戴好手套的手。

6. 无菌巾铺下后,不可随意移动。如位置不准确,只能由手术区向外移,而不能由外向内移。

7. 铺中、大单时,手不得低于手术台平面,亦不能高过肩部。

8. 铺单时,双手只接触手术单的边角部。

9. 手术野四周及托盘上的无菌单为4~6层,手术野以外为两层以上。

10. 无菌单的头端应盖过麻醉架,两侧和尾部应下垂超过手术台边缘30cm。

11. 打开的无菌单与治疗巾,勿使其下缘接触腰平面以下及其他有菌物品。

12. 无菌单时如被污染应当即更换。

13. 铺置治疗巾及中单时不穿手术衣,不戴手套。

14. 铺完中单后,铺巾者要再次用70%酒精浸泡手臂3min或用消毒液涂擦手臂,穿无菌衣、戴无菌手套。

15. 任何情况下,铺带孔大单由已穿戴手术衣和手套的手术人员及器械护士负责。

(二) 案例总结参考

消毒与铺单是每一位准外科医师都将面临和学习的基本技能,即便对于非外科医学生来说,熟练掌握消毒与铺单技能同样可以强化其自身无菌观念,通过反复练习使无菌观念深入人心,能够让医务工作者在日常各方面医疗工作中将感染风险降至最低,从而保证医疗安全。严格秉承无菌观念执行的术前消毒铺单是一台外科手术成功的开端与保障,体现了外科团队的整体素养。这就要求每个人对于这项技能熟稔于心,不仅要严格要求自身,在同级医师甚至上级医师犯错时同样要坚决指出其不规范之处,如此才能发挥敬业精神,最大限度地保障患者的利益,沿袭现代外科医学建立的严谨、规范的优良作风。

消毒与铺单模拟是为数不多可以几乎还原临床真实环境的课程。除了真实使用的手术台、无菌单、消毒液以及各种医疗器械,在临床中术前麻醉的患者与模拟案例中的模拟人几无差别,这种高仿真度决定了其极大的模拟价值,因此应当严格评分、认真总结技术要点与注意事项,让训练者真正做到熟练与自信,才能在将来为真实手术患者消毒与铺单时做到最好。

四、相关知识拓展

(一) 常见消毒方式的选择与原则

1. **环形或螺旋形消毒** 用于一般有创操作或小手术野的消毒。

2. **平行形或叠瓦形消毒** 用于大手术野的消毒。

3. **离心形消毒** 用于消毒清洁皮肤。消毒时由手术切口向外周进行。

4. **向心形消毒** 用于消毒感染伤口、肛门或会阴部。消毒时由外周向手术野进行。

(二) 常见手术的消毒范围

1. **头部手术皮肤消毒范围** 头皮及前额。

2. **颈部手术皮肤消毒范围** 上至下唇,下至乳头,两侧至斜方肌前缘。

3. **胸部手术皮肤消毒范围** 上至锁骨及上臂上 1/3 处,下至肋缘,两侧至腋中线。

4. **上腹部手术皮肤消毒范围** 上至乳头平面,下至耻骨联合平面,两侧至腋中线。

5. **下腹部手术皮肤消毒范围** 上至剑突平面,下至大腿上 1/3,两侧至腋中线。

6. **胸椎手术皮肤消毒范围** 上至肩,下至髂嵴连线,两侧至腋中线。

7. **腰椎手术皮肤消毒范围** 上至两腋窝连线,下过臀部,两侧至腋中线。

8. **会阴部手术皮肤消毒范围** 耻骨联合、肛周及臀,大腿上 1/3 内侧。

9. **四肢手术皮肤消毒范围** 放射状消毒,上下各超过一个关节即可。

(吴 琛 卫宇昂)

第三节 换药与拆线

换药与拆线是外科的基础操作,换药能够及时发现伤口愈合中存在的问题,通过对伤口观察与处理,促进伤口更好愈合;拆线的目的是在伤口愈合良好的前提下尽早去除保持皮肤张力的线结,保证伤口良好愈合。换药与拆线应当遵循无菌原则,避免造成伤口的污染。

一、案例相关知识

1. 掌握术后伤口分级。
2. 清洁伤口的拆线时间。
3. 感染伤口的处理原则。
4. 掌握换药、拆线、脓性分泌物取样培养等操作。

二、案例内容介绍

(一) 情景模拟用物准备清单

1. 床单位及相关物品 病床、床头柜、床尾巡视卡、清洁病号服。

2. 基础医疗物品 治疗车、治疗盘、换药包、拆线包、洗手液、无菌纱布、聚维碘酮棉球、生理盐水(或油纱)、胶带、黑色和黄色垃圾桶。(图 2-3)

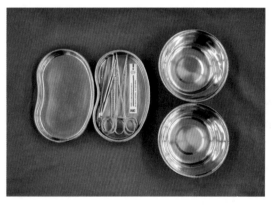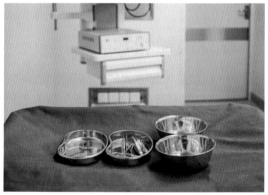

图 2-3 基础医疗物品

3. SP、拆线与换药模型

(二) 场景介绍

【场景 2-3】

患者陈某,男,46 岁,3d 前因急性阑尾炎于我院行开放阑尾切除术,手术顺利,术后恢复良好,今日出院。告知患者出院后保持伤口清洁干燥、定期换药、术后 7~9d 来院拆线。

患者出院后未至当地医院换药,今来院要求拆线,诉近几日切口疼痛。查体示 T 38.6℃、P 92 次/min、R 18 次/min、BP 130/75mmHg。

请根据以上信息给出初步诊断,行相应的体格检查及辅助检查并给出正确处理。

备注 1:如要求对患者腹部伤口进行查体检查,则提示:腹部伤口可见敷料污染明显,局部皮肤红肿,压痛明显,可见脓性分泌物。

备注 2:如要求患者检验血常规,给出表 2-3。

备注 3:如要求患者行超声检查,则提示:腹腔未见明显异常,腹部切口处局部腹壁区可见液性暗区,考虑脓肿形成。

表 2-3　血常规检查

简称	项目	结果	单位	参考范围
WBC	白细胞	18.94 ↑	10^9/L	3.50~9.50
LY#	淋巴细胞计数	1.70	10^9/L	1.10~3.20
MO#	单核细胞计数	0.70 ↑	10^9/L	0.10~0.60
NE#	中性粒细胞计数	16.04 ↑	10^9/L	1.80~6.30
EO#	嗜酸性粒细胞计数	0.44	10^9/L	0.02~0.52
BA#	嗜碱性粒细胞计数	0.06	10^9/L	0.00~0.06
LY%	淋巴细胞百分比	9.00 ↓	%	20.00~50.00
MO%	单核细胞百分比	3.70	%	3.00~10.00
NE%	中性粒细胞百分比	84.70	%	40.00~75.00
EO%	嗜酸性粒细胞百分比	2.30	%	0.40~8.00
BA%	嗜碱性粒细胞百分比	0.30	%	0.00~1.00
RBC	红细胞	3.53 ↓	10^{12}/L	3.80~5.10
HGB	血红蛋白	109 ↓	g/L	115~150
HCT	血细胞比容	32.9 ↓	%	35.0~45.0
MCV	平均红细胞体积	93.2	fL	82.0~100.0
MCH	平均血红蛋白含量	30.9	pg	27.0~34.0
MCHC	平均血红蛋白浓度	331	g/L	316~354
RDW-CV	红细胞分布宽度变异系数	12.40	%	10.00~15.70
PLT	血小板	249	10^9/L	100~300
PCT	血小板压积	0.27	%	0.10~0.28
MPV	平均血小板体积	11.0	fL	6.0~11.0
PDW	血小板分布宽度	12.50	%	9.0~17.0

（三）参考评分表（表 2-4）

表 2-4　参考评分表

判断标准	满分	实际得分	备注
1. 给出初步诊断:阑尾炎术后伤口感染(3);告知患者结合检查结果,伤口可能感染,需推迟拆线时间,且需要换药、局部拆线引流等;解释操作目的,取得患者知情同意(2)。	5		
2. 核对患者信息(3),七步洗手法洗手(2)。	5		
3. 换药前揭开患处纱布(1),评估(口述)患者切口红肿(1)、可见脓性分泌物(1),评估伤口感染后纱布复原覆盖(1)。	4		

续表

判断标准	满分	实际得分	备注
4. 准备并检查物品齐全(2)及有效期(1)。	3		
5. 感染切口由外向内消毒(3),消毒3遍(4),消毒范围正确(距切口边缘5cm)(3)。	10		
6. 拆除切口感染处缝线。	5		
7. 拆除范围正确(拆除红肿区域缝线,最多上下超越一针距离,过多过少不得分)。	5		
8. 无菌咽拭子采集脓液行细菌培养(5)、药敏试验(5)。	10		
9. 彻底去除脓液、检查切口情况。	10		
10. 生理盐水冲洗切口。	5		
11. 再次用聚维碘酮消毒切口:先清洁区,后感染区(2);先缝合区,后开放区(2);先感染轻,后感染重(2),消毒范围大于最后纱布覆盖范围(2)。	8		
12. 选择生理盐水纱条或者碘仿纱布作为引流材料行切口引流。	5		
13. 敷料(纱布或棉垫)覆盖伤口(3),固定敷料(2)。	5		
14. 告知患者下次换药时间、伤口注意事项等。	5		
15. 将物品正确处理。	5		
16. 无菌观念强。	5		
17. 操作熟练、美观。	3		
18. 人文关怀、爱伤观念。	2		
总分	100		

评分者签名: 日期:

三、引导性反馈要点

(一) 掌握伤口的分类

通常将伤口分为清洁伤口、污染伤口、感染伤口。

1. **清洁伤口** 即无菌切口,用"Ⅰ"代表,指未受细菌沾染的伤口,此伤口经过正确处理,一般都能达到一期愈合。

2. **污染伤口** 用"Ⅱ"代表,指沾有细菌,但尚未发展为感染的伤口,一般认为伤后8h之内处理者属于此类伤口,但要看伤口污染程度,不能单纯强调处理时间。如切割伤,头面部伤或伤后即开始注射抗生素,即使伤后达12h仍可按污染伤口处理。如伤口污染重或细菌毒力强,4~6h也可变为感染伤口,而不宜按污染伤口处理。污染伤口的处理要进行清创,使其转变成或接近于清洁伤口,争取一期愈合。

3. **感染伤口** 用"Ⅲ"代表,指伤口被细菌污染严重,伤口已发生细菌感染,有较多分泌物、脓液或坏死组织。感染伤口只能通过换药,达到二期愈合。

（二）掌握伤口愈合的分级

伤口的愈合可分为三类。

1. **甲级愈合** 用"甲"字代表,指愈合优良,没有不良反应的一期愈合。

2. **乙级愈合** 用"乙"字代表,是指愈合欠佳,愈合处有炎性反应,如红肿、硬结、血肿、积液等,但未化脓。

3. **丙级愈合** 用"丙"字代表,是指切口化脓,需做切开引流及换药,只能够二期愈合者。

（三）不同伤口拆线时间

一般头面部、颈部术后 4～5d 拆线;下腹部、会阴部术后 6～7d 拆线;胸部、上腹部、背部、臀部术后 7～9d 拆线;四肢手术 10～12d 拆线(关节处可适当延长);减张缝合 14d 拆线。青少年患者可适当缩短拆线的时间,年老、营养不良患者可延迟拆线时间,也可根据患者的实际情况采用间隔拆线。电刀切口,应推迟 1～2d 拆线。

（四）熟练掌握换药的操作

1. **操作步骤**

（1） 凡能离床的患者一律在换药室换药,不能离床者需在床边换药,与患者沟通,介绍自己并核对患者姓名、性别、床号等,同时嘱咐操作前注意事项。

（2） 术者站患者右侧,患者采取适当体位。洗手液七步洗手法洗手,用手取下绷带及外层敷料,胶布应由外向内撕下;如毛发粘着,可剪去毛发;内层敷料及引流物须用无菌镊子沿创口的长轴取下;如敷料与创面粘连,可用盐水浸湿后揭除;巨大创面疼痛剧烈,可注射或口服镇痛剂。

（3） 一把无菌镊子接触无菌物品,另一把接触创面,两把镊子传递聚维碘酮棉球消毒;如清洁伤口则由内向外消毒,污染或感染伤口,以伤口为中心由外向内消毒;换药时彻底清除创腔内异物、线头、死骨、腐肉等。消毒共两遍,后一遍范围不超过前一遍,第二遍消毒范围至少大于伤口周围 5cm。

（4） 视伤口情况进行酌情处理:如果伤口无明显异常,无需特殊处理,覆盖敷料 8～12 层后包扎。如果伤口生长良好,已到拆线时间,可以进行拆线操作:左手持镊子,右手持拆线剪,用镊子夹起线头轻轻提起,把埋在皮内的线段拉出针眼之外 1～2mm,将剪尖插进线结下空隙,紧贴针眼,再将皮内拉出的部分将线剪断。随即将皮外缝线向切口的缝线剪断侧拉出,动作要轻巧。再次用聚维碘酮棉球消毒,覆盖敷料,胶布固定。肉芽过度生长的伤口可将其剪除,再将盐水棉球拭干,压迫止血;也可使用 10%～20% 硝酸银溶液烧灼,再用等渗盐水擦拭;若肉芽轻度水肿,可用 3%～10% 高渗盐水湿敷。有创面、残腔的伤口可根据病情需要,充分消毒后放置引流。有脓液、感染的伤口应在消毒伤口后拆线,拆线区域为感染伤口范围,可适当超过范围 1 个线结。无菌纱布充分擦净脓腔,留取脓液标本送检,生理盐水冲洗脓腔后擦干,再次消毒后放置引流,予以包扎。伤口需隔日换药,根据药敏结果使用抗生素。有引流管的伤口在消毒伤口周围两遍后,应该消毒引流管出口以及引流管近端,消毒范围为引流管出口周围半径至少 5cm、引流管近端 5cm,需消毒两遍。符合拔管指征,则需要拔管。注意拔出后观察断端是否完整(或者和放置时一样),防止引流管断在体内。

（5） 物品收拾与后续沟通:换药结束后,收拾物品,垃圾分类处理。告知患者病情及相关注意事项,如下次换药或拆线时间,携带引流物的患者评估何时可拔除引流物等。

2. 注意事项

（1）消毒时按照无菌操作要求及顺序进行,清洁伤口由内向外消毒,污染伤口由外向内消毒。

（2）有脓液、感染的伤口拆线区域为感染伤口范围,可适当超过范围1个线结,不可拆除全部缝线,需要留取脓液标本送检,先取渗液行细菌培养+药敏试验,取材后再行换药。

（3）每次换药都会不同程度损伤肉芽组织上的毛细血管,影响肉芽肿组织生长,另外,反复多次打开伤口也会增加伤口感染的风险,因此换药次数不是越多越好。

（4）早期伤口生长主要依靠肉芽组织生长,需要相对湿润的环境,故敷料厚(多)些较好;后期伤口生长主要是角质的生长,需要相对干燥的环境,故敷料薄(少)些较好。

（五）案例总结参考

换药拆线是临床最基本的操作,但是因伤口的部位、自身愈合情况等因素其操作标准与要求也不相同,操作前需要充分评估患者伤口情况,伤口愈合分期,确认是换药、拆线还是其他处理。有基础疾病或年纪较大者拆线时间应适当延迟。伤口异常者,需及时处理,针对感染性伤口需打开取样后排脓,对于异常增生肉芽组织等需剪切或者烧灼,对于未愈合有豁口的伤口酌情引流或者缝合等,需要结合患者综合情况进行评估判断。整个操作过程中注意无菌观念,谨记清洁伤口由内向外消毒,污染伤口由外向内消毒。

四、相关知识拓展

（一）伤口延期愈合的原因

1. 换药过于频繁或不正规的换药操作 损伤肉芽组织,引起不健康的肉芽组织高于皮肤,造成伤口愈合困难。

2. 清创不彻底,异物存留 医务人员对伤情不重视,未详细了解和分析病史,伤口内有异物存在的可能;坏死组织或异物残留于伤口内,尤其是细小异物或透X线的异物,如木屑、碎玻璃等;手术后伤口感染,深部缝合线或引流物成了异物。

3. 引流不畅 脓肿切口位置不当,脓液难以排尽;引流口过小或经多次换药后伤口周围皮肤生长较快,瘢痕收缩致伤口狭窄,腔内脓液不能排尽;伤口缝合后留有死腔,积液不能排除。

4. 过敏反应 常为用药不合理,浓度过高,对伤口刺激性大或用药时间长,引起组织过敏,而出现伤口难以愈合。

5. 结核感染 如误将结核性寒性脓疡或淋巴结结核切开,伤口可长期不愈。

6. 营养不足 糖类、蛋白质为伤口愈合所必需的物质,患者术前有营养摄取和代谢方面的问题而导致术后营养不良,影响伤口愈合。

（二）换药引起交叉感染的原因

1. 环境污染 由于换药室内人员流动频繁,病种复杂,大量的各种致病菌微生物附着于细微的尘埃飞沫中,可使接受治疗的患者受到感染,同时室内污染桶消毒不彻底,清扫卫生用具不洁也可以导致污染环境。

2. 医源性感染 以医护人员的衣帽口罩、双手不洁而引起的最多。医护人员接触创面、伤口、感染性分泌物,若无菌观念不强,未严格按照无菌操作,在给有菌伤口换药后,未严格消毒双手,又给其他人治疗,致使医护人员自身携带的细菌传给他人,使无菌伤口发生感染。

3. 自身感染 正常人皮肤上细菌在体表一般不致感染,一旦转移到易感染部位,如伤口就可引起感染。

4. 医疗器械消毒不彻底

(三) 换药拆线适应证

1. 缝合伤口到期需要拆线者。

2. 有异物存留。

3. 伤口放置引流,需要松动或拔除者及伤口引流不畅需扩创者。

4. 瘘管、窦道及胃肠道分泌液或粪便污染伤口敷料者。

5. 手术前需要清洁创面,消毒皮肤者。

6. 体温升高,需排除局部感染、积液、积血等因素及处理伤口者。

7. 切口裂开需延期缝合或行植皮术者。

8. 伤口有渗出、出血征象者。

9. 引流液、渗出液、血液湿透敷料者。

(四) 换药常用药品

1. **盐水** 有增进肉芽组织营养及吸附创面分泌物的作用,等渗盐水用于清洁创面、创面湿敷、充填脓腔、冲洗创腔;3%~10%盐水具有较强脱水作用,用于肉芽水肿明显的创面。

2. **3%过氧化氢** 用于冲洗外伤伤口、腐败或恶臭的伤口,尤其适用于厌氧菌感染的伤口。

3. **聚乙烯吡酮碘(聚维碘酮)** 0.05%~0.15%溶液用于黏膜、创面、脓腔冲洗;1%溶液用于消毒无菌切口;1%~2%溶液用于湿敷感染创面,最适用于慢性下肢溃疡和癌性溃疡。

4. **抗生素溶液** 常用的有0.5%新霉素溶液、0.16%庆大霉素、0.5%金霉素、2%杆菌肽、2%~5%春雷霉素等溶液,用于等待二期缝合的污染伤口、较大创面(如烧伤)植皮前的创面湿敷。

5. **0.01%~0.05%新洁尔灭和0.02%氯己定溶液** 用于伤口清洁,后者灌洗切口优于前者。

6. **2%~4%甲紫(龙胆紫)溶液** 具有杀菌及收敛作用。用于表浅皮肤或黏膜溃疡的消毒,并促进结痂愈合。

7. **纯石炭酸溶液** 具有腐蚀、杀菌作用。用纯石炭酸溶液棉签烧灼肛裂和慢性窦道,使不健康的肉芽组织坏死脱落以促进愈合。用后需用酒精棉签擦拭以中和之,再用等渗盐水棉签擦拭。

8. **10%~20%硝酸银溶液** 用于烧灼肛裂、慢性窦道和腐蚀过度生长的肉芽组织。用后需用等渗盐水棉签擦拭。

9. **油剂纱布** 具有引流、保护创面,使敷料不易干燥以及延长换药时间等作用。创面分泌物少者,可2~3d更换一次。常用有的有凡士林纱布和鱼肝油纱布。

10. **粉剂和软膏类**

(1) 碘仿纱条:具有抗菌、防腐、收敛、去臭和促进肉芽生长的作用。用于有腺体分泌的慢性窦道,如肛瘘、结核病灶清除后的伤口。碘仿有毒性,不宜长期使用。

(2) 10%~20%鱼石脂软膏:有消炎退肿作用,用于早期脓肿。

(3) 10%氧化锌软膏:涂于皮肤表面,有保护皮肤免受分泌物侵蚀的作用,常用于肠瘘、胆瘘等四周的皮肤。

（4）莫匹罗星软膏:用于感染性创面。

11. 中药类 如红油膏、生肌散、生肌玉红膏、紫花烧伤膏、美宝湿润烧伤膏等具有止痛、拔毒生肌、排脓去腐等作用。

（朱倩男 叶 俊）

第四节 开放性伤口的止血包扎

开放性伤口的大出血可导致患者迅速陷入休克,甚至致死,须及时止血。开放性伤口的止血包扎适用于各种出血情况下的急救止血与包扎,尤其是大出血的急救处理,通过压迫止血、保护伤口、减少污染、固定骨折、减少疼痛,以避免二次损伤,争取良好的预后。

一、案例相关知识

1. 开放性伤口的概念。
2. 外伤出血的分类。
3. 开放性伤口止血包扎的适应证。
4. 开放性伤口止血包扎的方法与步骤。

二、案例内容介绍

（一）情景模拟用物准备清单

1. **床单位及相关物品** 病床、床头柜、床尾巡视卡、清洁病号服。
2. **基础医疗物品** 聚维碘酮、无菌纱布、棉垫、夹板、绷带、三角巾、止血带、记录牌、记号笔。（图2-4）

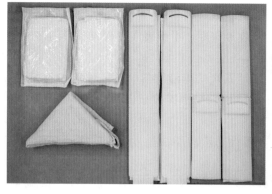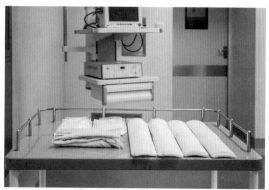

图2-4 基础医疗物品

3. **SP、上肢开放性伤口模型**

（二）场景介绍

【场景2-4】

患者刘某,男,34岁,半小时前发生车祸,现你已随急救车到达车祸现场。

查体发现右前臂有一长约 3cm 的伤口,有活动性出血,局部畸形,反常活动。

请根据以上信息,为患者进行急救处理。

备注 1:绷带包扎未能有效止血,现场没有止血带,护士(考官)主动要求解开鞋带临时用做止血带。

备注 2:操作完成后提问:"加压包扎止血法有何禁忌?"

(三)参考评分表(表 2-5)

表 2-5 参考评分表

判断标准	满分	实际得分	备注
1. 快速检测患者的主要生命体征。	5		
2. 检查患肢:暴露右臂,了解伤口及畸形情况。	5		
3. 准备止血带、敷料、夹板等。	4		
4. 告知患者操作目的,取得患者配合,关注患者疼痛程度并给予适当处理,缓解紧张情绪。	4		
5. 止血带位置选择:右上臂 1/3 处。	5		
6. 绕扎止血带:先在扎止血带处置衬垫物。	5		
7. 绕扎松紧程度以控制出血、右侧桡动脉摸不到搏动为宜。	4		
8. 在标志牌上记录使用止血带的开始时间。	8		
9. 充分暴露右前臂,伤口创面用无菌纱布或棉垫覆盖并固定。	5		
10. 夹板长度超过肘关节和腕关节,置于前臂两侧(可协助)。	8		
11. 固定前用毛巾等软物铺垫在夹板与肢体间。	5		
12. 用绷带捆扎固定夹板,上端固定至肘部,下端固定至手掌。	5		
13. 先捆扎骨折的下部,然后捆扎上部,松紧程度以绷带上下可移动 1cm 为宜。	8		
14. 用绷带或三角巾悬吊于胸前。	5		
15. 止血带无法获得时,拒绝使用电线、铁丝、鞋带等物品代替橡皮管用作止血带。	5		
16. 操作结束后告知患者相关注意事宜。	4		
17. 正确回答加压包扎法的禁忌证:伤口内有碎骨片或主要神经暴露于伤口内。	5		
18. 着装整洁,仪表端庄,举止大方,语言文明,认真细致,表现出良好的职业素质。	5		
19. 操作手法的准确性、熟练性、实效性等综合评价。	5		
总分	100		

评分者签名: 日期:

三、引导性反馈要点

（一）掌握开放性损伤的概念

开放性损伤(open injury)，指受伤部位的内部组织（如肌肉、骨头等）与外界相通的损伤；简言之就是血液外流的，或肌肉及骨外露的创伤，如擦伤、撕裂伤、切伤、刺伤等。开放性损伤不论平时或战时都较多见，因伤口多有污染，如处理不及时或不当，易发生感染，影响愈合和功能恢复，严重者可造成残疾，甚至危及患者的生命。

（二）外伤出血的分类

1. 按出血部位 可分为外出血、内出血和皮下出血三种。

（1）外出血：血管破裂后，血液经皮肤或黏膜的创口，流至体外，易发现，好辨认，多由锐器及其他创伤引起。

（2）内出血：血管损伤后，血液流向体腔或组织间隙，不易发现，处理也较复杂，危险性大。

（3）皮下出血：血管破裂后，血液流向皮下组织内，皮肤未破，如挫伤、瘀斑，由于皮肤颜色改变、肿胀、疼痛而易发现。

2. 按损伤血管 可分为动脉出血、静脉出血和毛细血管出血三种。

（1）动脉出血：血液为鲜红色，出血速度较快，自断裂动脉的近心端，随心脏搏动而断续地向外喷射出。

（2）静脉出血：血液为暗红色，出血速度较缓慢，自断裂静脉的远心端流出。

（3）毛细血管出血：血液从创面渗出或流出，看不清大的出血点，出血缓慢。

（三）开放性外伤的检查及鉴别诊断

1. 检查 开放性损伤的检查根据受损伤的部位进行，一般需要先明确生命体征、局部出血状况和是否存在骨折，进一步进行 B 超、X 线片、血常规等检查，确定实际损害的程度。

2. 鉴别诊断

（1）关节囊损伤：关节囊损伤是在外力打击、压砸、碰撞或颠扑、负重、扭转时造成的局部肿胀、疼痛、淤斑、肢体活动受限等症状。

（2）心包破损伤：多见于穿透性心脏外伤，穿透性心脏外伤是由一类强力、高速、锐利的异物穿透胸壁或它处进入心脏所致，少数因胸骨或肋骨骨折断端猛烈移位穿刺心脏引起。心脏穿透伤均有心包破损，有时心脏伤口有多处，这在刺入伤和枪弹伤中尤为多见。

（3）骨盆损伤：骨盆损伤可以由多种因素引起，发生机制也是多种多样的，常见现象为骨折，伴随剧痛。其诊断范畴主要包括损伤机制、骨折类型、稳定程度、影像评估、合并损伤等一系列内容。

（四）开放性外伤常用止血方法

1. 指压法 用手指压迫动脉经过骨骼表面的部位，达到止血目的。如头颈部大出血，可压迫一侧颈总动脉、颞动脉或上颌动脉；上臂出血可根据伤部压迫腋动脉或肱动脉；下肢出血可压迫股动脉等。指压法止血是应急措施，因四肢动脉有侧支循环，故其效果有限，且难以持久。因此，应根据情况适时改用其他方法。

2. 加压包扎法 该方法是最常用的止血方法，一般小动脉和静脉损伤出血均可用此方法止血。伤口覆盖无菌敷料后，再用纱布、棉花、毛巾、衣服等折叠成相应大小的垫，置于无菌敷料上面,然后再用绷带、三角巾等紧紧包扎,以停止出血。但伤口内有碎骨片时,禁用此法,以免加重损伤。

3. **填塞法** 用于肌肉、骨端等渗血。先将1~2层大的无菌纱布铺盖伤口,以纱布条或绷带充填其中,再加压包扎。此法止血不彻底,可能增加感染机会。另外,在清创去除填塞物时,凝血块同填塞物可能同时被取出,又出现较大出血。

4. **止血带法** 一般用于四肢伤大出血,且加压包扎无法止血的情况。使用止血带时,接触面积应较大,以免造成神经损伤。在选定上止血带的部位先包一层布或单衣,以保护皮肤和神经不致勒伤。止血带的位置应靠近伤口的最近端(肘关节以下的伤口,应将止血带上在上臂;膝以下的伤口应上在大腿)。止血带中以局部充气止血带最好,其不良反应小。在紧急情况下,也可使用橡皮管、三角巾或绷带等代替,禁用细绳索或电线等充当止血带。使用止血带时应注意:①上止血带前抬高患肢2~3min,增加静脉向心回流。②上止血带的部位不应距离出血点太远,以免更多组织缺血。③不应缚扎过紧,以止住血为度。④每隔1h放松1~2min,使用时间一般不超过4h。⑤上止血带的患者须有显著标志,并注明启用时间。⑥松止血带之前,应先输液或输血,补充血容量,打开伤口,准备好止血用器材,然后再松止血带。⑦因止血带使用时间过长、远端肢体已发生坏死者,应在原止血带的近端加上新止血带,然后再行截肢手术。

(五)案例总结参考

开放性伤口的止血包扎作为一种急救止血技术,根据不同的出血情况,采取有效的止血措施,达到迅速止血的目的,使失血量降至最低程度,避免严重后果的发生。大出血可使患者迅速陷入休克,甚至致死。注意出血的性质有助于出血的处理,动脉出血呈鲜红色,速度快,呈间歇性喷射状;静脉出血多为暗红色,持续涌出;毛细血管损伤多为渗血,自伤口缓慢流出。常用的止血方法有指压法、加压包扎法、填塞法和止血带法等。

四、相关知识拓展

(一)开放性伤口的常见病因

1. **严重外力** 一般严重外力所致的开放性损伤其病变可分为以下三区。

(1)第一区:为表面或中心部直接接触区,可有异物存留和组织坏死。

(2)第二区:为周围区域,各层组织损伤可引起坏死,如不切除,易引起感染。

(3)第三区:为外周组织震荡反应,有水肿、渗出、血管痉挛、细胞活力低,如不发生感染,可以恢复正常,如发生感染,则使反应加重。

2. **火器伤** 由火器伤所致的伤道由内而外也可分为以下三区。

(1)原发伤道区:系直接损伤,有失活组织、异物、血块及渗出。

(2)挫伤区:为紧靠伤道外周的区域,组织可发生部分或全部坏死。

(3)震荡区:为再向外的区域,可有血循环障碍、水肿、渗出、淤血等改变。

3. **常见疾病** 临床常见开放性颅脑损伤、非火器性颅脑开放伤、颈部开放性损伤、腹部大血管损伤、胸壁软组织损伤、正中神经损伤等。

(二)开放性伤口常用的包扎方法

1. **指压法** 包扎的目的是保护伤口、减少污染、压迫止血、固定骨折、关节和敷料并止痛。最常用的材料是绷带、三角巾和四头带。无上述物品时,可就地取材用干净毛巾、包袱布、手绢、衣服等替代。在进行伤口包扎时,动作要轻巧,松紧要适宜、牢靠,既要保证敷料固定,又不影响肢体血液循环。包扎敷料应超出伤口边缘5~10cm,遇有外露污染的骨折端或腹内脏器,不可轻易还纳。包扎方法有环形包扎、螺旋反折包扎、8字形包扎和帽式包扎等。包扎要掌握"三点一走行",即绷带的起点、止点、着力点(多在伤处)和走行顺序,以达到既牢固又不能太紧的目的。先在创口覆盖无菌纱布,然后从伤口低处向上,左右缠绕。包扎伤臂或伤腿时,要尽量设法暴露手指尖或足趾尖,观察血液循环。绷带用于胸、腹、臀、会阴等部位容易滑脱,所以绷带包扎一般用于四肢和头部。

2. **三角巾包扎法** 普通三角巾和带形、燕尾式三角巾,可用于身体不同部位的包扎,也可用于较大面积创伤的包扎,缺点是不便加压。目前军队使用的急救包(体积小,仅一块普通肥皂大小,能防水,其内包括一块无菌普通三角巾和加厚的无菌敷料)使用十分方便。

3. **四头带包扎法** 用于胸、腹部伤包扎时较为方便,用于四肢包扎时也不易滑脱。

4. **几种特殊伤的包扎法**

(1) 开放性颅脑伤:颅脑伤有脑组织膨出时,不要随意还纳,以等渗盐水浸湿的大块无菌敷料覆盖,扣以无菌换药碗,以阻止脑组织进一步脱出,再进行包扎固定。同时患者侧卧位,清除口腔内的分泌物、黏液或血块,保持呼吸道通畅。

(2) 开放性气胸:在胸部贯通伤、开放性气胸时,应立即以大块无菌敷料堵塞封闭伤口,帮助止血同时将开放性气胸变为闭合性气胸,防止纵隔扑动和血流动力学的改变。在转运医院的途中,患者最好取半卧位。

(3) 腹部内脏脱出:腹部外伤有内脏脱出时,不要还纳,以等渗盐水浸湿的大块无菌敷料覆盖后,扣以无菌换药碗或无菌的盛物盆等,以防止肠管等内脏进一步脱出,然后再进行包扎固定。如果脱出的肠管破裂,则用肠钳将穿孔破裂处钳夹后一起包裹在敷料内。注意一定要将直接覆盖在肠管上的敷料以等渗盐水浸透,以免粘连,造成肠浆膜或其他内脏损伤,发生肠梗阻或其他远期并发症。

(4) 异物插入眼球:严禁将异物从眼球拔出,最好用一只纸杯先固定异物,然后用无菌的敷料围住,再用绷带包扎。

(5) 异物插入体内的包扎法:刺入体内的刀或其他异物,不能立即拔除,应用大块敷料支撑异物,然后用绷带固定敷料以控制出血。转运途中小心保护,并避免移动。若伤者是被铁栏杆或铁架等大型物件"刺挂住",则更不能将患者立即拔出,应在现场进行抗休克处理的同时,以切割机将患者连同刺入体内的钢筋一起"割下"后再送往医院。在切割时要不停地以冷水浇注钢筋,避免热传导至体内烧伤体内脏器。

(秦建杰 张 冬)

第五节 体表脓肿的切开引流

组织感染形成脓肿时,应及时切开引流,从而减少毒素吸收,缓解中毒症状,防止脓液向周边蔓延而造成感染扩散;同时,将脓液送细菌培养并做细菌药敏试验以指导抗感染治疗。因此,体表脓肿的及时切开引流是极为必要的,如果不及时处理,很可能会危及患者的生命。

一、案例相关知识

1. 体表脓肿切开引流的适应证和禁忌证。
2. 体表脓肿切开引流的操作要点。
3. 体表脓肿切开引流的注意事项。

二、案例内容介绍

（一）情景模拟用物准备清单

1. **模拟诊疗室** 检查床、手术台、废弃物处置箱。
2. **基础医疗物品** 治疗车、治疗盘、外科手术器械包、聚维碘酮、2%利多卡因、5ml注射器、凡士林纱布、无菌棉球、无菌纱布、无菌手套、胶布。（图2-5）

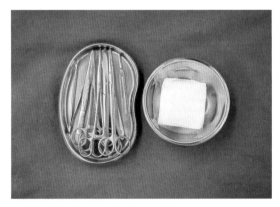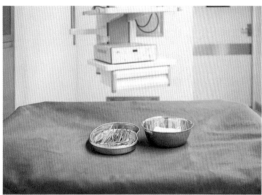

图2-5 基础医疗物品

3. SP、体表脓肿切开模型

（二）场景介绍

【场景2-5】

患者，女，63岁，因左前臂肿物疼痛伴寒战发热2d来院就诊。平素体健，无其他慢性病史。

请根据以上信息给出进一步治疗方案，并对拟诊行相应的操作确认。

备注1：如考生要求检查患者生命体征及专项体检，正确完成查体动作后，给出对应查体信息：T 37.6℃、P 95次/min、R 25次/min、BP 110/85mmHg。左前臂可触及一直径约2cm脓肿，有触痛，触摸波动感明显，周围皮温较高，可见组织水肿充血。

备注2：如考生要求行血常规检查，则给出表2-6。

备注3：完善相关检查后，请考生给出初步诊断，行规范操作并简述相应治疗原则。

表2-6 血常规检查

简称	项目名称	结果		单位	参考范围
WBC	白细胞	12.41	↑	10^9/L	3.50~9.50
LY#	淋巴细胞计数	1.88		10^9/L	1.10~3.20

简称	项目名称	结果		单位	参考范围
MO#	单核细胞计数	0.43		$10^9/L$	0.10~0.60
NE#	中性粒细胞计数	10.11	↑	$10^9/L$	1.80~6.30
EO#	嗜酸性粒细胞计数	0.35		$10^9/L$	0.02~0.52
BA#	嗜碱性粒细胞计数	0.05		$10^9/L$	0.00~0.06
LY%	淋巴细胞百分比	34.00		%	20.00~50.00
MO%	单核细胞百分比	5.70		%	3.00~10.00
NE%	中性粒细胞百分比	79.80	↑	%	40.00~75.00
EO%	嗜酸性粒细胞百分比	2.30		%	0.40~8.00
BA%	嗜碱性粒细胞百分比	0.30		%	0.00~1.00
RBC	红细胞	4.34		$10^{12}/L$	3.80~5.10
HGB	血红蛋白	126		g/L	115~150
HCT	血细胞比容	42.6		%	35.0~45.0
MCV	平均红细胞体积	93.2		fL	82.0~100.0
MCH	平均血红蛋白含量	30.9		pg	27.0~34.0
MCHC	平均血红蛋白浓度	312		g/L	316~354
RDW-CV	红细胞分布宽度变异系数	13.43		%	10.00~15.70
PLT	血小板	233		$10^9/L$	100~300
PCT	血小板压积	0.17		%	0.10~0.28
MPV	平均血小板体积	8.9		fL	6.0~11.0
PDW	血小板分布宽度	15.5		%	9.0~17.0

(三) 参考评分表(表2-7)

表2-7 参考评分表

判断标准	满分	实际得分	备注
1. 检查生命体征,病史采集,签署知情同意书。	7		
2. 戴帽子、口罩,按七步洗手法进行洗手。	3		
3. 摆放体位:根据脓肿部位取舒适体位。	2		
4. 定位脓肿:术前已行B超、CT或者诊断性穿刺明确脓肿形成的部位进行定位;并确定切口线。	3		
5. 常规消毒,采用0.5%聚维碘酮消毒手术区域3遍,手术切口周围15cm部位,消毒顺序由相对清洁区至相对不洁区,按七步洗手法洗手,穿手术衣,戴无菌手套,铺洞巾。	15		

判断标准	满分	实际得分	备注
6. 局部麻醉:选用2%利多卡因局部浸润麻醉,注射药物时应从远处逐渐向脓腔附近推进,在脓肿四周进行麻醉,避免针头接触感染区域。	10		
7. 切开脓肿:选择正确切口方向,于脓肿明显处用尖刀适当刺入,反挑扩大切口,将脓液进行引流。	5		
8. 取脓液行细菌培养、药敏试验。	5		
9. 探查及冲洗脓腔,以手指伸入脓腔,探查其大小、位置以及形状,明确有无分隔腔,如有需要,打开分隔层使其成为单一脓腔,动作轻柔,注意避免挤压破坏脓腔,脓液排尽后用3%过氧化氢和生理盐水交替冲洗脓腔。	10		
10. 放置引流条:选择凡士林纱布引流,将凡士林纱布条一端送至脓腔底部充填脓腔,另一端留置于脓腔外,引流物不应填塞过紧,应保持合适的松紧度。	10		
11. 包扎切口,用无菌纱布遮盖切口,距离切口边缘3cm以上,贴胶布固定敷料,贴胶布方向应与该处躯体运动方向垂直。	10		
12. 嘱患者注意事项,如下次换药时间,对应抗炎处理,取脓液检查结果时间等。	5		
13. 污物及标本处理,整理用物,分类收集,标本送检。	5		
14. 记录脓肿部位,大小,脓液量与性质,引流条的数量。	5		
15. 人文关怀。	5		
总分	100		

评分者签名: 日期:

三、引导性反馈要点

(一) 掌握体表脓肿切开引流的适应证与禁忌证

1. **适应证** ①体表脓肿出现波动。②需行细菌药敏试验以进行对症治疗。③患者寒战高热,情况危急时。

2. **禁忌证** ①出现大量出血患者。②患者一般情况较好,无需进行对症治疗,或者抗生素治疗有效,全身感染中毒症状有所消退的情况。

(二) 掌握体表脓肿切开引流的实施要点

1. **体位** 根据脓肿部位取患者合适或者舒适体位。

2. **消毒铺单**

(1) 准备:按七步洗手法洗手,准备聚维碘酮、消毒棉球或纱布。

(2) 消毒:手术区域消毒3遍。

(3) 铺巾:按七步洗手法洗手,穿手术衣,戴无菌手套,铺无菌洞巾。

（4）麻醉：用2%利多卡因局部浸润麻醉，注射药物时应从远处逐渐向脓腔附近推进。

3. 切开及排脓

（1）在脓肿波动明显处，进行切开引流脓液，如果脓肿位置较深，切开前应先行穿刺抽脓，并应以穿刺抽出脓液的穿刺点处切开脓肿，取适量脓液送细菌培养及做药敏试验以便后续的进一步治疗。

（2）待脓液排尽后，探查脓腔大小、位置、质地以及形状。

（3）如果脓腔内有纤维隔膜将其分隔为多个小房者，应进行钝性分离，使其变为唯一的大脓腔，从而便于引流。

（4）术中切忌动作粗暴而损伤血管导致出血，不要损伤神经导致触觉异常，或挤压脓肿造成感染扩散。

4. 引流

（1）脓肿排尽后，用凡士林纱布引流，外部以无菌纱布包扎。

（2）术后观察情况继续换药或者清创。

（3）因局部解剖关系切口不能扩大或脓腔过大者，可做对口引流，充分敞开脓腔，用3%过氧化氢和生理盐水冲洗脓腔，防止厌氧菌感染。

5. 标本处理将脓液送细菌培养并做药敏试验。

6. 记录脓肿部位、大小、脓液量与性质，引流条的数量。

（三）掌握体表脓肿切开引流的注意事项

1. 在波动最明显处作切口，若脓肿位置较深，切开前应先行穿刺抽脓，并应以穿刺抽出脓液的穿刺点处切开脓肿。

2. 切口应有足够长度，要考患者站立及平卧的姿势，尽量取最低部位，以利引流。

3. 切口方向一般要与皮纹、大血管、神经平行，避免跨越关节，以免瘢痕挛缩，影响关节功能。

4. 切口不要穿过对侧脓腔壁而达正常组织，以免感染扩散。

5. 脓液排出后，用手指探查脓腔，并将脓腔内纤维间隔分开。

6. 记录放入脓腔内的凡士林纱布或引流条的数目，以免换药时将其遗留在脓腔内。

（四）案例总结参考

体表脓肿往往是由于炎症组织在细菌产生的毒素或酶的作用下，发生坏死、溶解，形成脓腔，腔内的渗出物、坏死组织、脓细胞和细菌等共同组成脓液。由于脓液中的纤维蛋白形成网状支架才使得病变限制于局部，并伴有脓腔周围充血水肿和白细胞浸润。最终形成以肉芽组织增生为主的脓腔壁。

体表脓肿的治疗原则是及时切开引流，切口应选在波动明显处并与皮纹平行，切口应够长，并选择低位，以利引流，术后及时更换敷料，伤口长期不愈者，应查明原因。

四、相关知识拓展

1. 体表脓肿伤口换药效果对比

（1）传统换药的缺点：脓肿切开术后常规采用碘仿纱布填塞，如果需要再次换药时，伤口可能会出血感染导致迁延不愈。此外，如果新生的毛细血管受损，可能会大大增加感染出血的风险。

（2）美盐及纳米银抗菌凝胶换药的优点：美盐可以大大减少伤口出血和迁延不愈的风险，同时，感染的可能性也会大大降低。大量的脓性或者炎性坏死物质也会逐渐吸收，减少新生的组织长期不愈的风险，此外，可以减少多次换药所带来的伤口反复感染，大大提高愈合的速度。

2. 体表脓肿的分类

（1）疖：是指发于皮肤浅表的急性化脓性疾病。本病多发于夏秋季节，尤以小儿、青年多见，依据局部表现的不同，又有有头疖和无头疖之分，发于暑热季节者，又有暑疖或热疖之称。疖为轻浅小疡，若治疗及时，预后一般多良好。但也有因治疗或护理不当而形成的蝼蛄疖；反复发作，日久不愈而形成的多发性疖病，则不易治疗。

（2）蜂窝织炎：是一种皮肤和皮下组织的扩散性细菌感染。蜂窝织炎常由链球菌或葡萄球菌感染引起，特别是在皮肤损伤后，尤其是在被人或动物咬伤后或在水中受外伤后。蜂窝织炎患者可有发热、寒战、心跳快、头痛和低血压，甚至出现意识不清，有时这些症状在皮肤症状发生后数小时即可出现，但在多数病例可以没有全身症状。

（3）急性淋巴管炎和急性淋巴结炎：是致病菌从损伤破裂的皮肤或黏膜侵入，或从其他感染性病灶侵入，经组织的淋巴间隙进入淋巴流，引起的炎症。在浅部者多见于颈部、腋窝和腹股沟部。

（4）急性蜂窝织炎：是皮下、筋膜下、肌间隙或深部疏松结缔组织的急性、弥漫性、化脓性感染。常见致病菌为溶血性链球菌和金黄色葡萄球菌，少数由厌氧菌和大肠埃希菌引起。本病的特点是：任何部位的皮肤均可感染，且病变不易局限，扩散迅速，病变组织与正常组织无明显界线，全身中毒症状明显。故治疗局部感染的同时，需积极应用抗生素，早期采取抗休克措施。

（刘伊扬　张　旭）

第六节　心肺复苏及简易呼吸器的应用

简易呼吸器是可借助人工器械加压给氧的简易人工呼吸装置，具有简单易学、使用方便且便于携带的特点，在临床紧急救治中被广泛应用。在心肺复苏早期中应用简易呼吸器，能维持和增加患者的通气量，有效地纠正低氧血症，为气管插管等进一步生命支持提供了较好的条件，为挽救生命赢得宝贵时间，对提高早期心肺复苏的成功率有重要意义。

一、案例相关知识

1. 心肺复苏的适应证。
2. 心肺复苏的并发症。
3. 心肺复苏的操作方法。
4. 简易呼吸器的使用方法。

二、案例内容介绍

（一）情景模拟用物准备清单
1. **模拟诊疗室**　检查床、手术台、废弃物处置箱。
2. **基础医疗物品**　简易呼吸器、纱布、弯盘、听诊器、血压计、手电筒、硬板床。（图2-6）

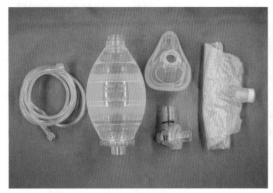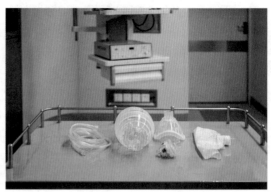

图 2-6 基础医疗物品

3. SP、心肺复苏模型

(二) 场景介绍

【场景 2-6】

患者,男,76 岁。突发胸闷、晕厥倒地,呼之不应,口唇发绀,颈动脉搏动消失。

请根据以上信息,立即为患者行单人简易呼吸器以及徒手心肺复苏操作(完成 5 个循环)。

备注:完成后提问:"如无简易呼吸器应怎样进行相关操作?"(清除患者呼吸道阻塞物后,使用仰头抬颏法嘴对嘴人工呼吸。)

(三) 参考评分表(表 2-8)

表 2-8 参考评分表

判断标准	满分	实际得分	备注
1. 着装整洁,符合要求:衣、鞋、裤整洁。	2		
2. 物品准备:纱布,听诊器,血压计,手电筒,弯盘,硬板床(口述),记录本,笔,简易呼吸器。	5		
3. 判断环境安全,排除险情,做好个人防护。	5		
4. 判断患者意识:轻拍患者肩部(1),双耳边大声呼叫患者(1),确认患者意识丧失(口述)(1),看时间(1),立即呼救(1),启动急救系统(1)。	6		
5. 判断呼吸及脉搏:观察患者胸廓有无起伏,无呼吸或仅是喘息(2);判断患者颈动脉搏动。方法:术者示指和中指指尖触及患者气管正中部(相当于喉结部位),旁开两指(或向旁滑动 2~3cm),至胸锁乳突肌前缘凹陷处(2),判断时间为 5~10s(3)。	7		
6. 使患者仰卧于硬板床上,去枕仰卧(2),翻转身体无扭曲(2),解开衣领、腰带,暴露胸部(2)。	6		
7. 按压部分:胸骨体中下 1/3 交界处,位置正确。	5		
8. 按压手法:一手掌根位于按压部位,另一手平行重叠于此手手背上,十指交扣离开胸壁,只以掌根部接触按压处(2);双臂位于患者胸骨正上方,双肘关节伸直,使肩、肘、腕在一条直线上,并与患者身体垂直,利用上方重量垂直下压(2);松开时手掌根不离开患者胸部(2)。	6		

续表

判断标准	满分	实际得分	备注
9. 按压幅度:成人胸骨下陷5~6cm,婴儿和儿童的按压幅度至少为前后径的1/3(婴儿约4cm,儿童约5cm)。	5		
10. 按压时间:放松时间=1:1	2		
11. 按压频率:100~120次/min	4		
12. 每次按压应让胸廓充分回弹(2),尽可能不中断胸外按压(2),胸外心脏按压30次(2)。	6		
13. 开放气道:1. 检查口咽部,用纱布包裹手指清理口咽异物或分泌物一次(2),口述取下活动义齿,注意颈椎保护(口述)(2)。2. 仰头抬颏法开放气道,操作者一手置于患者前额,手掌向后下方施力,使头充分后仰(2)。另一手示指、中指将颏部向前抬起,使耳垂与下颌角连线与地面垂直(2)。	8		
14. 实施简易呼吸器人工呼吸:简易呼吸器到位,连接氧气正确(1);将面罩紧扣住患者口鼻(1),左手拇指与示指固定面罩(1),其他手指紧托下颏(CE手法)(1);右手挤压呼吸球囊,手法正确(2);有自主呼吸患者随患者呼吸给予辅助通气(1),无自主呼吸患者10~12次/min(1),每次通气400~600ml或6~8ml/kg,观察患者胸部是否随球囊的挤压而上下起伏(1)(时间1s,呼吸时间比为成人1:1.5~1:2)(3)	12		
15. 胸外心脏按压30次,人工呼吸两次,2min内完成5组。	5		
16. 操作5组后,复查呼吸与颈动脉搏动一次,判断时间为5~10s(3);如已恢复,进行进一步生命支持(1);如未恢复,继续上述操作5个循环后再次判断,直至有条件进行高级生命支持(口述)(1)。	5		
17. 成功复苏的判断标准(口述):颈动脉搏动及自主呼吸恢复(1);瞳孔由大变小,光反射存在(1);面色、口唇由发绀转为红润(1);操作完成后将患者头偏向一侧(1),进入下一步的生命支持(1)、洗手、记录、签名(1)	6		
18. 效果评分:1. 程序正确,操作熟练,有爱伤观念(2);2. 急救意识强,操作时间小于5min(2);3. 复苏成功检查并无并发症,置患者于舒适体位(1)	5		
总分	100		

评分者签名: 　　　　　　　　　　　　　　日期:

三、引导性反馈要点

(一)心搏骤停概述、病因分类及好发人群

心搏骤停指心脏射血功能突然停止导致全身循环中断、呼吸停止和意识丧失。心搏骤停发生后,由于脑血流突然中断,10s左右患者即可出现意识丧失。如能及时救治,患者可以存活,否则将导致生物学死亡,自发逆转者少见。主要临床表现为意识突然丧失或伴有短阵抽搐,呼吸断续,皮肤苍白或明显发绀,瞳孔散大。心搏骤停常为心源性猝死的直接原因。心搏骤停的生存率极低。心搏骤停的心电图表现最常见的可分为以下四大类。

1. **心室颤动** 心室肌发生快速,不规则,不协调的颤动。心电图表现为QRS波群消失,代之以大小不等形态各异的颤动波,频率为200~400次/min。

2. 无脉性室性心动过速 因室颤而猝死的患者,常先有室性心动过速,可为单形性或多形性室性心动过速表现,但大动脉没有搏动。

3. 心室停顿 指心肌完全失去机械收缩力,此时心室没有电活动,可伴或不伴心房电活动,心电图往往呈一条直线或偶有 P 波。

4. 电-机械分离 心电图可表现为不同种类或节律的电活动节律,但心脏无机械收缩活动,丧失向外泵血功能,大动脉无搏动。

心搏骤停的病因很多,包括心源性和非心源性因素。心源性病因是因心脏本身的病变所致。非心源性病因是因其他疾病或因素影响到心脏所致。心源性病因:绝大多数心源性猝死发生在有器质性心脏病的患者。冠心病是导致成人心搏骤停的主要病因,约80%心源性猝死是由冠心病及其并发症引起,而这些冠心病患者中,约75%有急性心肌梗死病史。有器质性心脏病影响心脏电活动和生理功能,或引起心肌收缩力减弱,心输出量降低或引起冠状动脉灌注不足或导致心律失常,最终导致心搏骤停。也可见于心肌疾病,比如梗阻性肥厚型心肌病、致心律失常性右室性心肌病、暴发性心肌炎、Brugada 综合征、长 QT 综合征等。非心源性病因:因其他疾病或因素导致心肌细胞大量损伤或者影响心肌电活动所致,如严重的电解质与酸碱平衡失调,影响到心脏的自律性和心肌的收缩性,严重创伤导致低血容量引起心肌严重缺血缺氧,最终均可引发心搏骤停。还有药物中毒、电击等。

根据资料显示,每年有数十万的人死于心搏骤停,是危及人民生命安全的重要因素。我国目前心血管疾病患者多达 2.9 亿,是危害我国人民生命的首位病因;加上我国已是老龄化社会,而且心血管疾病发病呈年轻化,未来心血管疾病的危害将更加严峻,心搏骤停发生率会更高。有四类人群好发心搏骤停:

(1)有器质性心脏病的患者:以冠心病最常见,尤其是心肌梗死患者。心肌缺血缺氧导致心肌收缩功能以及心肌电活动异常可以出现心搏骤停。

(2)心力衰竭终末期患者:所有心脏疾病终末期均可出现心肌收缩功能障碍和心肌电活动异常,随时可能出现心搏骤停。

(3)严重心肌疾病的患者:各种心肌疾病均可出现心肌电活动异常,出现室性心动过速、室颤、心搏骤停,比如梗阻性肥厚型心肌病、致心律失常性右室性心肌病、应激性心肌病、暴发性心肌炎等。

(4)有心脏猝死家族史的患者:存在猝死性家族史的患者常存在遗传性心肌病或与基因缺陷相关的疾病,比如梗阻性肥厚型心肌病、离子通道病、Brugada 综合征、长 QT 综合征等。

心搏骤停的诱发因素包括:应激,情绪激动,重体力劳动后,心脏负荷加重等。诱发心搏骤停的常见"6H"和"5T"可逆因素:低血容量(hypovolemia)、缺氧(hypoxia)、酸中毒(hydrogenion)、高钾/低钾血症(hyper/hypokalemia)、低血糖(hypoglycemia)、低体温(hypothermia),张力性气胸(tension pneumothorax)、心脏压塞(cardiac tamponade)、中毒(toxin)、肺栓塞(pulmonary thrombosis)、冠脉血栓形成(coronary thrombosis)。休克:各种原因导致的休克比如失血性休克、感染性休克、过敏性休克、心源性休克等均会导致酸中毒和高血钾,可加重心肌损害,进而引发心搏骤停。药物:某些药物直接或间接损害心肌引起心搏骤停,如洋地黄、抗肿瘤药物、抗癫痫药物、某些抗生素、精神科药物等。

(二)心脏复苏常见并发症及预防处理

1. 肋骨骨折、胸骨骨折

(1)原因:用力过度或用力不当或按压部位不正确,患者本身年龄大合并骨质疏松。

（2）临床表现：局部疼痛，有骨擦音，胸壁血肿，咳嗽无力，痰潴留。

（3）预防及处理：按压平稳，有规律不间断进行，根据患者年龄和胸部弹性施加按压力量，治疗主要是及时止痛、固定，保持呼吸道通畅和预防肺部感染。

2. 损伤性气胸、血气胸

（1）原因：用力过度或用力不当或按压部位不正确，患者本身年龄大合并骨质疏松。

（2）临床表现：胸闷，气紧，干咳，面色苍白，发绀，贫血，脉搏细数。

（3）预防及处理：明确按压部位，胸部正中乳头连线水平，根据患者年龄和胸部弹性施加按压力量。按压平稳，以 100 次/min 的频率快速、有力、匀速、不间断的按压，按压幅度不宜超过 6cm，按压/通气比 30：2，及时清理呼吸道，保证气道通畅，严密观察血氧饱和度，血压，如需引流做好胸腔闭式引流管的护理。

3. 胃肝脾破裂

（1）原因：按压位置过低，用力过度。

（2）临床表现：恶心，呕吐伴持续性腹痛，有腹膜刺激征，腹腔内出血症状，明显腹胀，移动性浊音。

（3）预防及处理：明确按压部位，胸部正中乳头连线水平，有规律不间断进行，根据患者年龄，胸部弹性施加按压力量。严密观察病情变化，禁食，做好手术前后护理。

4. 心脏压塞

（1）原因：大多数由于胸外按压引起的心肌钝挫伤、心脏破裂、冠状动脉损伤等导致的心包内积血，但压力升高到一定程度引起心脏压塞。

（2）临床表现：轻者可能无症状，严重者可能出现心前区疼痛或闷痛、呼吸困难、血压下降、心律增快、心音低钝、心音遥远。

（3）处理：积液量大需要行心包穿刺引流或外科切开手术治疗。

5. 胃内容物反流、吸入性肺炎、窒息

（1）原因：按压位置过低。

（2）临床表现：呕吐胃内容物，呼吸急促，气紧。

（3）预防及处理：明确按压部位，胸部正中乳头连线水平，有规律不间断进行，根据患者年龄，胸部弹性施加按压力量。严密观察生命体征，观察胃区有无隆起，发现异常及时处理。心肺复苏前清理呼吸道分泌物，发生反流时将头偏向一侧，备好呼吸器，防止窒息。

（三）案例总结参考

心肺复苏及简易呼吸机的应用主要见于各种情景下突发的心脏/呼吸骤停。在美国，每年有 30 万~40 万人发生猝死，占全部心血管病死亡的 50% 以上。在中国，每年大约 350 万人死于心血管疾病，每年因心脏病猝死的人数也逐年增多。所以，现场的紧急救护系统成为生死的关键，心脏病猝死多没有预兆且 80% 发生在院外，发生时间短，约 1h 内死亡。大量实践证明，4min 内进行复苏者，可能有一半人被救活；4~6min 内进行复苏者，约 10% 被救活；超过 6min 存活率仅 4%；超过 10min 存活率几乎为 0。所以，当发现心脏及呼吸骤停患者时，正确而快速地进行心肺复苏及应用简易呼吸器是十分有必要的。

四、相关知识拓展

（一）现场急救选择

1. 有轻微呼吸和轻微心跳，可以不做现场急救。

2. 有心跳，无呼吸，做口对口人工呼吸。

3. 有呼吸，无心跳，进行胸外心脏按压。

4. 呼吸心跳全无，进行胸外心脏按压与口对口人工呼吸配合抢救，简称心肺复苏术。

5. 溺水、肚内有水，用俯卧压背式吐水再抢救。

6. 异物阻塞呼吸道，使用腹部冲击法（海姆立克急救法）。

（二）心肺脑复苏整体流程

"心肺复苏"（CPR）是指针对心搏骤停（SCA）所采取的紧急医疗措施，以人工呼吸替代患者的自主呼吸，以心脏按压形成暂时的人工循环。高质量的心肺复苏能维持重要的脏器灌注，特别是充足的冠状动脉灌注是心脏恢复搏动的前提。成功的心肺复苏不但要恢复自主呼吸和心跳，还要恢复中枢神经系统功能。从心搏骤停到细胞坏死的时间以脑细胞最短，如果在心搏骤停期间脑组织没有得到足够的血液灌流和保护，那么即使心脏自主搏动恢复，也可能出现严重的脑损伤甚至脑死亡。因此，"心肺复苏"应扩展为"心肺脑复苏"（CPCR），完整的复苏过程分为三个阶段：基础生命支持、高级生命支持和复苏后治疗。

基础生命支持（basic life support，BLS）又称初期复苏或心肺复苏，是心搏骤停后第一时间开始挽救患者生命的基本急救措施，包括胸部按压、通气及尽早电除颤（图2-7、图2-8），关键操作是胸外按压和早期除颤。

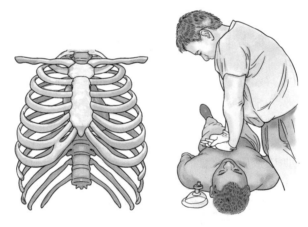

图 2-7　胸外心脏按压

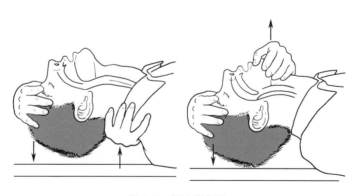

图 2-8　仰头举颏法

高级生命支持是基础生命支持的延续,是以高质量的复苏技术、复苏设备和药物治疗为依托,争取最佳疗效和预后的复苏手段,是生命链中重要环节,其内容包括呼吸支持、恢复和维持自主循环、CPR 期间的检测。

（陈旭锋　任筱寒）

第七节　吸氧术及吸痰术

吸痰术指经口腔,鼻腔,人工气道(气管切开)将呼吸道的分泌物吸出,以保持呼吸道通畅,预防吸入性肺炎、肺不张、窒息等并发症的一种方法。适用于昏迷患者、痰液过多存在窒息可能的患者、需气管内给药、注入造影剂或稀释痰液的患者。吸氧用于纠正缺氧,提高动脉血氧分压和氧饱和度的水平,促进代谢,是辅助治疗多种疾病的重要方法之一。如呼吸衰竭、慢性气管炎、脑血管病、冠心病等。

一、案例相关知识

1. 吸氧术适应证,吸氧、停氧的操作步骤及注意事项。
2. 吸痰术适应证、种类、途径、操作步骤及注意事项。

二、案例内容介绍

（一）情景模拟用物准备清单

1. **吸痰治疗车**　中心负压装置或负压吸引器及电插板,一次性合适型号的吸痰管数根、一次性换药碗、无菌生理盐水或灭菌注射用水、吸引器连接管、纱布、听诊器、无菌手套、手电筒、弯盘。（图 2-9）

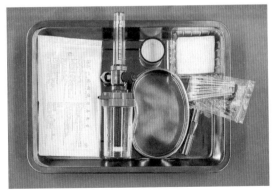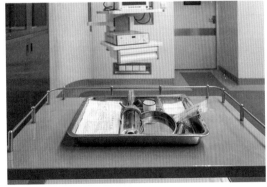

图 2-9　吸痰治疗车

2. **吸氧治疗车**　吸氧装置一套、湿化瓶内放湿化液、吸氧管、治疗盘(棉签、手电筒、冷开水)、弯盘、鼻导管、玻璃接管、胶布、别针、卫生纸、用氧记录单。（图 2-10）

3. **SP、吸痰及吸氧模型**

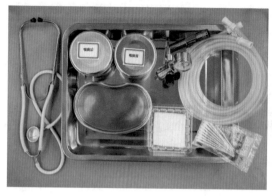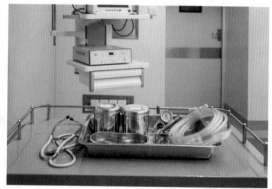

图 2-10　吸氧治疗车

（二）场景介绍

【场景 2-7】

患者，女，68 岁。因"发热伴咳嗽咳痰 1 周"入院。患者于 1 周前淋雨后出现发热，自测体温 38.7℃，伴咽喉疼痛，轻度咳嗽。自行服用"泰诺"后体温下降，咽痛症状缓解。1d 后体温再次上升，至当地社区医院就诊，拟诊"上呼吸道感染"予左氧氟沙星抗感染治疗 3d 后，症状稍缓解，仍有发热，体温 38.5℃。后至当地另一家医院就诊，予头孢呋辛、磷霉素等继续抗感染治疗。1d 前出现咳痰，气急，遂至我院急诊就诊。急诊查体示 T 39.1℃、P 95 次/min、R 18 次/min、BP 110/85mmHg。

请根据以上信息给出初步诊断，并对拟诊行相应的检验检查确认后给出进一步诊疗意见。

备注 1：如要求患者行血常规检查及血气分析，给出以下检验结果：血常规见表 2-9；血气分析见表 2-10。

备注 2：如要求患者进行胸部 CT 检查，给出图 2-11。

表 2-9　血常规检查

简称	项目	结果		单位	参考范围
WBC	白细胞	3.36	↓	10^9/L	3.50~9.50
LY#	淋巴细胞计数	1.88		10^9/L	1.10~3.20
MO#	单核细胞计数	0.56		10^9/L	0.10~0.60
NE#	中性粒细胞计数	1.44	↓	10^9/L	1.80~6.30
EO#	嗜酸性粒细胞计数	0.45		10^9/L	0.02~0.52
BA#	嗜碱性粒细胞计数	0.03		10^9/L	0.00~0.06
LY%	淋巴细胞百分比	34.80		%	20.00~50.00
MO%	单核细胞百分比	6.8		%	3.00~10.00
NE%	中性粒细胞百分比	43.00		%	40.00~75.00
EO%	嗜酸性粒细胞百分比	2.10		%	0.40~8.00
BA%	嗜碱性粒细胞百分比	0.10		%	0.00~1.00
RBC	红细胞	4.23		10^{12}/L	3.80~5.10

续表

简称	项目	结果		单位	参考范围
HGB	血红蛋白	134		g/L	115~150
HCT	血细胞比容	41.0		%	35.0~45.0
MCV	平均红细胞体积	93.2		fL	82.0~100.0
MCH	平均血红蛋白含量	29.8		pg	27.0~34.0
MCHC	平均血红蛋白浓度	323		g/L	316~354
RDW-CV	红细胞分布宽度变异系数	11.34		%	10.00~15.70
PLT	血小板	221		10^9/L	100~300
PCT	血小板压积	0.24		%	0.10~0.28
MPV	平均血小板体积	8.6		fL	6.0~11.0
PDW	血小板分布宽度	11.32		%	9.0~17.0

表 2-10　血气分析结果

简称	项目	结果		单位	参考范围
pH	血液酸碱度	7.53	↑		7.35~7.45
Na^+	血清钠离子	143.4		mmol/L	135.0~145.0
K^+	血清钾离子	3.77		mmol/L	3.5~5.5
Cl^-	血清氯离子	104.6		mmol/L	95.0~105.0
Ca^{2+}	血清钙离子	2.26		mmol/L	2.25~2.75
Mg^{2+}	血清镁离子	0.77		mmol/L	0.82~1.23
PaO_2	氧分压	53.1	↓	mmHg	98~100
$PaCO_2$	二氧化碳分压	28.3	↓	mmHg	35.0~45.0
HCO_3^-	血清碳酸氢根	29.2	↑	mmol/L	22.0~27.0

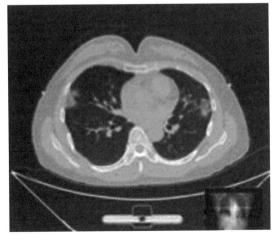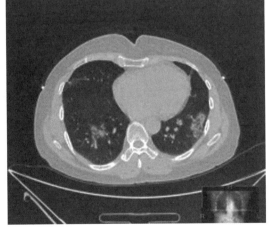

图 2-11　胸部 CT

【场景2-8】

根据病史及检查结果,急诊拟诊Ⅰ型呼衰、重症肺炎收治入院,入院后进行氧疗及吸痰,试进行吸氧及吸痰操作。

(三) 参考评分表(表2-11、表2-12)

表2-11 鼻导管吸氧参考评分表

判断标准	满分	实际得分	备注
1. 给出初步诊断,重症肺炎(2),Ⅰ型呼衰(2)。	4		
2. 口述试行吸氧操作。	5		
3. 备齐用物至床边(无菌棉签、中心供氧装置、一次性吸氧管、鼻导管、湿化瓶、鼻塞、蒸馏水、用氧记录单、治疗碗、弯盘、手电筒、笔)。	10		
4. 核对患者信息(1),衣、帽、鞋、头发整洁,七步洗手法洗手,戴口罩(2)。	3		
5. 自然、全面地解释给氧的目的及方法(2),协助患者取舒适卧位(2)。	4		
6. 手电筒检查患者鼻腔(2),棉签清洁两侧鼻孔(2)。	4		
7. 检查氧气表,确定氧气瓶内的氧气量。	3		
8. 将生理盐水倒入湿化瓶,安装湿化瓶,连接氧气管。	2		
9. 连接供氧装置,打开氧气(3),检查鼻导管是否通畅(鼻导管末端插入盛水的治疗碗中,观察有无气泡逸出)(5)。	8		
10. 调节氧流量,湿润鼻导管前端(5),插入一侧鼻孔内,其深度为鼻尖至耳垂距离的2/3长度(6)。	11		
11. 若无咳嗽,用胶布将鼻导管固定于鼻翼与面颊部。	5		
12. 清洁面部(2),观察吸氧情况,视病情调节氧流量(5)。	7		
13. 向患者及家属交代注意事项。	3		
14. 记录给氧时间及氧流量。	6		
15. 停止吸氧(1),核对患者,查看腕带(1),向患者解释(2)。	4		
16. 将鼻导管拔出,清理患者鼻腔分泌物(2),正确处理鼻导管,关闭流量表(2)。	4		
17. 安置患者舒适体位(1),整理床铺(1),处理流量表(1),宣教(1)。	4		
18. 洗手,记录,终末处理。	3		
19. 操作过程熟练、轻柔,动作一次到位(4);氧流量调节符合病情需要(3);自然全面,体现人文关怀(3)。	10		
总分	100		

评分者签名: 日期:

表 2-12 吸痰参考评分表

判断标准	满分	实际得分	备注
1. 给出初步诊断,重症肺炎(2),Ⅰ型呼衰(2)。	4		
2. 评估患者是否需要气管内吸痰,指征包括:①喉部有痰鸣音或肺部听诊到痰鸣音,②有缺氧症状;③呼吸音粗糙;④咳嗽,痰不易咳出;⑤氧饱和度下降,呼吸频率过快。	5		
3. 口述试行吸氧操作。	5		
4. 备齐用物至床边(一次性吸痰管、治疗碗、无菌棉签、治疗巾、纱布、电动吸引器、弯盘、手电筒)。	10		
5. 核对患者身份信息(1),向患者解释取得合作(1),必要时取下患者活动义齿或假牙(1),并安抚患者(1)。	4		
6. 清除患者呼吸道分泌物,保持呼吸道通畅	2		
7. 打开吸痰器电源,检查吸引器性能是否良好,吸引管道是否通畅(2),调节负压在 150~200mmHg(1)。	3		
8. 撕开吸痰管包装,戴一次性手套(2)。取出吸痰管,连接吸痰管与负压吸引器(2)。试吸少量生理盐水,检查吸痰管是否通畅,并湿润导管(3)。	7		
9. 一手反折吸痰管末端(2),另一手持吸痰管前端,经口腔将吸痰管插入患者咽喉部(2)。	4		
10. 放松吸痰管末端反折(2),左右旋转,向上提拉(2),动作轻柔,操作流畅(2)。每次抽吸时间<15s(2),在患者吸气时插入(2),将导管插入咽喉部 15cm 左右(2),患者有咳嗽时,立即做间歇性吸引(2),右手以拇指和示指旋转吸痰管,边吸边提(2),一次未吸尽时,间隔 3~5min 后再吸(2)。	18		
11. 吸痰操作插管时应遵守"正压进、负压出"的原则。	5		
12. 一根吸痰管只能使用一次,一次性物品必须每次更换。	5		
13. 贮液瓶内液体达 2/3 满时,应及时倾倒,以免液体过多,被吸入马达内损坏机器。	3		
14. 观察痰液的量、颜色、性质。	3		
15. 吸痰后抽吸生理盐水冲洗管道,关闭吸引器开关。丢弃吸痰管,脱下手套。	3		
16. 清洁并检查患者口鼻腔有无出血及鼻黏膜损伤。擦拭患者脸部分泌物,取下治疗巾。	3		
17. 记录:吸痰前后呼吸音改变、分泌物清除状况和呼吸形态变化、患者反应。	3		
18. 询问患者感受,协助患者取舒适卧位。整理操作器械。	3		
19. 交代患者术后注意事项。	2		
20. 操作熟练、美观。	3		
21. 无菌观念。	2		
22. 人文关怀、爱伤观念。	3		
总分	100		

评分者签名:　　　　　　　　　　　　　日期:

三、引导性反馈要点

(一) 掌握吸氧及吸痰的目的、适应证及禁忌证

1. **吸氧目的** 纠正低氧血症或可疑的组织缺氧;降低呼吸功;缓解慢性缺氧的临床症状;减轻心肺负荷。

2. **吸氧适应证** 心搏呼吸骤停;低氧血症($PaO_2 < 60mmHg$,$SaO_2 < 90\%$);低血压;低心输出量及代谢性酸中毒;呼吸窘迫($RR > 24$ 次/min)。

3. **吸氧禁忌证** 肺泡增大不宜吸氧;面部充血时不宜吸氧;刚进行剧烈运动后不宜吸氧。

4. **吸痰目的** 清理呼吸道分泌物,保持呼吸道通畅;促进呼吸功能改善肺通气;预防并发症发生。

5. **吸痰适应证** 痰液、呕吐物、血液堵塞上呼吸道导致缺氧;危重患者、老人、体弱、婴幼儿、不清醒(昏迷、麻醉后)等不能有效咳嗽的患者。

6. **吸痰禁忌证** 鼻咽部有癌肿或者有鼻咽部比较严重的急性炎症反应患者;胃底食管静脉出现曲张,有上消化道出血的患者;心力衰竭以及重度高血压的患者;吞服具有腐蚀性药物的患者。

(二) 掌握吸氧及吸痰的操作流程

1. **吸氧操作流程**

(1) 备齐用物至床边(无菌棉签、中心供氧装置、一次性吸氧管、鼻导管、湿化瓶、鼻塞、蒸馏水、用氧记录单、治疗碗、弯盘、手电筒、笔)。

(2) 术者准备、检查物品,与患者沟通,核对患者姓名、床号等。

(3) 自然、全面地解释给氧的目的及方法,协助患者取舒适卧位。

(4) 手电筒检查患者鼻腔,棉签清洁两侧鼻孔。

(5) 检查氧气表,确定氧气瓶内的氧气量。

(6) 将生理盐水倒入湿化瓶,安装湿化瓶,连接氧气管。

(7) 连接供氧装置,打开氧气,检查鼻导管是否通畅(鼻导管末端插入盛水的治疗碗中,观察有无气泡逸出)。

(8) 调节氧流量,湿润鼻导管前端,插入一侧鼻孔内,其深度为鼻尖至耳垂距离的2/3 长度。

(9) 若无咳嗽,用胶布将鼻导管固定于鼻翼与面颊部。

(10) 清洁面部,观察吸氧情况,视病情调节氧流量。

(11) 向患者及家属交代注意事项。

(12) 记录给氧时间及氧流量。

(13) 停止吸氧,核对患者,查看腕带,向患者解释。

(14) 将鼻导管拔出,清理患者鼻腔分泌物,正确处理鼻导管,关闭流量表。

(15) 安置患者舒适体位,整理床铺,处理流量表,宣教。

(16) 洗手,记录,终末处理。

2. **吸痰操作流程**

(1) 备齐用物至床边(一次性吸痰管、治疗碗、无菌棉签、治疗巾、纱布、电动吸引器、弯盘、手电筒)。

(2) 核对患者身份信息,向患者解释,取得合作,必要时取下患者活动义齿或假牙,并安

抚患者。

（3）清除患者呼吸道分泌物，保持呼吸道通畅、防止肺部并发症。

（4）打开吸痰器电源，检查吸引器性能是否良好，吸引管道是否通畅，调节负压在150～200mmHg。

（5）撕开吸痰管包装，戴一次性手套。取出吸痰管，连接吸痰管与负压吸引器。试吸少量生理盐水，检查吸痰管是否通畅，并湿润导管。

（6）一手反折吸痰管末端，另一手持吸痰管前端，经口腔将吸痰管插入患者咽喉部。

（7）放松吸痰管末端反折，左右旋转，向上提拉，动作轻柔，操作流畅。每次抽吸时间<15s，在患者吸气时插入，将吸痰管插入咽喉部约15cm左右，患者有咳嗽时，立即做间歇性吸引，右手以拇指和示指旋转吸痰管，边吸边提，一次未吸尽时，间隔3～5min后再吸。

（8）观察痰液的量、颜色、性质。

（9）吸痰后抽吸生理盐水冲洗管道，关闭吸引器开关。丢弃吸痰管，脱下手套。

（10）检查患者口鼻腔有无出血及鼻黏膜损伤。擦拭患者脸部分泌物，取下治疗巾。

（11）记录：吸痰前后呼吸音改变、分泌物清除状况和呼吸形态变化、患者反应。

（12）询问患者感受，协助患者取舒适卧位。整理操作器械。

（13）交代患者术后注意事项。

（三）案例总结参考

吸氧的目的是提高患者血氧含量及动脉血氧饱和度，纠正缺氧。需要氧疗的患者可分为两类，通气量正常或有轻度呼吸抑制者，以及通气功能异常者。案例中的患者属于后一种情况，患者确诊呼吸衰竭后治疗的关键在于积极改善缺氧，必要时可采用吸氧、机械通气技术、呼气末正压通气等多种方式改善缺氧。而吸痰的目的是清理呼吸道分泌物，保持呼吸道通畅；促进呼吸功能改善肺通气。

四、相关知识拓展

（一）吸痰注意事项

1. 提倡适时吸痰，即在听到或观察到患者有痰时及时吸痰，不主张定时吸痰，以减少吸痰带来的并发症及减轻患者的痛苦。

2. 吸痰前后给予患者100%的纯氧2min，以提高患者的SPO_2（经皮血氧饱和度）至所能达到的最高值，从而避免吸痰时发生严重的低氧血症。

3. 注意无菌操作，吸痰过程中对吸痰管及气道的污染会造成患者的肺部感染，必须严格无菌操作，现吸痰管内多配有无菌手套，进行吸痰操作前必须做好用物准备，要注意保持呼吸机接头不被污染，戴无菌手套持吸痰管的手不能被污染，一根吸痰管只限用一次，冲洗吸痰管的生理盐水瓶应注明吸引气管插管及口鼻腔之用，不得混用。

4. 吸痰动作要轻快，吸引负压不得超过-6.67kPa，以免损伤气道黏膜，尤其对支气管哮喘的患者，则更应注意，以免诱发支气管痉挛。

5. 吸痰时注意吸痰管插入是否顺利，遇到阻力时应分析原因，不要盲目插入。

6. 如欲吸引左支气管内的分泌物，应将患者头部尽量转向右侧，因吸痰管比较容易插入左侧支气管。

7. 操作者动作宜轻柔迅速，吸痰时间不要超过15s。

8. 吸引完插管内的痰液后,可用同一根吸痰管吸引口鼻腔的分泌物。

（二）吸痰方法不当后果

1. 气道黏膜损伤,负压过高,吸痰管开口正对气管壁且停留时间长。

2. 加重缺氧,吸痰不仅吸除一定量的分泌物,同时也带走一定量的肺泡内气体,使肺内通气量减少,加上导管内插入吸痰管后气道阻力增加,造成通气不充分。

3. 肺不张,负压吸引,减少肺内通气量,引起肺不张。

4. 支气管哮喘,负压吸引刺激可能引起。

（三）低流量吸氧设备

1. **鼻导管** 是临床最常见的吸氧设备,几乎每个医院都有,也是最常用的。鼻导管使用正常的生理结构,鼻咽与口咽作为储氧部位,平均体积50ml,相当于解剖无效腔的1/3。

（1）优点:使用方便,氧流量恒定。患者耐受良好,活动自如,方便其吃饭及交谈。但是使用鼻导管的时候,一定要清理患者鼻腔,使之通畅。如果患者鼻腔里充满了鼻涕和其他分泌物,这样就毫无用处。

（2）缺点:每分钟通气量大的患者很难达到较高的吸入氧浓度（<0.40）。且不能用于鼻道完全梗阻的患者。同时也可能引起患者头痛或黏膜干燥。

（3）注意事项:氧流量最大 5~6L/min,如需>5L/min 应更换其他吸氧装置。使用鼻导管吸氧,氧气流量开到 10L/min,除了损伤呼吸道外,不能起到任何作用。

2. **普通面罩** 普通面罩是很多基层医院的吸氧设备。其特点是密闭性差,通气孔较大,有利于空气进入;有储氧部分（reservoir）,FiO_2 高于鼻导管,但不固定,$FiO_2 \leqslant 0.60$;若患者为低通气,CO_2 可能蓄积在储氧部分内,造成高碳酸血症。

3. **储氧面罩（部分重复吸入）** 结构上的特点为普通面罩+储氧气囊外观与非重复吸入面罩相似,储氧气囊与面罩之间没有单向活瓣,储氧气囊内充满氧气从而提高 FiO_2,呼出气与气囊中氧气混合,当呼气流量大于氧流量时,面罩上有单向活瓣,容许呼气,但吸气时空气不易进入,故可以提高 FiO_2,患者发生 CO_2 潴留的可能性大。

4. **储氧面罩（非重复吸入）** 普通面罩+储氧气囊。外观上和储氧面罩（部分重复吸入）类似,储氧气囊与面罩之间有单向活瓣,面罩上也有单向活瓣。其优点是更好控制 FiO_2。这种面罩,可在非插管及机械通气条件下提供最高的 FiO_2。

缺点是需要密闭。边缘漏气对于吸氧效果将大大降低。同时,其还可能导致患者不适,刺激其皮肤,影响进食及交谈,无法进行雾化治疗。

（四）高流量吸氧装置

1. **麻醉气囊面罩** 面罩下方装有一个大的气囊以储存氧气,吸气时,由气囊提供氧气,不与空气混合。同时,FiO_2 固定。

2. **文丘里（Venturi）面罩** 原理是利用机械 Venturi 原理增加面罩的氧气流量,限制进入面罩的空气流量,从而保证固定的 FiO_2,不同种类的 Venturi 面罩通过不同的吸氧流速,可以达到不同的 FiO_2（FiO_2,24%~28%,4L/min;FiO_2,35%~40%,8L/min）。

3. **麻醉机和呼吸机** 都需要进行气管插管或者切开,都可以达到100%的 FiO_2,此两种仪器的设置和调节都较为专业。

（肇　毅　卢忠文）

第三章 进 阶 案 例

第一节 烧伤休克的补液疗法

烧伤(burns)泛指由热力、电流、化学物质、放射线等所致的组织损害。通常所称的或狭义的烧伤,一般指热力所造成的烧伤(thermal injury)。烧伤休克多为低血容量休克,严重者伴有其他脏器损伤,有的患者伴有吸入性损伤,因此,烧伤患者的循环、呼吸系统均有障碍。烧伤患者的早期休克征象易被掩盖,因此必须做好相关的辅助检查与急救措施,其治疗需要大量补液,并配合血管活性药物维持血压。

一、案例相关知识

1. 烧伤的定义。
2. 烧伤患者的急救。
3. 烧伤患者伤情的判断。
4. 烧伤补液的计算和调节。

二、案例内容介绍

(一) 情景模拟用物准备清单

1. **床单位及相关物品** 病床、床头柜、床尾巡视卡、清洁病号服。

2. **基础医疗物品** 治疗车、治疗盘、导尿包、20ml 注射器、500ml 生理盐水、无菌手套、心电监护仪、电极片、体温计、换药碗、聚维碘酮、平纱布、凡士林纱布、胶带。

3. SP、烧伤模型

(二) 场景介绍

【场景 3-1】

患者李某,女,21 岁,1h 前做实验时,不慎打翻无水乙醇并引燃,导致四肢、躯干火焰烧伤。呼救后同学以灭火器灭火,患者以疼痛为主诉。现场 120 急救到场,初步处理后送往急诊中心,继续抢救。患者平素体健,无传染病史。

请根据以上信息行必要的体格检查以及辅助检查后给出初步诊断,并给出进一步治疗方案。

备注 1:如要求检查患者的一般情况及专科情况,在其正确完成查体动作后,提供如下信息:T 37.1℃、P 110 次/min、R 23 次/min、BP 130/90mmHg,身高 160cm,体重 55kg。烦躁不安,四肢躯干多处烧伤创面,烧伤面积约 20%。入院后 1h 尿量 10ml。

备注2:如要求患者检查血常规,给出表3-1。

备注3:如要求患者检查肝肾功能及血清电解质,给出表3-2、表3-3。

表3-1 血常规检查

简称	项目	结果	单位	参考范围
WBC	白细胞	8.65	10^9/L	3.50~9.50
LY#	淋巴细胞计数	1.60	10^9/L	1.10~3.20
MO#	单核细胞计数	0.55	10^9/L	0.10~0.60
NE#	中性粒细胞计数	5.76	10^9/L	1.80~6.30
EO#	嗜酸性粒细胞计数	0.43	10^9/L	0.02~0.52
BA#	嗜碱性粒细胞计数	0.05	10^9/L	0.00~0.06
LY%	淋巴细胞百分比	19.0↓	%	20.00~50.00
MO%	单核细胞百分比	3.70	%	3.00~10.00
NE%	中性粒细胞百分比	70.00	%	40.00~75.00
EO%	嗜酸性粒细胞百分比	2.30	%	0.40~8.00
BA%	嗜碱性粒细胞百分比	0.30	%	0.00~1.00
RBC	红细胞	5.20↑	10^{12}/L	3.80~5.10
HGB	血红蛋白	156↑	g/L	115~150
HCT	血细胞比容	55.0↑	%	35.0~45.0
MCV	平均红细胞体积	93.2	fL	82.0~100.0
MCH	平均血红蛋白含量	30.9	pg	27.0~34.0
MCHC	平均血红蛋白浓度	323	g/L	316~354
PLT	血小板	249	10^9/L	100~300
PCT	血小板压积	0.27	%	0.10~0.28
MPV	平均血小板体积	10.8	fL	6.0~11.0
PDW	血小板分布宽度	13.9	%	9.0~17.0

表3-2 肝肾功能检查

简称	项目	结果	单位	参考范围
AST	血清谷草转氨酶	28.0	U/L	8.0~40.0
ALT	血清谷丙转氨酶	35.0	U/L	5.0~40.0
TP	血清总蛋白	52.2↓	g/L	60.0~80.0
ALB	血清白蛋白	28.5↓	g/L	35.0~55.0

表 3-3 动脉血气及电解质检查

简称	项目	结果	单位	参考范围
pH	血液酸碱度	7.22 ↓		7.35~7.45
Na^+	血清钠离子	134.2 ↓	mmol/L	135.0~145.0
K^+	血清钾离子	3.68	mmol/L	3.5~5.5
Cl^-	血清氯离子	102.6	mmol/L	95.0~105.0
Ca^{2+}	血清钙离子	2.43	mmol/L	2.25~2.75
Mg^{2+}	血清镁离子	0.98	mmol/L	0.82~1.23
PaO_2	氧分压	100	mmHg	98~100
$PaCO_2$	二氧化碳分压	59.6 ↑	mmHg	35.0~45.0
HCO_3^-	血清碳酸氢根	19.3 ↓	mmol/L	22.0~27.0

(三) 参考评分表(表3-4)

表 3-4 参考评分表

判断标准	满分	实际得分	备注
1. 病史采集(受伤原因、时间、院外急救措施)。	10		
2. 全面查体(全身情况及创面:面积、深度,注意有无复合伤、吸入性损伤、肢体末梢血运)。	10		
3. 给出初步诊断——大面积烧伤,伴休克。	10		
4. 补液计划:第1个24h:总量,其中晶体、胶体及水分别为多少,前8h输入总量的一半,后16h输入总量的一半(本例中第1个24h补液量为 20×55×1.5+2 000＝3 650ml,电解质液1 100ml,胶体550ml,水分2 000ml,前8h输入总量的一半即1 820ml,后16h输入另一半)。	20		
5. 补液计划:第2个24h:总量,其中晶体、胶体及水分别为多少,24h均匀输入(晶胶体减半,即胶体275ml,晶体550ml,水分2 000ml)。	10		
6. 创面清洗,更换无菌敷料	10		
7. 监测患者对治疗的反应,随时调整输液速度和成分(尿量、精神状态、是否口渴、脉搏、心率、血压、呼吸)。	20		
8. 无菌观念,人文关怀。	10		
总分	100		

评分者签名:　　　　　　　　　　　　　　日期:

三、引导性反馈要点

(一) 烧伤的定义

烧伤(burns)泛指由热力、电流、化学物质、放射线等所致的组织损害。狭义的烧伤,一般指热力所造成的烧伤(thermal injury)。临床上也有将热液、蒸汽所致的烧伤称为烫伤(scalding)。

吸入性损伤(inhalation injury)是热力和/或烟雾引起的呼吸道损伤,严重者可直接损伤肺实质。多发生于头面部烧伤的患者,致伤因素主要是热力,同时吸入的烟雾、碳粒等有刺激性化学物质的毒性作用加重了损伤的程度。吸入性损伤与受伤当时环境有关,通常发生于不通风或密闭的环境。患者奔走呼喊,也是致伤原因之一。

(二)烧伤休克的补液

烧伤休克是由于体液渗出所致的渐进性低血容量休克,通过快速补液,维持血流动力学稳定,纠正代谢紊乱,恢复组织器官血液灌注。烧伤休克补液的公式有数种,如 Evans 公式、Parkland 公式和我国瑞金医院公式,下面以瑞金医院公式为例,介绍烧伤休克补液方法。

1. 补液公式 成人烧伤后第 1 个 24h 补液量 =(Ⅱ度+Ⅲ度)烧伤面积×千克体重×1.5ml(轻中度烧伤为 1ml 晶体液加 0.5ml 胶体液,重度以上烧伤为 0.75ml 晶体液加 0.75ml 胶体液)+2 000ml 水分。在伤后 8h 内输入一半,剩余部分在 16h 内输完。第 2 个 24h,胶体及晶体补液量均为第 1 个 24h 的一半,再加 2 000ml 水分。

2. 液体的选择 常用的晶体液有乳酸林格液、平衡盐溶液等,胶体液有血浆、白蛋白、血浆代用品等,补充水分则是使用 5% 葡萄糖溶液。

3. 补液的调整 上述公式只是用于补液量的预估,临床上需要根据患者的具体情况,对补液的量、成分及速度随时调整。应仔细观察患者的尿量[≥1ml/(kg·h)]、精神状态、皮肤黏膜色泽、血压、心率、血液浓缩、血乳酸等指标,有条件者可监测肺动脉压、肺动脉楔压、中心静脉压及心输出量等有创监测指标。

(三)案例总结参考

烧伤后 48~72h 为休克期。休克期通过快速补液,维持血流动力学稳定,保证组织器官的血流灌注,纠正代谢紊乱。纠正休克首先要以输注平衡盐溶液为主,配合适当的胶体液、血浆或全血,恢复足够的循环血量。正确评估烧伤的深度和面积,使用经验性的公式计算需要的补液量。抗休克的同时,监测患者的生命体征,及时调整补液方案。同时要注意根据血气分析结果纠正酸碱平衡。如休克仍无法纠正,可应用血管活性药物。

四、相关知识拓展

1. 烧伤全身性感染的原因

(1)创面大量坏死组织和渗出成为微生物良好的培养基。

(2)严重烧伤虽伤在体表,肠黏膜屏障有明显的应激性损害,肠道微生物、内毒素等均可移位,肠道可成为内源性感染的重要来源。

(3)吸入性损伤后,继发肺部感染的概率高,长时间静脉输液,静脉导管感染是最常见的医源性感染。

2. 烧伤全身性感染的诊断

(1)性格改变,如兴奋、多语、定向障碍,以及出现幻觉、迫害妄想,甚至大喊大叫。

(2)体温波动幅度较大(1~2℃)。体温骤升者,起病时常伴有寒战;体温不升者常示为严重革兰氏阴性杆菌感染。

（3）心率加快（成人常在 110 次/min 以上）。

（4）呼吸急促。

（5）创面骤变。常可一夜之间出现创面生长停滞、创缘变钝、干枯、出现坏死斑等。

（6）白细胞计数骤升或骤降。其他如血糖、脏器功能都可能变化。

3. 烧伤全身性感染的防治 提高对感染发生和发展规律性的认识，理解烧伤休克和感染的内在联系，及时积极地纠正休克，维护机体的防御功能，认识到烧伤感染途径的多样性，包括外源性与内源性以及静脉导管感染等，全面予以防治。

（1）积极纠正休克，防止组织器官缺血缺氧损害、维护机体的防御功能，保护肠黏膜屏障。

（2）正确处理创面，烧伤创面特别是深度烧伤创面是主要感染源，对深度烧伤创面进行早期切痂，削痂植皮。

（3）针对致病菌合理应用抗生素。

（4）采取其他综合措施，包括营养支持，水与电解质紊乱的纠正，脏器功能的维护等，营养支持可根据情况应用肠内或肠外营养。

（苏　新）

第二节　烧烫伤创面的诊治

如本章第一节所述，临床常见的烧烫伤泛指各种热力所致的损伤。烧伤烫伤发生后，在保证生命体征稳定的前提下，创面的紧急、妥善处理是治疗的关键，也是促进创面愈合的首要因素，临床上大量烧伤、烫伤病例创面发生感染，往往都是与早期创面处理不及时、不到位有极大关系。

一、案例相关知识

1. 烧伤烫伤的基本概念。
2. 评估烧伤烫伤程度。
3. 评估烧伤烫伤创面类别。

二、案例内容介绍

（一）情景模拟用物准备清单

1. 床单位及相关物品 病床、床头柜、床尾巡视卡、清洁病号服。

2. 基础医疗物品 治疗车、治疗盘、20ml 注射器、500ml 生理盐水 1 袋、手套、心电监护仪、电极片、体温计、换药碗、聚维碘酮、平纱布、凡士林纱布、绷带。

3. SP、下肢烫伤创面模型

（二）场景介绍

【场景 3-2】

患者杨某，男，40 岁，工作时热蒸汽烫伤右小腿，前外侧为主，剧烈疼痛，尚能耐受（5/10 评分等级），简单流动水冲洗半小时后立即来院急诊处理。

请根据以上信息行必要的体格检查以及辅助检查后给出初步诊断。

备注:如要求检查患者的一般情况及创面情况,提供如下信息:T 37.2℃,P 85 次/min,R 23 次/min,BP 110/75mmHg,氧饱和度98%,神志清楚,痛苦面容,应答清晰,右小腿前外侧可见大片状烫伤创面,范围约 30cm×20cm,创面见较多量水泡,大小不一,泡液黄清,部分水泡皮破损,创基潮红,右下肢屈伸活动正常。

【场景3-3】

请根据以上信息,作出伤情判断并正确予以创面处理。

(三)参考评分表(表3-5)

表3-5　参考评分表

判断标准	满分	实际得分	备注
1. 初步诊断——小腿烧伤,浅Ⅱ度,12%。	10		
2. 了解病史及患者相关资料(年龄、体重等)。	10		
3. 测量血压、脉搏、呼吸和体温。	5		
4. 检查有无复合伤、中毒或吸入性损伤。	5		
5. 抗炎、抗破伤风及镇痛。	5		
6. 评估烧伤烫伤的深度和面积,评估烧伤创面分类。	15		
7. 清创:清洁创周健康皮肤,对创面使用1∶1 000 苯扎溴铵清洗,若创面内有灰屑等不易清除或不易冲洗彻底,不建议强行清除彻底,以免增加损伤,增加患者痛苦。冲洗创面建议使用无菌生理盐水或灭菌蒸馏水,避免使用聚维碘酮等有色药物,以免对深度判断造成困难。	15		
8. 烫伤创面处理:浅Ⅱ度烧伤清创后水疱皮予以保留,如水疱皮已经撕脱,可以无菌油性敷料包扎。大的水疱可用消毒空针抽去水疱液,然后进行消毒包扎。如已感染,应勤换敷料,清除脓性分泌物,保持创面清洁。	20		
9. 无菌观念。	5		
10. 操作熟练。	5		
11. 人文关怀、爱伤观念。	5		
总分	100		

评分者签名:　　　　　　　　　　日期:

三、引导性反馈要点

(一)烧伤烫伤面积的计算

常用的面积估算方法有两种,对于大面积可以使用"九分法",对于小面积或零散部位可以使用"手掌法"。

1. **"九分法"** 是目前国内应用最多的估算面积的方法。将人体体表面积(total body surface area)以 100%表示,可以分为十一个"九",即头面颈一个"九",双上肢两个"九",躯干三个"九",双下肢及臀部五个"九",再加上会阴部一个"一"(图 3-1)。

2. **"手掌法"** 适用于计算小面积烧伤。患者五指并拢,单掌面积即为其体表面积的 1%(图 3-2)。

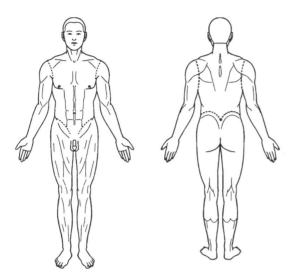 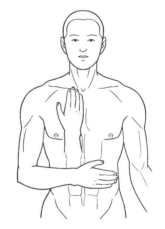

图 3-1 "九分法"烧伤面积估算方法   图 3-2 "手掌法"烧伤面积估算方法

(二) 烧伤深度的评估

主要介绍"三度四分法",如图 3-3。烧伤的主要分度及其临床表现与预后见表 3-6。

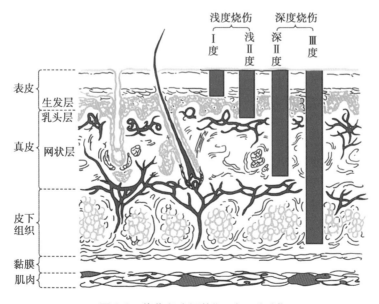

图 3-3 烧伤程度评估"三度四分法"

表3-6 烧伤分度及其临床表现

烧伤深度	伤及层次	临床表现	预后
Ⅰ度	表皮浅层,生发层健在	局部发红,烧灼感,皮肤温度增高	3~7d 天后脱屑愈合,不留瘢痕
浅Ⅱ度	表皮生发层、真皮乳头层	红肿明显,疼痛剧烈,可形成大水疱,基底红润	1~2 周左右愈合,通常不留瘢痕
深Ⅱ度	真皮深层,即网状层	痛觉较迟钝,亦有水疱形成,基底红白相间	如无感染,3~4 周愈合,一般留有瘢痕
Ⅲ度	全层皮肤,甚至伤及皮下组织	创面苍白、焦黄甚至炭化,痛觉消失,常见树枝状栓塞血管网	除非面积很小,一般需手术植皮

（三）烧伤烫伤处理的基本原则和方法

1. 处理原则 掌握好烧伤烫伤创面清创换药的时机,争取伤后 6~8h 进行,中小面积立即清创,主张简单清创,可酌情辅以镇痛镇静药物。做好准备工作,缩短清创时间,操作迅速轻柔,减少对患者的刺激。清创过程严格无菌操作技术,防止医源性交叉感染。浅Ⅱ度水疱皮一般不予清除,低位引流,若水疱皮破损、卷曲、污染的情形,建议去除水疱皮,予以凡士林油纱布等敷料覆盖。若创面内有灰屑等不易清除或不易冲洗彻底,不建议强行清除彻底,以免增加损伤,增加患者痛苦。冲洗创面建议使用无菌生理盐水或灭菌蒸馏水,避免使用聚维碘酮等有色药物,以免对深度判断造成困难。

2. 处理方法 基本方法分为手术及非手术两大类。非手术包括:包扎疗法(用于浅度创面,四肢及躯干部位)、暴露疗法(面颈部、会阴等特殊部位,无法妥善包扎固定,以及深度烧伤烫伤创面)、半暴露疗法(渗出少的创面)。手术包括:切痂术、削痂术、各种植皮术(异体、异种、自体微粒皮、邮票皮、网状皮等)。

（四）案例总结参考

烧伤的初步诊断相对容易,但准确完整的诊断应包括烧伤原因、烧伤部位、烧伤面积、烧伤深度、合并伤及并发症等。紧急情况下需要现场急救,如气管切开,如果烧伤面积较大,早期治疗中要注意补液复苏,同时积极抗感染治疗,防止各类并发症的出现。深度烧伤时,要根据面积大小需要分次分批切削痂,并有效覆盖创面。

四、相关知识拓展

烧伤烫伤现场早期处理包括以下几项。

1. 迅速去除致伤原因 包括尽快扑灭火焰、脱去着火或沸液浸渍的衣服。劝止患者衣服着火时站立或奔跑呼叫,以防增加头面部烧伤或吸入性损伤;迅速离开密闭和通风不良的现场;及时冷疗能防止热力继续作用于创面使其加深,并可减轻疼痛、减少渗出和水肿,越早效果越好。一般适用于中小面积烧伤特别是四肢烧伤。方法是将烧伤创面在自来水下淋洗或浸入水中(水温一般为 15~20℃),或用冷水浸湿的毛巾、纱垫等敷于创面。一般至冷疗停止后不再有剧痛为止,多需 0.5~1h。

2. 判断有无心跳及呼吸停止 对大出血、窒息、开放性气胸、骨折、严重中毒等危及患者生命的情况应先施行相应的急救处理。

3. **妥善保护创面** 在现场附近,创面只求不再污染、不再损伤。因此,可用干净敷料或布类保护,或行简单包扎后送医院处理。避免用有色药物涂抹,增加对烧伤深度判定的困难。

4. **保持呼吸道通畅** 火焰烧伤常伴烟雾热力等吸入性损伤,应注意保持呼吸道通畅。合并 CO 中毒者应移至通风处,有条件者应吸入氧气。

5. **其他救治措施** ①严重口渴、烦躁不安者常提示休克严重,应迅速建立静脉通道加快输液,现场不具备输液条件者,可口服含盐饮料,以防单纯大量饮水发生水中毒。转送路程较远者,应留置导尿管,观察尿量。②安慰和鼓励患者,使其情绪稳定。疼痛剧烈可酌情使用地西泮、哌替啶(度冷丁)等。已有休克者,需经静脉用药,但应注意避免抑制呼吸中枢。

6. **转送** 严重大面积烧伤早期应避免长途转送,烧伤面积较大者,如不能在伤后 1～2h 内送到附近医院应在原单位积极抗休克治疗或加作气管切开,待休克被控制后再转送。必须转送者应建立静脉输液通道途中继续输液,保证呼吸道通畅,途中最好有医护人员陪同。

(罗滨林　王　鸣)

第三节　颅底骨折的诊治

颅底骨折,大多是由颅盖骨折延伸而来的线形骨折,属颅脑损伤的一个常见类型。由于颅底结构上的特点,颅底骨折往往会伴有重要血管、神经及脑组织损伤,严重时危及患者生命。因此,临床工作中需高度重视颅底骨折相关的合并症。

一、案例相关知识

1. 掌握颅底骨折的诊断和治疗方法。
2. 掌握腰椎穿刺操作方法。

二、案例内容介绍

（一）情景模拟用物准备清单

1. **床单位及相关物品** 病床、床头柜、床尾巡视卡、清洁病号服。

2. **基础医疗物品** 腰椎穿刺包、闭式测压表或玻璃测压管、治疗车、治疗盘、聚维碘酮、乙醇、棉签、胶布、2% 利多卡因、5ml 注射器、棉球、无菌手套、无菌试管。

3. **SP、腰椎穿刺模型**

（二）场景介绍

【场景 3-4】

患者吴某,男,43 岁,今天上午 10 点因车祸致头部外伤,当时面部着地、口鼻流血、恶心呕吐,但无昏迷,为进一步诊治至我院急诊。

查体示 T 36.6℃、P 105 次/min、R 24 次/min、BP 150/95mmHg,神志清楚,面部眼眶青紫,鼻腔时有血性液体流出,双侧瞳孔等大等圆,直径 2mm,光反射敏感,颈软,两肺呼吸音粗,腹软,胸腹部无压痛,四肢肌力正常,病理征未引出。

请根据以上信息行必要的辅助检查后,给出初步判断和进一步处理方案。

备注:如要求患者行头颅 CT 检查,给出图 3-4(前颅窝骨折)。

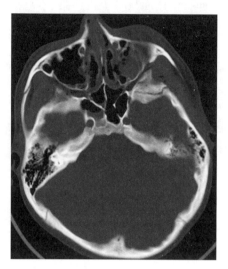

图 3-4 头颅 CT

【场景 3-5】

治疗一周后出现反复高热,最高达 39℃,鼻腔有淡黄色液体流出。请根据以上信息,判断患者病情进展并拟行相关临床操作以确认。

(三) 参考评分表(表 3-7)

表 3-7 参考评分表

判断标准	满分	实际得分	备注
1. 给出初步诊断——前颅窝骨折、脑脊液鼻漏。	10		
2. 处理方案:①监测生命体征变化,予以抗炎、止血、营养等处理,定期复查头颅 CT,排除其他部位有无外伤;②绝对卧床休息,禁止对脑脊液漏患者行外耳道或鼻腔的填塞,等待自行愈合;③向患者家属交代病情,不排除病情恶化的可能,需手术治疗。	15		
3. 核对患者基本信息、解释操作目的、取得知情同意。	5		
4. 七步洗手法洗手、戴口罩、戴帽子。	5		
5. 检查物品完好齐全、有效期。	5		
6. 患者取侧卧位,其背部和床面垂直,头颈向前屈曲,屈髋抱膝,使腰椎后凸,椎间隙增宽,以利进针。	5		
7. 定穿刺点:通常选用腰椎 3/4 间隙,并做好标记。	5		
8. 术者用左手拇指尖紧按住两个棘突间隙的皮肤凹陷,右手持穿刺针,于穿刺点刺入皮下,使针垂直于脊背平面或略向头端倾斜并缓慢推进。当针穿过棘上韧带、棘间韧带、黄韧带和硬脊膜后,即感到阻力突然减低。成人进针深度 4~6cm(儿童进针深度 2~4cm)。	10		

续表

判断标准	满分	实际得分	备注
9. 拔出针芯,可见脑脊液滴出。接测压表(或测压管),让患者双腿自然放松,可见脑脊液在测压表内随呼吸波动,记录脑脊液压力。取下测压表,用无菌试管接适量脑脊液,送化验室检查。	5		
10. 插入针芯,拔出穿刺针。穿刺点以碘酒消毒后盖以消毒纱布,用胶布固定。	5		
11. 术毕,嘱去枕平卧4~6h。	5		
12. 术后处理,观察患者生命体征,清洁器械及操作场所,做好穿刺记录。	5		
13. 无菌观念。	10		
14. 操作熟练、美观。	5		
15. 人文关怀、爱伤观念。	5		
总分	100		

评分者签名: 日期:

三、引导性反馈要点

(一) 掌握颅底骨折的分类和临床表现

1. **颅前窝骨折** 骨折累及额骨水平部和筛骨。临床表现为鼻出血、"熊猫眼"征(眶周皮下和球结合膜下紫蓝色淤斑)、脑脊液鼻漏以及不同程度的嗅觉障碍和(或)视力下降。

2. **颅中窝骨折** 骨折累及蝶骨和颞骨。临床表现为脑脊液鼻漏、脑脊液耳漏,以Ⅶ、Ⅷ脑神经损害引起听力障碍和周围性面瘫,骨折伤及颈内动脉可引起颈内动脉海绵窦瘘,可出现搏动性突眼、结合膜淤血水肿、大量鼻出血。

3. **颅后窝骨折** 骨折累及岩骨和枕骨。临床表现为乳突部皮下淤血(Battle征);可出现舌咽神经、迷走神经、副神经、舌下神经损伤。

(二) 颅底骨折的治疗

颅底骨折如为闭合性,本身不需要特殊处理,治疗重点应针对颅底骨折引起脑脊液漏、神经损伤、大量鼻出血、颅内高压等并发症。

1. **合并脑脊液漏** 患者应取头高卧位,头偏向患侧,避免用力咳嗽、打喷嚏等,保持口鼻咽部和外耳道清洁,切忌盲目堵塞漏出的脑脊液,并积极预防感染。

2. **脑脊液漏经保守治疗4周以上不愈** 应积极采取手术修补硬脑膜闭合瘘口,手术的关键在于明确瘘口所在。

3. **伤后视力减退** 疑为碎骨片挫伤或血肿压迫视神经,可行视神经管减压术。

4. **颅中窝底骨折引起颈内动脉海绵窦瘘** 应采取血管内可脱球囊或弹簧圈栓塞治疗。

5. **颅内高压者** 应积极降低颅内压,必要时行开颅血肿清除术。

(三) 腰椎穿刺的禁忌证

1. 处于休克、衰竭或濒危状态。

2. 颅内占位性病变(尤其考虑后颅窝肿瘤)伴严重颅内压增高,或已出现脑疝迹象。

3. 高位脊髓肿物或脊髓外伤的急性期。

4. 败血症、穿刺局部化脓性感染。

5. 有出血性疾病的患者。

(四) 熟练掌握腰椎穿刺操作

1. 术者准备、检查物品,与患者沟通,介绍自己并核对患者姓名、性别、床号等,同时嘱咐操作前注意事项。

2. 七步洗手法洗手、戴口罩、戴帽子,检查物品完好齐全、有效期。

3. 患者取侧卧位,其背部和床面垂直,头颈向前屈曲,屈髋抱膝,使腰椎后凸,椎间隙增宽,以利进针。

4. 通常选用腰椎 3/4 间隙,并做好标记。

5. 术者用左手拇指尖紧按住两个棘突间隙的皮肤凹陷,右手持穿刺针,于穿刺点刺入皮下,使针垂直于脊背平面或略向头端倾斜并缓慢推进。当针穿过棘上韧带、棘间韧带、黄韧带和硬脊膜后,即感到阻力突然减低。成人进针深度 4~6cm(儿童进针深度 2~4cm)。

6. 拔出针芯,可见脑脊液滴出。接测压表(或测压管),让患者双腿自然放松,可见脑脊液在测压表内随呼吸波动,记录脑脊液压力。取下测压表,用无菌试管接适量脑脊液,送化验室检查。

7. 插入针芯,拔出穿刺针。穿刺点以碘酒消毒后盖以消毒纱布,用胶布固定。

8. 术毕,嘱去枕平卧 4~6h。

9. 观察患者生命体征,清洁器械及操作场所,做好穿刺记录。

10. 全程操作注重无菌观念、注重人文关怀。

(五) 案例总结参考

本案例患者因高处坠落致头部外伤入院,诊断为前颅底骨折、脑脊液漏。颅脑损伤中有颅底骨折者占 15%~20%。颅底骨折处理的重点往往不在于骨折本身,而是在于可能同时并发的脑膜、脑、颅内血管、脑神经的损伤等。颅底骨折合并脑脊液漏,需要引起重视。因为脑脊液漏可引起逆行感染,导致中枢神经系统感染,进而产生严重后果。

四、相关知识拓展

(一) 颅骨骨折的发生机制

颅骨遭受外力时是否骨折,主要取决于外力大小、作用方向和致伤物与颅骨接触的面积以及颅骨的解剖特点。外力作用于头部瞬间,颅骨产生弯曲变形;外力消失后,颅骨又立即弹回。如外力较大,使颅骨的变形超过其弹性限度,即发生骨折。

(二) 脑脊液循环

侧脑室脉络丛产生的脑脊液经室间孔流至第三脑室,与第三脑室脉络丛产生的脑脊液一起,经中脑水管流入第四脑室,再汇合第四脑室脉络丛产生的脑脊液一起经第四脑室正中孔和两个外侧孔流入蛛网膜下隙,然后脑脊液再沿此隙流向大脑背面的蛛网膜下隙,经蛛网膜粒渗透到硬脑膜窦(主要是上矢状窦)内,回流入血液中。

（三）常见疾病脑脊液实验室检查特点（表 3-8）

表 3-8 常见疾病脑脊液实验室检查特点

疾病	外观	蛋白质定性	葡萄糖	氯化物	细胞总数及分类
化脓性脑膜炎	浑浊	中度或显著升高	显著降低	轻度降低	显著增加,以中性粒细胞为主
结核性脑膜炎	毛玻璃样浑浊有薄膜形成	中度升高	轻度降低	显著降低	中度增加,早期以中性粒细胞为主,晚期以淋巴细胞为主
病毒性脑膜炎	清或稍微浑浊	轻度升高	正常	正常	轻度增加,以淋巴细胞为主
蛛网膜下腔出血	血性	轻度升高	轻度降低	正常	增加,以红细胞为主
脑肿瘤	清	轻度升高	正常	正常	增加,以淋巴细胞为主

（张军霞）

第四节　急性硬膜外血肿的诊治

硬膜外血肿（extradural hematoma）是位于颅骨内板与硬脑膜之间的血肿,好发于幕上半球凸面,是临床上十分常见的颅脑外伤,约占外伤性颅内血肿的 30%,其中绝大部分属急性血肿（86.2%）。

一、案例相关知识

1. 急性硬膜外血肿的临床表现及诊断方法。
2. 相关疾病的鉴别诊断。
3. 清创缝合术。
4. 硬膜外血肿的手术指征。

二、案例内容介绍

（一）情景模拟用物准备清单

1. **床单位及相关物品**　病床、床头柜、床尾巡视卡、清洁病号服。
2. **基础医疗物品**　治疗车、治疗盘、手套、心电监护仪、电极片、瞳孔笔。
3. **SP、头皮外伤清创缝合模型**

（二）场景介绍

【场景 3-6】

患者杨某,男,40 岁,因车祸致头部外伤,当时昏迷约 5min,清醒后至卫生院行头部包扎后自行回家。约 2h 后患者自觉头痛,卧床休息,3h 余家人发现床前呕吐胃内容物,呼之不应,同时头部辅料湿透,急送医院。

查体示 T 36.3℃、P 120 次/min、R 25 次/min、BP 100/60mmHg,神志模糊,头部敷料湿透不断渗血。

请根据以上信息行必要的体格检查以及辅助检查后给出初步诊断,并给出进一步治疗方案。

备注1:如要求检查患者的一般情况及专科情况,提供如下信息:神志模糊,瞳孔左侧 2.5mm,右侧 2.5mm,光反应左侧灵敏,右侧迟钝,刺痛能睁眼、胡言乱语、肢体能定位。左额顶部头皮挫裂伤伴活动性出血。

要求考生根据 SP 给出的信息,评估患者的格拉斯哥昏迷指数。(GCS 评分 11 分,E3V3M5)

备注2:如要求患者行头颅 CT 检查,给出图 3-5(左侧额顶颞部硬膜外血肿)。

备注3:从病史、查体及影像资料三个方面做出诊断。

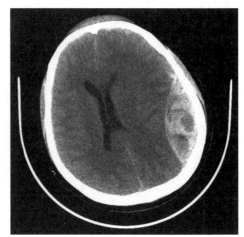

图 3-5　头颅 CT

(病史:头部受伤史,中间清醒期。查体:头部伤口情况,瞳孔改变及 GCS 评分。辅助检查:头颅 CT 提示颅骨内板与硬膜之间的双凸镜形或弓形高密度影。)

(三) 参考评分表(表 3-9)

表 3-9　参考评分表

判断标准	满分	实际得分	备注
1. 给出初步诊断——左侧额顶部急性硬膜外血肿,左额顶部头皮挫裂伤。	10		
2. 核对患者基本信息(3)、七步洗手法洗手(2)。	5		
3. 解释操作目的(2)、取得知情同意(1)。	3		
4. 检查物品完好齐全(1)、有效期(2)。	3		
5. 协助患者采取舒适体位(1),充分暴露操作部位(1),注意保护患者隐私,如设置屏风等(1)。	3		
6. 专项查体:意识、瞳孔、头部外观等。	12		
7. GCS 评分准确并能阐述分值意义。	9		
8. 处理方案:监测生命体征变化,予以抗炎、止血、补液等处理;清创缝合术;完善术前准备,急诊行硬膜外血肿清除术;向患者家属交代病情、治疗方案和预后。	15		
9. 清创缝合操作开始,用无菌纱布覆盖伤口(1),用肥皂水刷洗周围皮肤 3 遍(1),并每遍用生理盐水冲净(1)。	3		

续表

判断标准	满分	实际得分	备注
10. 移去伤口纱布,用过氧化氢和生理盐水反复冲洗伤口(1),初步检查伤口(口述)(1)。	2		
11. 铺洞巾。	2		
12. 用利多卡因沿伤口进行局部浸润麻醉。	2		
13. 清理伤口,注意修剪创缘皮肤(可口述)。	1		
14. 消毒范围(1)、顺序(1)正确,操作规范(1)。	3		
15. 缝合操作:规范缝合方法(3),规范打结方法(3),松紧度适宜(3),规定时间内(3)。	12		
16. 清创后观察伤口并提及引流物的放置判断。	5		
17. 无菌观念。	6		
18. 操作熟练、美观。	2		
19. 人文关怀、爱伤观念。	2		
总分	100		

评分者签名: 日期:

三、引导性反馈要点

(一) 急性硬膜外血肿的临床表现

硬膜外血肿的临床表现可因出血速度、血肿部位及年龄的差异而有所不同。

1. **意识障碍** 进行性意识障碍为颅内血肿的主要症状,临床上常见三种情况:①原发性脑损伤轻,伤后无原发昏迷,待血肿形成后出现意识障碍(清醒—昏迷);②原发性脑损伤略重,伤后一度昏迷,随后完全清醒或好转,但不久又陷入昏迷(昏迷—中间清醒或好转—昏迷),中间清醒期;③原发性脑损伤较重,伤后昏迷进行性加重或持续昏迷。

2. **颅内压增高** 患者在昏迷前或中间清醒(好转)期常有头痛、恶心、呕吐等颅内压增高症状,伴有血压升高、呼吸和脉搏缓慢等生命体征改变。

3. **瞳孔改变** 颅内血肿所致的颅内压增高达到一定程度,便可形成脑疝。幕上血肿大多先形成小脑幕切迹疝,除意识障碍外,出现瞳孔改变:早期因动眼神经受到刺激,患侧瞳孔缩小,但时间短暂,往往不易察觉;随即由于动眼神经受压,患侧瞳孔散大;若脑疝继续发展,脑干严重受压,中脑动眼神经核受损,则双侧瞳孔散大。与幕上血肿相比,幕下血肿较少出现瞳孔改变,而容易出现呼吸紊乱甚至骤停。

4. **神经系统体征** 伤后立即出现的局灶症状和体征,系原发性脑损伤的表现。单纯硬膜外血肿,除非压迫脑功能区,早期较少出现体征。但当血肿增大引起小脑幕切迹疝时,则可出现对侧锥体束征。脑疝发展,脑干受压严重时导致去脑强直。

（二）急性硬膜外血肿的鉴别诊断（表 3-10）

表 3-10　急性硬膜外血肿的鉴别诊断

	硬膜外血肿	硬膜下血肿	脑内血肿
临床表现	中间清醒期	持续性昏迷，进行性恶化	与硬膜下血肿相似
CT 表现	颅骨内板与硬膜之间的双凸镜形或弓形高密度影	脑表面新月形高密度影	脑内类圆形或不规则高密度影
CT 图	（1）	（2）	（3）

（三）Glasgow 评分（表 3-11）

将睁眼、言语、运动这 3 项得分相加，共 15 分，其最高得分 15 分，最低得分 3 分，分数越低病情越重。通常 8 分以上恢复机会较大，7 分以下预后较差，3~5 分并伴有脑干反射消失的患者有潜在死亡危险。

表 3-11　Glasgow 评分

内容	反应	评分	内容	反应	评分
睁眼	自主睁眼	4	运动	按嘱活动	6
	呼叫睁眼	3		刺痛定位	5
	刺痛睁眼	2		刺痛逃避	4
	不能睁眼	1		刺痛屈曲	3
言语	回答正确	5		刺痛强直	2
	回答错误	4		刺痛无反应	1
	胡言乱语	3			
	只能发音	2			
	不能发音	1			

（四）熟悉头皮裂伤清创缝合操作步骤

1. **术前准备**　戴帽子、口罩和无菌手套。

2. **初步清洗伤口周围皮肤**　用无菌纱布覆盖伤口，用肥皂水和无菌毛刷刷洗伤口周围的皮肤，继以无菌盐水冲洗，一般反复冲洗 3 次，严重污染伤口可刷洗多次，直至清洁为止，注意勿使冲洗肥皂水流入伤口。

3. **初步清洗伤口**　去除覆盖伤口的无菌纱布，用无菌生理盐水冲洗伤口，并以夹持小纱布的海绵钳轻轻擦拭伤口内的组织;用3%过氧化氢溶液冲洗,直至出现泡沫;再用无菌生理盐水冲洗干净。擦干伤口,初步检查伤口内有无活动性出血、异物。在此过程中若遇有较大的出血点,应予以压迫止血。

4. 消毒铺巾 脱手套,洗手,并消毒术者自己的手臂。用聚维碘酮消毒伤口周围皮肤2~3遍(注意勿使消毒液流入伤口),铺无菌巾。戴无菌手套。

5. 局部麻醉 用2%利多卡因沿伤口外周,距伤口边缘1~2cm,做局部浸润麻醉。

6. 再次清理伤口 修剪创缘皮肤,去除异物和血凝块,切除失活组织,3%过氧化氢溶液及生理盐水再次冲洗伤口。

7. 缝合 全层缝合加压包扎止血法适用于伤口整齐、层次清楚、受伤时间短、污染较少的患者。头皮缺损小的患者,可在帽状腱膜下潜行分离,增加头皮移动性,再拉拢缝合。头皮缺损较大时,应用局部皮瓣修复或近距皮瓣移植修复,留线尾打包加压包扎。较大面积皮肤撕脱者,如尚有部分相连,则原位缝合。

8. 术后观察 伤口表浅,止血良好,缝合后没有死腔时,一般不必放置引流物。伤口深,损伤范围大且重,污染重的伤口和死腔可能存在血肿形成时,应放置引流物。

(五) 案例总结参考

在外伤性颅内血肿中,约30%是硬脑膜外血肿,其中85%的急性硬脑膜外血肿合并有颅骨骨折。绝大部分的硬脑膜外血肿(>95%)位于幕上,出血来源主要是骨折损伤的硬脑膜动脉、静脉、静脉窦或颅骨板障,以脑膜中动脉及其分支损伤最为常见。急诊处理颅内血肿时,首先进行基本抢救和复苏,维持生命体征稳定,同时明确危重程度,包括意识障碍严重程度、瞳孔大小、对光反射、定位体征等。临床实践中,颅内血肿主要靠头颅CT进行诊断,明确出血部位及范围,同时要注意及时复查CT,防止进一步出血。一旦出现手术适应证,应当早期积极手术治疗。

四、相关知识拓展

(一) 急性硬膜外血肿的发生机制

硬膜外血肿的主要来源是脑膜中动脉。该动脉经颅中窝底的棘孔入颅后,沿脑膜中动脉沟走行,在近翼点处分为前后两支,主干及分支均可因骨折而撕破,于硬膜外形成血肿。除此之外,颅内静脉窦、脑膜中静脉、板障静脉或导血管损伤也可造成硬膜外血肿。少数患者无骨折,其血肿可能与外力造成硬脑膜与颅骨分离,硬膜表面的小血管被撕裂有关。

(二) 硬膜外血肿的治疗

急性硬膜外血肿的治疗,原则上一经诊断应立即行手术治疗,清除血肿以缓解颅内高压。

1. 手术治疗

(1) 手术指征:①有明显的颅内压增高的症状和体征;②头颅CT扫描提示明显脑受压的硬膜外血肿;③小脑幕上血肿量大于30ml、颞区血肿量大于20ml、幕下血肿量大于10ml;④压迫大静脉窦而引起颅高压的血肿。

(2) 手术方式:硬膜外血肿清除术。

2. 非手术治疗 对于神志清楚、病情平稳、血肿量<15ml的幕上急性硬膜外血肿可采取

保守治疗,但必须动态观察患者神志、临床症状和 CT 扫描,向患者家属交代有出血增加、病情进一步恶化可能,如病情进展恶化,及时手术治疗。

(魏　栋)

第五节　胸部外伤的诊治

　　胸部的骨性胸廓支撑保护胸内脏器,参与呼吸功能。在钝性暴力作用下,胸骨或肋骨骨折可破坏骨性胸廓的完整性,并使胸腔内的心、肺脏器发生碰撞、挤压、旋转和扭曲,造成组织广泛挫伤。正常双侧均衡的胸膜腔负压维持纵隔位置居中。一侧胸腔积气或积液会导致纵隔移位,使健侧肺受压,并影响腔静脉回流。

一、案例相关知识

　　1. 胸部损伤的常见类型。
　　2. 气胸的诊断和治疗。
　　3. 血胸的诊断和治疗。

二、案例内容介绍

　　(一) 情景模拟用物准备清单
　　1. 床单位及相关物品　病床、床头柜、床尾巡视卡、清洁病号服。
　　2. 基础医疗物品　切开缝合引流包、换药包、无菌手套、消毒用品、5ml 或 10ml 注射器、2% 利多卡因、无菌生理盐水 500ml、一次性胸腔闭式引流瓶、胸腔引流管和胶带。
　　3. SP、胸腔闭式引流模型
　　(二) 场景介绍
　　【场景 3-7】

　　患者张某,男,63 岁,10min 前因骑自行车与电瓶车相撞,感胸部剧烈疼痛,速来我院就诊。平素体健,无传染病史。

　　请根据以上信息行必要的体格检查以及辅助检查后给出初步诊断,并给出进一步治疗方案。

　　备注 1:在考生正确完成查体动作后,提供如下信息:T 36.7℃,P 128 次/min,R 36 次/min,BP 90/60mmHg。神清合作,痛苦状。气管略向右侧移位,左胸廓饱满,呼吸运动较右胸弱。左胸壁有骨擦音,局部压痛明显。左胸叩诊为鼓音,呼吸音消失,右肺呼吸音较粗,未闻及啰音。

　　备注 2:如考生要求行胸片检查,给出图 3-6(左侧血气胸,肋骨骨折)。

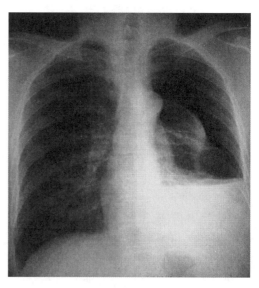

图 3-6　正位胸片

【场景3-8】

患者在进行辅助检查过程中,患者诉呼吸困难越发加重。请予以相应的处理措施。

(三) 参考评分表(表3-12)

表3-12 参考评分表

判断标准	满分	实际得分	备注
1. 给出初步诊断——左侧血气胸,肋骨骨折。	5		
2. 核对患者基本信息(1),介绍自己(1)。	2		
3. 快速的体格检查(2),确认病情(2)。	4		
4. 解释操作目的及相关注意事项(4),取得知情同意(2)。	6		
5. 检查物品完好齐全,包括缝合包,换药包,聚维碘酮,2%利多卡因,5ml注射器,胸腔闭式引流瓶和胸管各一个(2),是否在有效期内(2)。	4		
6. 协助患者采取斜坡仰卧位,双手抱头(2)充分暴露操作部位(2),确定闭式引流肋间切口并划线(2)。	6		
7. 操作者洗手、戴帽子、口罩。	3		
8. 胸腔闭式引流瓶的准备。	4		
9. 打开换药包,准备聚维碘酮棉球(2),胸部消毒,范围正确(3),方法得当(3)。	8		
10. 正确打开缝合包(2),戴手套(5),检查物品齐全及消毒日期(3),铺无菌巾(2)。	12		
11. 局部浸润麻醉。	5		
12. 皮肤切开(2),两把止血钳交替钝性分离进入胸膜腔(5)。	7		
13. 用止血钳撑开创口,将胸管顺着撑开的止血钳送入胸腔。	5		
14. 判断引流管是否在位(3)调整引流管深度,确认侧孔均在胸膜腔内(3)。	6		
15. 助手连接闭式引流瓶(2)观察水柱波动情况,避免复张性肺水肿(5)。	7		
16. 固定引流管,消毒,敷料覆盖,胶布固定。	5		
17. 无菌观念。	5		
18. 操作熟练、美观。	3		
19. 人文关怀、爱伤观念。	3		
总分	100		

评分者签名: 日期:

三、引导性反馈要点

(一) 掌握常见胸部损伤

1. **肋骨骨折** 肋骨骨折分为闭合性单处肋骨骨折、闭合性多根多处肋骨骨折及开放性肋骨骨折。气胸分为闭合性气胸、开放性气胸及张力性气胸。

2. 胸腔积血 也称为血胸,与气胸并存时称为血气胸。当胸腔内迅速积聚大量血液,超过肺、心包和膈肌运动所起的去纤维蛋白作用时,胸腔内积血发生凝固,形成凝固性血胸。发生感染会引起感染性血胸,最终导致脓血胸。持续大量出现致胸膜腔积血称为进行性血胸。少数患者因骨折断端活动刺破肋间血管或血管破裂处凝血块脱落,发生延迟出现的胸腔内积血,称为迟发型血胸。

(二)掌握气胸、血胸的诊断和治疗

1. 诊断 通过病史、体格检查及胸片结果即可诊断。

2. 治疗

(1)闭合性气胸:胸膜腔内压低于大气压,胸膜腔积气量决定伤侧肺萎陷的程度。根据胸膜腔内积气的量与速度,轻者可无症状,重者有明显呼吸困难。体检可能发现伤侧胸廓饱满,呼吸活动度降低,气管向健侧移位,伤侧胸部叩诊呈鼓音,呼吸音降低。胸部 X 线检查可显示不同程度的肺萎陷和胸膜腔积气,有时伴少量胸膜腔积液。气胸发生缓慢且积气量少的患者,无需特殊处理,胸腔内积气一般可在 1~2 周内自行吸收。大量气胸需行胸膜腔穿刺术或胸腔闭式引流术,排出积气,促使肺尽早膨胀。

(2)开放性气胸:外界空气经胸壁伤口或软组织缺损处,随呼吸自由进出胸膜腔,伤口大于气管口径时,伤肺将完全萎陷,会出现纵隔扑动。纵隔扑动和移位则可影响静脉回心血流,进而引起循环障碍。伤者出现明显呼吸困难、鼻翼扇动、口唇发绀、颈静脉怒张。伤侧胸壁可见伴有气体进出胸腔发出吸吮样声音的伤口,称为胸部吸吮伤口。气管向健侧移位,伤侧胸部叩诊鼓音,呼吸音消失,严重者伴有休克。胸片检查可见伤侧胸腔大量积气,肺萎陷,纵隔移向健侧。开放性气胸急救处理要点:将开放性气胸立即变为闭合性气胸,赢得挽救生命的时间。如转运途中出现呼吸困难加重或有张力性气胸表现,应排出高压气体。转送至医院进一步处理为:给氧,补充血容量,纠正休克;清创、缝合胸壁伤口,并作胸腔闭式引流;给予抗生素,鼓励患者咳嗽排痰,预防感染。如已有胸内脏器损伤或进行性出血,则需行开胸探查。

(3)张力性气胸:气管、支气管或肺损伤处形成活瓣,气体随每次吸气进入胸膜腔并积累增多,导致胸膜腔压力高于大气压,又称高压性气胸。可形成纵隔气肿或面、颈、胸部的皮下气肿。患者表现为严重或极度呼吸困难、烦躁、意识障碍、大汗淋漓、发绀。气管明显移向健侧,颈静脉怒张,多有皮下气肿。伤侧胸部饱满,叩诊呈鼓音,呼吸音消失。胸片检查显示胸腔严重积气,肺完全萎陷,纵隔移位,并可能有纵隔和皮下气肿。胸腔穿刺有高压气体外推针筒芯。不少患者有脉细快、血压降低等循环障碍表现。张力性气胸是可迅速致死的危急重症。入院前或院内急救需迅速使用粗针头穿刺胸膜腔减压,并外接单向活瓣装置,进一步处理应安置闭式胸腔引流,使用抗生素预防感染。持续漏气而肺难以膨胀时需考虑手术治疗。

(4)血胸:根据血胸量分为少量血胸(<0.5L)、中量血胸(0.5~1.0L)和大量血胸(>1.0L)。与气胸并存时称为血气胸。血胸者会出现不同程度的面色苍白、脉搏细速、血压下降和末梢血管充盈不良等低血容量性休克表现;并有呼吸急促、肋间隙饱满、气管向健侧移位、伤侧叩诊浊音和呼吸音减低等胸腔积液的临床和胸片表现。胸膜腔穿刺抽出血液可明确诊断。非进行性血胸可根据积血量多少,采用胸腔穿刺或闭式胸腔引流术治疗,及时排出积血,促使肺膨胀,改善呼吸功能,并使用抗生素预防感染。进行性血胸应及时作开胸探查手术。

(三) 熟练掌握胸腔闭式引流术的操作

1. 操作步骤

(1) 介绍自己,核对姓名、性别、床号及病情,向患者解释胸腔闭式引流的目的、操作过程及可能风险。同时嘱咐患者操作前注意事项(排空膀胱等)。

(2) 测量生命体征,签署知情同意书。洗手、戴好口罩帽子。

(3) 协助患者采取斜坡仰卧位,双手抱头,确定置管部位(腋中线第6或第7肋间)。

(4) 在置管部位由内向外进行皮肤消毒,消毒范围直径20cm,消毒3次。

(5) 打开切口缝合包,戴无菌手套,检查包内器械,注意消毒日期,铺盖无菌巾。

(6) 用注射器抽取2%利多卡因5~10ml,在穿刺点肋骨上缘作自皮肤到壁层胸膜的局部浸润麻醉,进针过程中注意回抽,进入胸膜腔后可有气体或液体抽出,退针少许,将剩余药物注入,麻醉胸膜。

(7) 选择尖刀沿麻醉部位做一长1~2cm平行肋间切口,以血管钳平行肋间,交替分离胸部各层组织,直至进入胸膜腔。

(8) 经分离的间隙置入胸腔引流管,确认引流管在胸腔,保证其侧孔深入胸膜腔内2~3cm,助手协助连接引流瓶,观察水柱波动情况及引流情况。

(9) 缝合固定引流管,再次消毒,纱布覆盖,胶布固定。

(10) 术后嘱患者静卧休息,再次复测患者脉搏和血压,并观察术后反应,注意有无并发症。

2. 操作注意事项

(1) 术前需确认患者病情与基本信息。

(2) 严格无菌操作。

(3) 避免在腋后线第8肋间以下操作,避免穿透膈肌损伤腹腔脏器。

(4) 操作过程中应密切观察患者反应,如发生胸膜反应,应立即停止操作,并皮下注射0.1%肾上腺素0.3~0.5ml。

(5) 置管后放液放气不可过快,以预防复张性肺水肿,如患者出现气促、咳泡沫痰等表现,应适当夹闭引流管、限制液体入量、利尿,必要时给予小剂量激素治疗。

(6) 术后需严密观察引流情况,如大量漏气或进行性引流增多,需考虑手术探查。

(四) 案例总结参考

胸膜腔积血称为血胸,与气胸同时存在称为血气胸。胸腔积血主要来源于心脏、胸内大血管及其分支、胸壁、肺组织、膈肌和心包血管出血。血气胸者肺部伤侧呼吸音减弱或消失,查体气液平面以下叩诊为浊音,气液平面以上为鼓音。胸片是诊断胸部外伤的重要证据,可显示肋骨骨折及断端有无错位,可明确气胸、血胸的程度。胸部CT检查可进一步评估胸外伤的严重情况,但耗时较长。胸部超声科明确胸腔积液的量并予以定位。无检查条件时行诊断性胸腔穿刺,如抽出气体或不凝的血液,即可验证气胸或血胸的诊断。

四、相关知识拓展

（一）胸部损伤的紧急处理

包括院前急救处理和院内急诊处理两部分。

1. 院前急救处理 包括基本生命支持与快速致命性胸伤的现场紧急处理。原则为维持呼吸通畅、给氧，控制外出血、补充血容量，镇痛，固定长骨骨折、保护脊柱，并迅速转运。快速致命性胸伤需在现场施行紧急处理，气道梗阻需立即清理呼吸道，必要时人工辅助呼吸；张力性气胸需放置具有单向活瓣作用的胸腔穿刺针或闭式胸腔引流；开放性气胸需迅速包扎和封闭胸壁伤口，安置上述穿刺针或引流管；对于合并大面积胸壁软化的连枷胸患者，及伴有呼吸困难者，需有效镇痛，必要时给予人工辅助呼吸。

2. 院内急诊处理 正确及时地诊治快速致命性胸伤并排查潜在致命性胸伤至关重要。有以下情况需急诊开胸探查手术：①进行性血胸；②心脏大血管损伤；③严重肺裂伤或气管、支气管损伤；④食管破裂；⑤胸腹或腹胸联合伤；⑥胸壁大块缺损；⑦胸内存留较大的异物。

（二）进行性血胸征象

1. 持续脉搏加快、血压降低，或虽经补充血容量血压仍不稳定。

2. 胸腔闭式引流量每小时超过 200ml，持续 3h。

3. 血红蛋白量、红细胞计数和血细胞比容进行性降低，引流液的血红蛋白量和红细胞计数与周围血相接近，且迅速凝固。

（三）胸腔闭式引流管的拔除

1. 目的 胸腔积气、积液引流完全，肺复张良好后，可拔除胸腔闭式引流管，恢复胸膜腔的负压环境。

2. 适应证 ①无气体、液体引流，或 24h 引流量<50ml 且有减少趋势；②复查胸片显示肺复张良好。

3. 禁忌证 引流不完全，持续漏气、渗液，胸内感染未控制，支气管、食管胸膜瘘未愈合，仍需要机械通气的气胸或血气胸患者。

4. 操作步骤

（1）介绍自己，核对患者姓名、性别、床号等；同时嘱咐患者操作前注意事项（体位、拔管过程中不适及时告知等）。

（2）再次确认患者的病情、体征：必要时测脉搏和血压，再次胸部重点查体，查看胸片和检查报告，确保操作无误。洗手、戴好口罩帽子，打开换药包，确认消毒有效期。

（3）选择合适的体位：仰卧位或斜坡仰卧位，胸腔积液者可取健侧半卧位或斜坡仰卧位。

（4）去除敷料，消毒并剪除引流管的固定线：去除引流管敷料后，在置管部位，自内向外进行皮肤消毒，消毒范围直径 10cm，并注意引流管消毒，应消毒引流管距皮肤 5~6cm。消毒 2 次后剪除引流管固定线，之后再进行 1 次消毒。

（5）拔管：少许转动引流管后，取 2~3 块无菌纱布加 4~6 层凡士林纱布，嘱患者深吸气后屏气，拔除胸腔引流管，同时迅速封闭引流管口。

（6）胶布固定。

（7）操作后处理:听诊肺部呼吸音,观察患者有无病情变化,告知拔管后注意事项。

（8）严格无菌操作。

（9）操作中密切观察患者的反应。

（10）拔管后注意观察病情变化,必要时及时复查胸片。

（李　芝）

第六节　食管异物伴食管穿孔的诊治

食管为一肌性管道,上端在第6颈椎下缘平面起于咽,向下沿脊柱的前面下降,经胸廓上口入胸腔,穿膈的食管裂孔,进入腹腔,达第11、12胸椎体的左侧,连接胃的贲门。食管全长有三处狭窄,第一处狭窄位于食管的起始处,距切牙约15cm,第二处在食管与左主支气管的交叉处,距切牙约25cm,第三处在食管穿膈处,距切牙约40cm。上述三个狭窄常是食管损伤、炎症和肿瘤的好发部位,异物也易在此滞留。临床常见的食管异物往往嵌顿于上述三个位置。

一、案例相关知识

1. 食管异物的诊断及鉴别诊断方法。

2. 食管异物发生的危险因素。

3. 食管异物的治疗原则及方法。

二、案例内容介绍

（一）情景模拟用物准备清单

1. 床单位及相关物品　病床、床头柜、床尾巡视卡、清洁病号服。

2. 基础医疗物品　治疗车、治疗盘、换药碗、胸穿包、聚维碘酮、无菌棉球、无菌手套、无菌纱布、2%利多卡因、5ml注射器、50ml注射器、pH试纸、无菌培养管。

3. SP、胸腔穿刺模型

（二）场景介绍

【场景3-9】

患者林某,女,32岁,两天前与同事聚会进食鱼类食品时因高声谈笑致呛咳,自觉咽喉部刺痛感,怀疑误食鱼刺,随后又进食饭团两块期望能将鱼刺带入,之后逐渐出现右侧胸痛,呼吸困难,遂至我院就诊。平素体健,无传染病史。

请根据以上信息行必要的体格检查以及辅助检查后给出初步诊断,并给出进一步治疗方案。

备注1:如考生要求行专项体检及检查患者生命体征,在其正确完成查体动作后,给出对应查体信息:T 38.6℃、P 115次/min、R 20次/min、BP 130/85mmHg,右侧呼吸音较左侧明显减弱,右下肺叩诊浊音。

备注2:如考生要求行胸部X线检查,则给出图3-7。

备注3:如考生要求行胃镜检查,则提示:胃镜示食管中段鱼刺嵌入食管壁,尝试胃镜取异物未能成功。

备注4:如考生要求行CT检查,则提示:异物部分穿透食管,右侧胸腔积液。

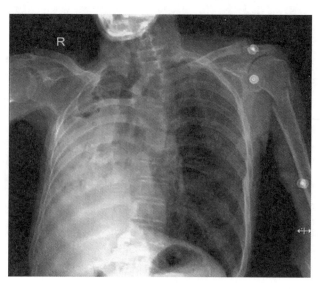

图 3-7　胸片检查

【场景 3-10】

为进一步明确积液性质、缓解患者呼吸困难,请作胸腔穿刺操作。

（三） 参考评分表（表 3-13）

表 3-13　参考评分表

判断标准	满分	实际得分	备注
1. 给出初步诊断——食管异物:胸腔积液。	5		
2. 核对患者基本信息(3)、七步洗手法洗手(2)。	5		
3. 快速的胸部体格检查:胸部叩诊及听诊。	5		
4. 解释操作目的(2)、取得知情同意(1)。	3		
5. 检查物品完好齐全(1)、有效期(2)。	3		
6. 协助患者采取舒适体位。	2		
7. 充分暴露操作部位(2),注意保护患者隐私,如设置屏风等(1)。	3		
8. 正确打开导换药碗(1),戴手套(1),正确消毒胸壁,范围正确(1),方法得当(1)。	4		
9. 脱第一副手套(1),正确打开胸穿包(1)。	2		
10. 正确佩戴无菌手套(2),铺洞巾并请助手固定(2)。	4		
11. 检查物品齐全(2)及检查胸穿针管密闭性完好(3)。	5		
12. 请助手打开利多卡因(1),5ml 注射器抽取利多卡因注射液,过程中注意无菌(2)。	3		
13. 利多卡因注射皮丘(2),垂直穿刺部位刺入(2),边注射边进针(2),注射过程中注意回抽(2),在肋骨上缘进入胸腔(2)。	10		

判断标准	满分	实际得分	备注
14. 抽出胸腔积液后拔出 5ml 注射器放置一旁(2),更换 50ml 注射器接胸穿针和皮条(2)。	4		
15. 在原麻醉穿刺部位垂直胸壁刺入胸穿针(2),紧贴肋骨上缘进胸(2),皮条后方接 50ml 注射器(2),穿刺过程中保持负压(2),见到胸腔积液自皮条出来后稳定胸穿针的位置(2),待注射器内满 50ml 后用血管钳夹住皮条(3),取下 50ml 注射器(2)。	15		
16. 抽出的胸腔积液取部分滴于 pH 试纸上(2),剩余部分注入无菌试管送常规检验和培养(3)。	5		
17. 拔出胸穿针,创面消毒,粘贴无菌贴膜,收拾物品,观察患者有无不良反应,行进一步诊治。	5		
18. 无菌观念。	6		
19. 操作熟练、美观。	6		
20. 人文关怀、爱伤观念。	5		
总分	100		

评分者签名: 日期:

三、引导性反馈要点

(一)掌握食管异物的诊断及鉴别诊断

1. **病史** 患者有明确或疑似异物史,患者或家属提供准确的异物摄入史能直接缩短诊断花费时间,为患者获得及时治疗提供保证。但幼儿或者异物摄入史不详,成人患者因食管异物症状不典型或就诊时间距异物摄入时间过长而遗忘,故各种检查成为补充,常用的检查方法有胃镜、胸部薄层 CT 等。

2. **临床表现** 咽喉部异物感、吞咽疼痛或困难、胸部疼痛不适、呼吸困难等,合并气管损伤的可有呛咳、呼吸困难等表现,合并主动脉损伤的可有呕血等表现,异物穿破食管壁引起食管胸腔瘘的可有发热、呼吸困难等表现。

3. **辅助检查** 常用的有内镜,薄层 CT 等。

(1)内镜:视野清晰,光线强,有充气功能,可扩张管腔,同时可进行冲洗,能清晰直观显示食管异物的大小、形态及异物与食管壁的关系和继发性病变,绝大部分异物均能同时一并取出,可较好避免延误诊治。但内镜检查也有可能出现假阴性,对异物较小、病史较长、局部感染者内镜观察困难,有胃镜检查未见,但之后引起纵隔感染的报道,且内镜有造成二次损伤的可能。内镜又分为喉镜、纤维胃镜、纤维气管镜等,根据医师的熟练程度以及不同的患者选择不同的内镜和异物钳可提高异物的取出率。

(2)CT:可直观地观察到异物的位置、形态、是否有穿孔征象以及与周围脏器的关系,可以给是否能安全地用内镜取出异物提供直接的判断依据,对合并食管穿孔、胸腔积液的患者,CT还可以提供积液的准确定位、估测积液的量等信息。以往还有食管吞钡造影等检查,因其可引起继发感染已逐步被淘汰。怀疑有气管损伤的,可以行纤维气管镜检查,疑似主动脉损伤的可行CT血管成像。

4. 体检 如发现患者有明显发热,呼吸急促、费力,叩诊患侧胸部局部浊音,听诊呼吸音减弱,提示有胸腔积液可能,需做进一步胸穿检查明确诊断。

5. 鉴别诊断 结合病史、患者症状体征和影像学检查,一般较易诊断食管异物,但需与以下疾病相鉴别:喉异物、气管异物、咽喉部疾病、食管占位、纵隔钙化淋巴结、脑血管意外引起的吞咽困难、精神疾病等。

（二）了解食管异物的危险因素

食管异物并发症的危险因素常包括:患者年龄以及所患基础疾病、异物的种类及形状、嵌顿部位、入院就诊时间以及医源性损伤。

食管异物的种类和形状与预后显著相关,不规则外形和有尖锐凸起的异物如动物骨骼等,常导致食管黏膜多发损伤,更易导致食管穿孔及周围组织炎,应避免强烈吞咽,尽早诊治预防并发症的发生。一旦诊断明确,需尽早取出异物以减少后续感染、穿孔的发生。

嵌顿的部位可初步预计可能出现的并发症。食管入口处嵌顿的异物致穿孔常会引起颈部脓肿、气管食管瘘等。而食管胸上段异物可导致纵隔脓肿、胸腔积液、脓气胸、食管主动脉瘘以及假性动脉瘤等。

（三）掌握胸腔穿刺的操作

1. 操作步骤

（1）术者准备、检查物品,与患者沟通,介绍自己并核对患者姓名、性别、床号等,同时嘱咐操作前注意事项。

（2）术者站患者患侧,患者脱去上衣,取半坐卧位,患侧上肢抬高抱头,暴露侧胸部。

（3）术者消毒双手。

（4）打开换药碗,术者双手戴手套,左手持镊子从无菌换药碗中夹取聚维碘酮棉球交予右手镊子,以穿刺点为中心,按照从内向外、逐步缩小范围的原则消毒预定穿刺部位,消毒区域直径不小于15cm。

（5）脱手套,打开胸穿包,双手戴手套,铺洞巾,请助手固定洞巾。

（6）整理用品,检查胸穿针和皮管的密闭性。

（7）请助手打开利多卡因安瓿,用5ml注射器抽取利多卡因注射液,利多卡因注射穿刺部位成皮丘,垂直穿刺部位刺入,边注射边进针,注射过程中注意回抽,在所在肋间的下一肋骨上缘进入胸腔,直至回抽到气体或胸腔积液。

（8）在原麻醉穿刺部位垂直胸壁刺入胸穿针,紧贴肋骨上缘进胸,皮条后方接50ml注射器,穿刺过程中保持负压,见到气体或胸腔积液自皮条出来后稳定胸穿针的位置,待注射器内满50ml后用血管钳夹住皮条,取下50ml注射器,排出50ml注射器内气体或液体,重新接上皮条,并重复上述动作直至气体、液体抽尽或达到预定的量。

（9）每次抽气体或液体的体积:诊断性穿刺50~100ml,对于治疗性穿刺一般而言气体不超过 800ml,液体首次不超过 600ml,再次不超过 1 000ml。

（10）穿刺过程中及完毕后注意观察患者有无头晕、胸闷、晕厥等反应,并做好急救准备。

2. 注意事项

（1）消毒时按照无菌操作要求及顺序进行,防止感染。

（2）穿刺点选择肋骨上缘,避免损伤肋间动脉及神经。

（3）穿刺位置可根据体检浊音最明显的位置或者 CT 和/或 B 超定位,液体尽量在腋后线和腋中线的低位,气体尽量在高位,以使引流彻底。

（4）术中和术毕要密切观察患者有无突发头晕、胸闷甚至晕厥等胸膜反应,如有,要立即停止操作并做急救处理。

（5）抽液或抽气要避免过快过多,必要时可置胸导管缓慢引流。

（四）案例总结参考

食管异物一般根据患者的病史不难诊断,有些特殊病例如老人或幼儿无法准确提供异物食入史,就诊时间过长,会给诊断带来一定的难度,常用的诊断及检查手段有胃镜及 CT 检查,胃镜既可作为检查方法,也可作为一些比较小的、未合并明显穿孔病例的治疗手段,配合一些特殊的取物钳,直接将异物取出。CT 可提供异物的位置、大小、有无穿孔等关键信息,如怀疑合并食管穿孔,可行胸腔穿刺进一步明确,后续的治疗包括开胸异物取出、食管修补或旷置、胸腔充分引流、消化道重建等。

四、相关知识拓展

1. 食管异物损伤分级　国内常根据异物损伤性质、继发感染程度及范围、邻近器官受累情况将食管异物的损伤分为以下四级。

（1）Ⅰ级:食管壁非穿透性损伤(损伤达黏膜、黏膜下层或食管肌层,未穿透食管全层),可伴局部感染和少量出血。

（2）Ⅱ级:食管壁穿透性损伤伴局限性、较轻的食管周围炎或纵隔炎。

（3）Ⅲ级:食管壁穿透性损伤并发严重的感染(颈部脓肿、纵隔脓肿、胸腔积液或脓胸),累及邻近器官(气管)或伴脓毒血症。

（4）Ⅳ级:食管穿透性损伤直接或间接累及大血管(主动脉),形成食管血管瘘。

2. 食管异物损伤治疗原则　对于未穿破食管壁或者异物较小、已轻微穿破食管壁但食管周围炎症较轻、较局限的病例,首选内镜取出或推入胃内,外科手术仅仅适用于异物嵌顿、内镜治疗失败或怀疑已导致食管明显穿孔的患者,异物取出后留置胃肠减压、营养支持、抗生素治疗预防感染,待确认食管愈合完全,周围炎症完全控制后恢复进食。对于明确食管穿孔,食管周围已经出现脓肿、气管食管瘘等严重并发症,外科手术治疗常为必须,去除坏死组织、通畅引流是关键,必要时可切除病变范围食管,重建上消化道,亦可食管旷置、空肠造瘘等,待患者一般情况好转后行二期手术;对于Ⅳ级食管损伤来说,常发现食管血管瘘时已经随时危及生命,鲜有抢救成功案例,一旦确诊需争分夺秒争取手术机会,对于大血管瘘口可采取介入封堵、体外循环下补片修补或血管置换。

食管异物诊治思路见图 3-8。

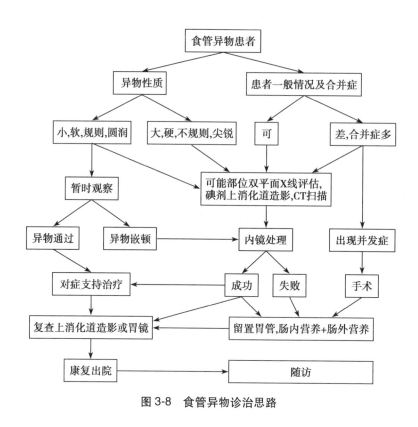

图 3-8 食管异物诊治思路

（徐骁晗）

第七节 体表肿物（脂肪瘤）的诊治

体表肿物简单来说即发生在身体浅表部位的包块或肿物。脂肪瘤是临床工作中常见的体表肿物之一,是由成熟脂肪细胞组织的一种良性软组织肿瘤。大多数脂肪瘤表现为柔软、可推动的无痛局部肿块,直径多在 5cm 内,常见部位有四肢、肩背部和腹部。基本无功能障碍,往往等到体积增大至影响外观或导致一定功能障碍后方被重视,手术切除常是唯一有效的治疗方法,预后良好。

一、案例相关知识

1. 掌握脂肪瘤的定义与诊断方法。
2. 掌握与相关疾病的鉴别诊断。
3. 掌握皮下脂肪瘤的手术方法。
4. 了解脂肪瘤的诊治进展。

二、案例内容介绍

（一）情景模拟用物准备清单
1. **模拟诊疗室** 检查床、手术台、废弃物处置箱。

2. **基础医疗物品** 治疗车、治疗盘、手消毒液、无菌手套、10ml注射器、2%利多卡因、外科手术器械包、外科缝合线、记号笔、无菌棉球、无菌纱布、聚维碘酮、胶带。

3. **SP、皮下脂肪瘤切除模型**

（二）场景介绍

【场景3-11】

患者杨某，女，49岁，2年前发现右肩皮肤肿物，未予重视，期间肿块逐渐增大，近3个月右肩活动时肿块处伴有疼痛不适。既往体健，未在月经期。

请根据以上信息行必要的体格检查以及辅助检查后给出初步诊断，并给出进一步治疗方案。

备注1：如考生要求行专项体检及检查患者生命体征，在其正确完成查体动作后，提供如下信息：T 37.2℃、P 79次/min、R 20次/min、BP 145/100mmHg。患者右肩可见6cm×5cm皮肤肿物，突出皮肤表面，呈不规则圆状，边界清晰，质韧，轻度压痛，周围皮肤无肿胀，无破溃，肿物凸出皮肤表面。

备注2：如考生要求行B超检查，则给出图3-9（右侧肩部患者所指处皮下脂肪层内见一个稍高回声团，大小约60mm×55mm×13mm，界清，内未见明显血流）。

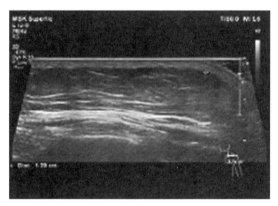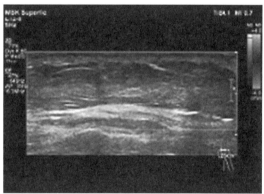

图3-9　B超检查

（三）参考评分表（表3-14）

表3-14　参考评分表

判断标准	满分	实际得分	备注
1. 详细询问病史。	5		
2. 仔细体格检查。	5		
3. 合理的辅助检查及判读。	5		
4. 给出初步诊断——右肩部体表肿物：皮下脂肪瘤。	10		
5. 签署手术知情同意书。	5		
6. 选择合适体位，标记手术部位及切口。	5		
7. 戴口罩、帽子，洗手消毒，佩戴无菌手套。	5		

续表

判断标准	满分	实际得分	备注
8. 正确选择消毒物品,严格无菌消毒。	5		
9. 常规铺洞巾(1),正确进行局部麻醉(1),检查麻醉效果(1),选择合适的切口,切口正确(1),切口长度合适(1),分离周围组织(3),必要时进行止血,完整切除肿块(1),探查是否完整切除(2),缝合切口(2),清洁消毒伤口(1),伤口覆盖无菌敷料(1)。	15		
10. 术后向患者交代相关医嘱(隔日换药+伤口保持干燥+拆线时间+不适就诊,达到2项以上给10分)。	10		
11. 手术过程中注意安抚患者、与患者进行必要的交流(4),操作时态度认真严谨(4),沟通时有礼貌(2)。	10		
12. 时间把握得当,控制在6min内(3),物品基本复原(3),废物废料销毁、丢弃到正确的位置(4)。	10		
13. 操作熟练,手法正确,人文关怀。	10		
总分	100		

评分者签名: 　　　　　　　　　　日期:

三、引导性反馈要点

(一) 脂肪瘤的临床表现

脂肪瘤(lipoma)是一种常见的皮肤软组织良性肿瘤,好发于成年人,尤其是30~50岁,主要好发于肩、背、颈、乳房和腹部,其次为四肢近端(如上臂、大腿、臀部)。根据脂肪瘤发生的层次可以分为以下两种类型。

1. **浅表脂肪瘤** 这类脂肪瘤主要发生在皮下脂肪层,可为单发也可为多发,生长缓慢,质地柔软,边界清晰,呈分叶状,活动度良好,浅表脂肪瘤一般不会引起明显的临床症状,但如果肿瘤的体积较大,生长较深,可能会引起疼痛或功能障碍。

2. **深部脂肪瘤** 该类型的脂肪瘤生长较浅表型深,可发生在肢体的深部或者肌肉组织中,甚至部分脂肪瘤可深达骨膜,因此深部脂肪瘤的临床症状较浅表型更常见。此型脂肪瘤,位于皮下脂肪层内,触诊较软,常呈扁圆形或椭圆形,边界清楚并具有明显的包膜,可有特征性的条纹状高回声分隔光带;肿瘤内部呈中等回声或低回声,无血流信号或少量血流信号。病理组织学表现为成熟的脂肪细胞。

(二) 脂肪瘤的常见类型

1. **皮肤纤维瘤** 瘤体一般较小,质硬,多发于躯干,位于皮肤层,多呈圆形,通常为皮内的实质性均质高回声区。

2. **神经纤维瘤** 常表现为多发,颌面部、肘部多见,常对称,多无症状,偶有疼痛,皮肤常伴咖啡样色斑,病灶边界清晰、光滑,超声表现为低回声团块,肿物内部与病变周围均无血流信号。

3. **海绵状血管瘤** 女性多见,好发于头部、颈部,含有小腔隙的混合结构,呈低回声或无回声,边界清晰,彩色多普勒血流显像其内有斑样血流信号。

4. **皮样囊肿** 好发于颌下、口底、耳下等处,可见圆形或类圆形囊性团,表面光滑、囊内液性无回声,可杂有不等回声强度的斑块或团块。

（三）脂肪瘤的影像学和病理检查

1. **典型脂肪瘤** 位于皮下脂肪层内,触诊较软,常呈扁圆形或椭圆形,边界清楚并具有明显的包膜,可有特征性的条纹状高回声分隔光带;肿瘤内部呈中等回声或低回声,无血流信号或少量血流信号。病理组织学表现为成熟的脂肪细胞,见图3-10。

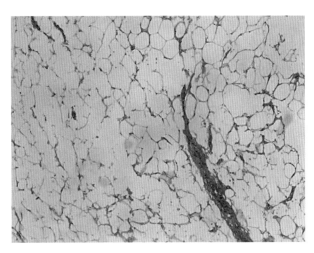

图3-10 皮下脂肪瘤病理表现

2. **高回声脂肪瘤** 同样位于皮下脂肪层内,触诊较硬,体积较小,常为多发,边界清楚但无包膜,回声均匀或欠均匀,并高于周围脂肪组织;内部同样也无血流信号,少数较大的肿瘤可表现为点状血流信号。病理检验除了表现为成熟脂肪细胞外,还可见较多的毛细血管和纤维组织。

3. **其他不典型脂肪瘤** 边界欠清无包膜,且超声下表现多样化,可呈高回声,等回声或无回声,因此这类脂肪瘤最容易发生误诊或漏诊。病理检验可表现为瘤内血管增多或瘤内出血。

（四）脂肪瘤的治疗

对于位于体表较小的脂肪瘤(直径小于1cm),一般无须处理。但脂肪瘤体积较大,已经影响生活或产生压迫症状:较大的枕部、后颈部或背部脂肪瘤影响患者睡眠;脂肪瘤压迫周围神经,引起疼痛;颈部脂肪瘤可压迫颈部重要血管神经,或深部脂肪瘤可能发生癌变的患者应行手术治疗。

（五）案例总结参考

脂肪瘤是良性软组织肿瘤中较常见的一种,仅次于血管瘤,占良性软组织肿瘤及瘤样病变的25%左右。患者以男性多见,约为女性的2.5倍,主要发生于成人,特别是40~60岁的中年人。其为正常脂肪样组织的瘤状物,可出现于身体任何有脂肪的部位,好发于肩、背、颈、乳房和臀部。一般为单个或多个位于皮下的局限性肿块,也可见于机体深部。瘤体境界清楚,呈分叶状,质软,通常生长缓慢,但可发展为巨大体积。脂肪瘤的病因至今未完全阐明,总的来说,其病因可能和遗传因素、慢性炎症、脂肪代谢异常等有关。

脂肪瘤根据瘤体数量可分为单发性脂肪瘤和多发性脂肪瘤,根据瘤体生长部位可分为浅表脂肪瘤和深部脂肪瘤。脂肪瘤可位于人体有脂肪组织的任何部位,瘤体边界清楚、质软,位于浅表的脂肪瘤可仅表现为局部肿块,少数深部脂肪瘤如瘤体长大可压迫神经、血管,伴有疼痛及其他压迫表现。一般来说,脂肪瘤较小的一般无需治疗,定期观察即可。症状较明显、脂肪瘤较大、影响美观者需要手术治疗,术前可以预防性使用抗生素。脂肪瘤患者切除完全,可以不复诊。如出现肿瘤变大或术后复发,则需要立即复诊。此外,超声检查、CT检查、磁共振检查及病理学检查均为诊断脂肪瘤所需的检查手段。

四、相关知识扩展

(一)脂肪瘤的治疗方法

1. 常规手术治疗　手术为主要的治疗方法。对于较小的浅表脂肪瘤,可选择局部浸润麻醉,而较大且深的脂肪瘤推荐全身麻醉。为寻求美观,切口的设计应顺应皮纹,较大的脂肪瘤可选择“S”形切口,以减少瘢痕挛缩的发生。术中脂肪瘤应尽可能剥离完全,以减少复发的情况。部分较大的脂肪瘤常存在“滋养血管”,术中应注意这些血管的结扎。脂肪瘤切除后应充分止血,逐层闭合切口,对于较大和位置较深的脂肪瘤,必要时需留置皮下引流管并加压包扎。

2. 其他治疗方法

(1)超声波治疗方法:适用于高龄无法进行手术的、单发和多发性的患者。此外,肿瘤过大致使增加手术风险增加的患者,以及对美观有额外要求的患者,均可采用该治疗方法。超声波治疗仪通过电声换能器产生的超声波在液体中传播时,使液体微粒产生剧烈的振动,形成温热、理化效应。超声波作用于脂肪瘤组织后,可改变细胞的通透性,降低蛋白合成率,促使肿瘤组织软化。操作过程中超声探头移动应为“横向、纵向交叉式”或“螺旋式”。无论采取哪种移动方式,在瘤体治疗区内不应有空白。虽然超声波治疗是一种安全有效的方法,但是却无法完全治愈,因此超声波治疗为体表脂肪瘤患者进一步缩小瘤体体积创造了机会,为后期手术提供基础。

(2)脂肪抽吸术:适用于肿瘤直径在 3~10cm,无法耐受全身麻醉的,或对美观有额外要求的患者。首先应对患者瘤体进行清楚地标记,而后在瘤体边缘处选取较隐蔽的位置设计一 0.5cm 切口。应用浓度为 0.5% 的利多卡因同 1∶20 万单位的肾上腺素于切口处做局部浸润麻醉,随后将肿胀液注入瘤体内,使肿瘤最大限度的变大变硬。手术刀切开皮肤后,用小组织钳将肿瘤与周围组织充分分离。再用 3.0mm 的吸脂针插入瘤体中反复抽吸,直至瘤体缩小并无其他物质被吸出。术后应用血管钳将包膜完全夹出,挤压皮肤排出多余空气和液体后缝合切口,并加压包扎。

(二)术后护理和康复

1. 常规手术和脂肪抽吸术后切口除了常规换药之外,还需要加压包扎 3~5d,以防止空腔内出现积血或血肿。

2. 对于有皮下引流管的患者,应注意引流管内引流液的性质及引流量。若引流出血性液体,可能提示皮下存在活动性出血。若引流液为清亮液体,可能为淋巴液渗出。

3. 此外对于生长在关节部位的,层次较深或体积较大脂肪瘤,术后应限制其关节的活动,一方面可降低内部出血的风险,有利于减少皮肤表面的瘢痕增生,另一方面有利于切口愈合,防止切口裂开。

(三)脂肪瘤切除术后常规并发症

1. 感染　感染是外科手术最常见的并发症,主要表现为切口的红肿热痛,甚至会出现化脓或血性渗出。若出现感染,应根据细菌培养予以全身使用抗生素,并加强局部切口清洁及换药处理。

2. **脂肪液化** 发生的机制可能是电刀所产生的高温造成皮下脂肪组织的浅表烧伤,部分脂肪细胞因此发生变性。而脂肪组织中毛细血管栓塞的发生也是导致脂肪液化的因素。因此在手术中应慎用电刀。操作轻柔,减少对脂肪层的破坏。缝合时应逐层闭合,不留空腔。若发生脂肪液化,对于渗出较少的患者可拆除部分缝线(一般拆除 1~2 针),并留置皮下引流条,加强换药后,切口可自行愈合;对于较严重的患者,应充分敞开切口,并加强换药,必要时可使用负压辅助治疗系统,待肉芽生长良好时,予以二期闭合。

3. **出血和淋巴漏** 出血可能是由于术中止血不彻底,或结扎缝线脱落而引起。使用电刀切割组织时,由于其热力往往不足以使淋巴管闭合而形成淋巴漏。此外缝合时空腔的形成也是导致出血或淋巴漏发生的主要原因。若出现皮下出血:①出血量较少情况下,可予以切口处留置引流皮片并加压包扎。加压包扎以不影响血运为宜。②若出血较大,可能需要二次手术止血处理。若出现淋巴漏,处理原则与皮下出血相同。此外,胆碱能受体阻滞剂(阿托品)能使毛细淋巴管收缩,减少淋巴液的漏出,但使用剂量一般不超过 3mg。红光照射切口也能使局部温度升高,有利于淋巴回流和淋巴再生。

4. **脂肪瘤的复发** 脂肪瘤是一种良性皮肤软组织肿瘤,术中应尽量完整切除瘤体,以减少复发。若出现复发,可继续观察或手术切除。

(唐 健 史京萍)

第八节 急性阑尾炎的诊治

阑尾(appendix)位于右髂窝部,外形呈蚯蚓状,长度 2~20cm 不等,一般为 6~8cm,直径 0.5~0.8cm。阑尾起于盲肠根部,附于盲肠后内侧壁,位于三条结肠带的汇合点。因此,沿盲肠的三条结肠带向顶端追踪可寻到阑尾基底部,临床上可帮助寻找阑尾根部。其体表投影约在脐与右髂前上棘连线中外 1/3 交界处,称为麦氏点(McBurney 点)。绝大多数阑尾属腹膜内器官,其位置多变,由于阑尾基底部与盲肠的关系恒定,因此阑尾的位置也随盲肠的位置而变异,一般在右下腹部,但也可高至肝脏下方,低至盆腔内,甚至越过中线至左侧。

急性阑尾炎是外科常见疾病,也是最常见的急腹症。转移性右下腹痛及麦氏点压痛、反跳痛为其常见临床表现。急性阑尾炎的病情表现不一,复杂多变,对每一疑似病例都应详细询问病史,仔细检查,这样才能准确诊断,早期手术,提高治愈率。

一、案例相关知识

1. 急性阑尾炎的诊断方法。
2. 其他急腹症的鉴别诊断。
3. 阑尾炎的手术治疗方法。

二、案例内容介绍

(一)情景模拟用物准备清单

1. **床单位及相关物品** 病床、床头柜、床尾巡视卡、清洁病号服。
2. **基础医疗物品** 治疗车、治疗盘、体温计、听诊器、血压计、手消毒液。

3. SP

（二）场景介绍

【场景3-12】

患者靳某，男，46岁，20h前进食后出现上腹部不适，6h前腹痛转移至右下腹，伴恶心呕吐，伴腹胀，来我院就诊。平素体健，无传染病史。

请根据以上信息行必要的体格检查以及辅助检查后给出初步诊断，并给出进一步治疗方案。

备注1：如考生要求行专项体检及检查患者生命体征，在其正确完成查体动作后，提供如下信息：T 38.2℃、P 105次/min、R 18次/min、BP 110/85mmHg。麦氏点压痛、反跳痛（+），Rovsing征（+）。

备注2：如考生要求行急诊血常规检查，则给出提示：白细胞及中性粒细胞升高。

备注3：如考生要求患者行全腹部CT检查，则给出图3-11（阑尾明显增粗，直径约1.3cm，壁增厚，内可见粪石，周围脂肪间隙模糊，可见多发小淋巴结）。

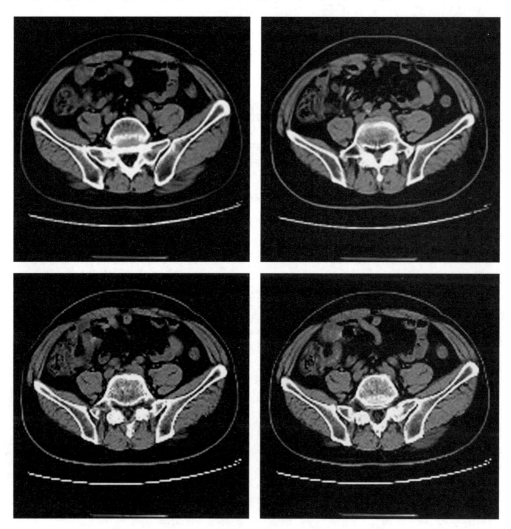

图3-11 腹部CT

（三）参考评分表（表3-15）

表3-15　参考评分表

判断标准	满分	实际得分	备注
1. 病史采集(主诉、现病史、既往史、个人史及家族史)每项3分。	15		
2. 向患者做好解释工作,告知接下来的体格检查的目的,取得患者理解。	3		
3. 腹部视诊:被检者仰卧位,双腿屈起,站在其右侧(1),从上腹部至下腹部视诊全腹或从左下腹开始逆时针方向视诊全腹(1)。考生视线处于与患者腹平面同水平(1),自侧面沿切线方向观察(1)。口述视诊内容(1)。通过脐划一水平线和垂直线,两线相交将腹部分为四区(2),即左上腹、右上腹、左下腹、右下腹。	7		
4. 腹部听诊:将听诊器体件置于腹壁上,全面听诊各区,注意上腹部、中腹部、腹部两侧及肝、脾各区(3)。口述听诊内容:肠鸣音性状及次数(2)。	5		
5. 腹部叩诊:从左下腹开始逆时针方向至右下腹部,再至脐部。	3		
6. 腹部触诊:站在被检者右侧,前臂基本在患者腹部表面同一水平(1),先以全手掌放在腹壁上,使患者适应片刻(1),检查者此时可感受患者腹壁紧张程度,然后以轻柔动作开始触诊,触诊时应避免用指尖猛戳腹壁(1)。检查完一个区域后,考生的手应提起并离开腹壁(1),再以上述手法检查下一区域(1)。口述腹壁紧张度增加:强直呈木板状,不易压陷(1);腹壁紧张度减低:手指按压时腹壁松软无力,失去弹性(1)。先从左下腹开始(1),逆时针方向进行触诊(1),原则上先触诊健康部位,逐步移向病痛部位(1)。	10		
7. 麦氏点触诊:患者取仰卧位,双腿屈起,站在其右侧(1)。按顺序触诊患者全腹部(1),假定阑尾点出现压痛后,检查反跳痛(2),口述反跳痛阳性。患者腹痛骤然加重,并有痛苦表情或呻吟(1)。	5		
8. 肋脊角叩击痛:被检者取坐位或侧卧位,用左手掌平放在其肋脊角处(肾区),右手握空拳用轻到中等力量叩击左手背。	2		
9. 结肠充气试验:患者仰卧位(2),用右手压迫左下腹,再用左手挤压近侧结肠(3),引起右下腹疼痛者为阳性。	5		
10. 腰大肌试验:患者左侧卧位,使大腿后伸,引起右下腹疼痛者为阳性(2)。说明阑尾位于腰大肌前方、盲肠后位或腹膜后位(3)。	5		
11. 闭孔内肌试验:患者仰卧位,使右髋和右大腿屈曲,然后被动向内旋转(3),引起右下腹疼痛者为阳性,提示阑尾靠近闭孔内肌(2)。	5		
12. 肛门直肠指检:压痛常在直肠右前方。当阑尾穿孔时直肠前壁压痛广泛。当形成阑尾周围脓肿时,有时可触及痛性肿块。	5		

判断标准	满分	实际得分	备注
13. 应进行的实验室检查:血常规、血淀粉酶、尿常规和粪常规等（适龄女性患者应查尿 hCG 或血 hCG）。	5		
14. 应进行的影像学检查:腹部立位平片、腹部 B 超和腹部 CT。	5		
15. 给出初步诊断——急性阑尾炎。	5		
16. 给出进一步治疗计划。	10		
17. 操作熟练,思路清晰,人文关怀。	5		
总分	100		

评分者签名： 日期：

三、引导性反馈要点

（一）掌握急性阑尾炎的病理分型

根据急性阑尾炎的临床过程和病理解剖学变化,可分为四种病理类型。

1. **急性单纯性阑尾炎** 属轻型阑尾炎或病变早期。病变多只限于黏膜和黏膜下层。阑尾外观轻度肿胀,浆膜充血并失去正常光泽,表面有少量纤维素性渗出物。镜下,阑尾各层均有水肿和中性粒细胞浸润,黏膜表面有小溃疡和出血点。临床症状和体征均较轻。

2. **急性化脓性阑尾炎** 亦称急性蜂窝织炎性阑尾炎,常由单纯性阑尾炎发展而来。阑尾肿胀明显,浆膜高度充血,表面覆以纤维素性(脓性)渗出物。镜下,阑尾黏膜的溃疡面加大并深达肌层和浆膜层,管壁各层有小脓肿形成,腔内亦有积脓。阑尾周围的腹腔内有稀薄脓液,形成局限性腹膜炎。临床症状和体征较重。

3. **坏疽性及穿孔性阑尾炎** 是一种重型的阑尾炎。阑尾管壁坏死或部分坏死,呈暗紫色或黑色。阑尾腔内积脓,压力升高,阑尾壁血液循环障碍。穿孔部分多在阑尾根部和尖端。穿孔如未被包裹,感染继续扩散,则可引起急性弥漫性腹膜炎。

4. **阑尾周围脓肿** 急性阑尾炎化脓、坏疽或穿孔,如果此过程进展较慢,大网膜可移至右下腹部,将阑尾包裹并形成粘连,形成炎性肿块或阑尾周围脓肿。

急性阑尾炎的转归有以下几种:①炎症消退:一部分单纯性阑尾炎经及时药物治疗后炎症消退。大部分将转为慢性阑尾炎,易复发。②炎症局限化:化脓、坏疽或穿孔性阑尾炎被大网膜包裹粘连,炎症局限,形成阑尾周围脓肿。常用大量抗生素或中药治疗,治愈缓慢。③炎症扩散:阑尾炎症重,发展快,未予及时手术切除,又未能被大网膜包裹局限,炎症扩散,发展为弥漫性腹膜炎、化脓性门静脉炎、感染性休克等。

（二）急性阑尾炎的诊断方法及鉴别诊断

1. **诊断** 主要依靠病史、临床症状、体检所见和实验室检查。

（1）症状

1）腹痛:典型的腹痛发作始于上腹,逐渐移向脐部,数小时(6~8h)后转移并局限在右下腹。此过程的时间长短取决于病变发展的程度和阑尾位置。约 70%~80% 的患者具有这种典型的转移性腹痛。部分病例发病开始即出现右下腹痛。不同类型的阑尾炎其腹痛也有差异,如单纯性阑尾炎表现为轻度隐痛;化脓性阑尾炎呈阵发性胀痛和剧痛;坏疽性阑尾炎呈持续性剧烈腹痛;穿孔性阑尾炎因阑尾腔压力骤减,腹痛可暂时减轻,但出现腹膜炎后,腹痛又会持续加剧并且范围扩大。

不同位置的阑尾炎,其腹痛部位也有区别,如盲肠后位阑尾炎疼痛在右侧腰部,盆腔阑尾炎腹痛在耻骨上区,肝下区阑尾炎可引起右下腹痛,极少数左下腹部阑尾炎呈左下腹痛。

2) 胃肠道症状:发病早期可能有厌食,恶心、呕吐也有发生,但程度较轻。有的病例可能发生腹泻。盆腔阑尾炎,炎症刺激直肠和膀胱,引起排便、里急后重症状。弥漫性腹膜炎时可致麻痹性肠梗阻,腹胀、排气排便减少。

3) 全身症状:早期乏力,炎症重时出现中毒症状,心率增快、发热。阑尾穿孔时体温会更高。如发生门静脉炎时可出现寒战、高热和轻度黄疸。当阑尾化脓、坏疽、穿孔并腹腔广泛感染时,并发弥漫性腹膜炎,可同时出现血容量不足及败血症表现,甚至合并其他脏器功能障碍。

（2）体征

1) 右下腹压痛:是急性阑尾炎最常见的重要体征。压痛点通常位于麦氏点,可随阑尾未知的变异而改变,但压痛点始终在一个固定的位置上。发病早期腹痛尚未转移至右下腹时,右下腹可出现固定压痛。压痛的程度与病变的程度相关。老年人对压痛的反应较轻。当炎症较重,压痛的范围也随之扩大。当阑尾穿孔时,疼痛和压痛的范围可波及全腹。但此时,仍以阑尾所在位置的压痛最明显。可用叩诊来检查,更为准确。也可嘱患者左侧卧位,体检效果会更好。

2) 腹膜刺激征象:包括反跳痛(Blumberg 征),腹肌紧张,肠鸣音减弱或消失等。这是壁腹膜受炎症刺激出现的防卫性反应。提示阑尾炎症加重,出现化脓、坏疽或穿孔等病理改变。腹膜炎范围扩大,说明局部腹腔内有渗出或阑尾穿孔。但是,在小儿、老人、孕妇、肥胖、虚弱者或盲肠后位阑尾炎时,腹膜刺激征象可不明显。

3) 右下腹肿块:如体检发现右下腹饱满,扪及一压痛性肿块,边界不清,固定,应考虑阑尾周围脓肿的诊断。

（3）可作为辅助诊断的其他体征

1) 结肠充气试验(Rovsing 征):患者仰卧位,用右手压迫左下腹,再用左手挤压近侧结肠,结肠内气体可传至盲肠和阑尾,引起右下腹疼痛者为阳性。

2) 腰大肌试验(Psoas 征):患者左侧卧位,使右大腿后伸,引起右下腹疼痛为阳性。说明阑尾位于腰大肌前方,盲肠后位或腹膜后位。

3) 闭孔内肌试验(Obturator 征):患者仰卧位,使右髋和右大腿屈曲,然后被动向内旋转,引起右下腹疼痛者为阳性。提示阑尾靠近闭孔内肌。

4) 经肛门直肠指检:引起炎症阑尾所在位置压痛。压痛常在直肠右前方。当阑尾穿孔时直肠前壁压痛广泛。当形成阑尾周围脓肿时,有时可触及痛性肿块。

（4）实验室检查:大多数急性阑尾炎患者的白细胞计数和中性粒细胞比例增高。白细胞计数升高到$(10\sim20)\times10^9$/L,可发生核左移。部分患者白细胞可无明显升高,多见于单纯性阑尾炎或老年患者。尿检查一般无阳性发现,如尿中出现少数红细胞,说明炎症阑尾与输尿管或膀胱相靠近。在生育期有闭经史的女患者,应检查血清 β-hCG,以除外产科情况。血清淀粉酶和脂肪酶检查有助于除外急性胰腺炎。

（5）影像学检查:腹部平片可见盲肠扩张和液气平面,偶尔可见钙化的粪石和异物影,可帮助诊断。B超检查有时可发现肿大的阑尾或脓肿。螺旋CT扫描可获得与B超相似的效果,尤其有助于阑尾周围脓肿的诊断。但是必须强调,这些特殊检查在急性阑尾炎的诊断中不是必需的,当诊断不肯定时可选择应用。在有条件的单位,腹腔镜或后穹窿镜检查也可用于诊断急性阑尾炎并同时作阑尾切除术。

2. **鉴别诊断** 有许多急腹症的症状和体征与急性阑尾炎很相似,需与其鉴别。尤其当阑尾穿孔发生急性弥漫性腹膜炎时鉴别诊断更加困难。有时需在剖腹探查术中才能鉴别清楚。常见的需要与急性阑尾炎鉴别的疾病有以下几种。

(1) 胃十二指肠溃疡穿孔:穿孔溢出的胃内容物可沿升结肠旁沟流至右下腹部,容易误认为是急性阑尾炎的转移性腹痛。但患者多有溃疡穿孔病史,表现为突然发作的剧烈腹痛。体征除右下腹压痛外,上腹部仍有疼痛和压痛,腹壁板状强直等腹膜刺激症状也较明显。胸腹部X线检查如发现膈下有游离气体,则有助于鉴别诊断。

(2) 右侧输尿管结石:多呈突然发生的右下腹阵发性剧烈绞痛,疼痛向会阴部、外生殖器放射。右下腹无明显压痛,或仅有沿右侧输尿管径路的轻度深压痛。尿中查到多量红细胞,B超检查或X线检查在输尿管走行部位可呈现结石阴影。

(3) 妇产科疾病:在育龄妇女中特别要注意。异位妊娠破裂表现为突然下腹痛,常有急性失血和腹腔内出血的体征包括腹膜刺激症状。有停经史及阴道不规则出血史;检查时有宫颈举痛、附件区肿块、阴道后穹窿穿刺有血等。卵巢滤泡或黄体囊肿破裂的临床表现与异位妊娠相似,但病情较轻,多发于排卵期或月经中期以后。急性输卵管炎和急性盆腔炎症,下腹痛逐渐发生,可伴有腰痛;腹部压痛点较低,直肠指检盆腔有对称性压痛;伴发热及白细胞计数升高,常有脓性白带,阴道后穹窿穿刺可获脓液,涂片检查细菌阳性。卵巢囊肿蒂扭转有明显而剧烈腹痛,腹部或盆腔检查中可扪及有压痛的肿块。超声检查均有助于诊断及鉴别诊断。

(4) 急性肠系膜淋巴结炎:多见于儿童,往往先有上呼吸道感染史,腹部压痛部位偏内侧,范围不太固定且较广,并可随体位变更。

(5) 其他:急性胃肠炎时,恶心、呕吐和腹泻等消化道症状较重,无右下腹固定压痛和腹膜刺激体征。胆道系统感染性疾病,易与高位阑尾炎相混淆,但有明显绞痛、高热,甚至出现黄疸,常有反复右上腹痛史。右侧肺炎、胸膜炎时可出现反射性右下腹痛,但有呼吸系统的症状和体征。此外,回盲部肿瘤、Crohn病、Meckel憩室炎或穿孔、小儿肠套叠等,亦需进行临床鉴别。

上述疾病有其各自特点,应仔细鉴别。如患者有持续性右下腹痛,不能用其他诊断解释以排除急性阑尾炎时,应密切观察或根据病情及时手术探查。

(三) 急性阑尾炎的治疗方法

1. **手术治疗** 绝大多数急性阑尾炎一旦确诊,应早期施行阑尾切除术。早期手术系指阑尾炎症还处于管腔阻塞或仅有充血水肿时就手术切除,此时手术操作较简易,术后并发症少。如化脓、坏疽或穿孔后再手术,不但操作困难且术后并发症会明显增加。术前即应用抗生素,有助于防止术后感染的发生。

2. **手术方法选择**

(1) 急性单纯性阑尾炎:行阑尾切除术,切口一期缝合。有条件的单位,也可采用经腹腔镜阑尾切除术。

（2）急性化脓性或坏疽性阑尾炎：行阑尾切除术。腹腔如有脓液，应仔细清除，用湿纱布蘸净脓液后关腹。注意保护切口，一期缝合。

（3）穿孔性阑尾炎：宜采用右下腹经腹直肌切口，利于术中探查和确诊，切除阑尾，清除腹腔脓液或冲洗腹腔，根据情况放置腹腔引流。术中注意保护切口，冲洗切口，一期缝合。术后注意观察切口，有感染时及时引流。

（4）阑尾周围脓肿：阑尾脓肿尚未破溃穿孔时应按急性化脓性阑尾炎处理。如阑尾穿孔已被包裹形成阑尾周围脓肿，病情较稳定，宜应用抗生素治疗或同时联合中药治疗促进脓肿吸收消退，也可在超声引导下穿刺抽脓或置管引流。如脓肿扩大，无局限趋势，宜先行 B 超检查，确定切口部位后行手术切开引流。手术目的以引流为主。如阑尾显露方便，也应切除阑尾，阑尾根部完整者施单纯结扎。如阑尾根部坏疽穿孔，可行 U 字缝合关闭阑尾开口的盲肠壁。术后加强支持治疗，合理使用抗生素。

3. **非手术治疗** 仅适用于单纯性阑尾炎及急性阑尾炎的早期阶段，患者不接受手术治疗或客观条件不允许，或伴有其他严重器质性疾病有手术禁忌证者。主要措施包括选择有效的抗生素和补液治疗，也可经肛门直肠内给予抗生素栓剂。

（四）熟练急性阑尾炎的体格检查

1. **操作步骤**

（1）检查者准备、检查物品，与患者沟通，介绍自己并核对患者姓名、性别、床号等，同时嘱咐操作前注意事项。

（2）检查者站在患者右侧，患者取仰卧位，两腿屈膝。

（3）腹部视诊：从上腹部至下腹部视诊全腹或从左下腹开始逆时针方向视诊全腹。检查者视线处于与患者腹平面同水平，自侧面沿切线方向观察。

（4）腹部听诊：将听诊器体件置于腹壁上，全面听诊各区，注意上腹部、中腹部、腹部两侧及肝、脾各区。口述听诊内容：肠鸣音性质及次数。

（5）腹部触诊：先以全手掌放于腹壁上，使患者适应片刻，检查者此时可感受患者的腹壁紧张程度，然后以轻柔动作开始触诊，触诊时应避免用指尖猛戳腹壁。检查完一个区域后，考生的手应提起并离开腹壁，再以上述手法检查下一区域。口述腹壁情况；先从左下腹开始，逆时针方向进行触诊，原则上先触诊健康部位，逐步移向病痛部位。阑尾点出现压痛后，检查反跳痛，口述反跳痛阳性：患者腹痛骤然加重，并有痛苦表情或呻吟。再依次进行肝脏、脾脏、胆囊（Murphy 征）、肾脏、膀胱等脏器触诊。

（6）腹部叩诊：从左下腹开始逆时针方向至右下腹部，再至脐部，包括肝脏叩诊、移动性浊音、肋脊角和膀胱叩诊。

（7）阑尾炎其他体征：结肠充气试验、腰大肌试验、闭孔内肌试验、肛门指检等。

2. **注意事项**

（1）腹部体格检查顺序为视诊、触诊、叩诊、听诊。

（2）检查者须位于患者右侧。

（3）检查者动作轻柔，取得知情同意。

（五）案例总结参考

急性阑尾炎属于急腹症的一种，必须提高警惕，不能误诊错诊。急性阑尾炎一般会出现典型的转移性右下腹痛，体格检查包括右下腹压痛、压痛点固定于麦氏点，实验室检查发现白细胞明显增高,中性粒细胞比例增高,B超或者CT提示阑尾肿胀或脓肿形成。而急性阑尾炎的治疗包括手术治疗和非手术治疗。对于绝大多数急性阑尾炎,一经确诊,应早期行阑尾切除术。对于单纯性急性阑尾炎,可以使用包括抗生素在内的保守治疗。

四、相关知识拓展

(一) 急性阑尾炎的病因

1. 阑尾管腔阻塞 是急性阑尾炎最常见的病因。阑尾管腔阻塞的最常见原因是淋巴滤泡明显增生,约占60%,多见于年轻人。粪石也是阻塞的原因之一,约占35%。异物、炎性狭窄、食物残渣、蛔虫、肿瘤等则是较少见的病因。由于阑尾管腔细,开口狭小,系膜短使阑尾蜷曲,这些都是造成阑尾管腔易于阻塞的因素。阑尾管腔阻塞后阑尾黏膜仍继续分泌黏液,腔内压力上升,血运发生障碍,使阑尾炎症加剧。

2. 细菌入侵 由于阑尾管腔阻塞,细菌繁殖,分泌内毒素和外毒素,损伤黏膜上皮并使黏膜形成溃疡,细菌穿过溃疡的黏膜进入阑尾肌层。阑尾壁间质压力升高,妨碍动脉血流,造成阑尾缺血,最终造成梗死和坏疽。致病菌多为肠道内的各种革兰阴性杆菌和厌氧菌。

3. 其他 阑尾先天畸形,如阑尾过长、过度扭曲、管腔细小、血运不佳等。

(二) 急性阑尾炎的并发症

1. 腹腔脓肿 是阑尾炎未经及时治疗的后果。在阑尾周围形成的阑尾周围脓肿最常见,也可在腹腔其他部位形成脓肿,常见部位有盆腔、膈下或肠间隙等处。临床表现有麻痹性肠梗阻的腹胀症状、压痛性包块和全身感染中毒症状等。B超和CT扫描可协助定位。一经诊断即应在超声引导下穿刺抽脓冲洗或置管引流,或必要时手术切开引流。由于炎症粘连较重,切开引流时应小心防止副损伤,尤其注意肠管损伤。阑尾脓肿非手术疗法治愈后其复发率很高。因此应在治愈后3个月左右择期手术切除阑尾,比急诊手术效果好。

2. 内、外瘘形成 阑尾周围脓肿如未及时引流,少数病例脓肿可向小肠或大肠内穿破,亦可向膀胱、阴道或腹壁穿破,形成各种内瘘或外瘘,此时脓液可经瘘管排出。X线检查或者经外瘘置管造影可协助了解瘘管走行,有助于选择相应的治疗方法。

3. 化脓性门静脉炎 急性阑尾炎时,阑尾静脉中的感染性血栓可沿肠系膜上静脉至门静脉,导致化脓性门静脉炎症。临床表现为寒战、高热、肝肿大、剑突下压痛、轻度黄疸等。虽属少见,如病情加重会产生感染性休克和脓毒症,治疗延误可发展为细菌性肝脓肿。行阑尾切除并大剂量抗生素治疗有效。

(三) 阑尾切除术后并发症

1. 出血 阑尾系膜的结扎线松脱,引起系膜血管出血。表现为腹痛、腹胀和失血性休克等症状。关键在于预防,阑尾系膜结扎确切,系膜肥厚者应分束结扎,结扎线距切断的系膜缘要有一定距离,系膜结扎线及时剪除不要再次牵拉以免松脱。一旦发生出血表现,应立即输血补液,紧急再次手术止血。

2. 切口感染 是最常见的术后并发症。在化脓或穿孔性急性阑尾炎中多见。近年来,由于外科技术的提高和有效抗生素的应用,此并发症已较少见。术中加强切口保护,切口冲洗,彻底止血,消灭死腔等措施可预防切口感染。切口感染的临床表现包括,术后 2~3d 体温升高,切口胀痛或跳痛,局部红肿、压痛等。处理原则:可先行试穿抽出脓液,或于波动处拆除缝线,排出脓液,放置引流,定期换药。短期可治愈。

3. **粘连性肠梗阻** 也是阑尾切除术后的较常见并发症,与局部炎症重、手术损伤、切口异物、术后卧床等多种原因有关。一旦诊断为急性阑尾炎,应早期手术,术后早期离床活动可适当预防此并发症。粘连性肠梗阻病情重者须手术治疗。

4. **阑尾残株炎** 阑尾残端保留过长超过 1cm 时,或者粪石残留,术后残株可炎症复发,仍表现为阑尾炎的症状。应行钡剂灌肠透视检查以明确诊断。症状较重时应再次手术切除阑尾残株。

5. **粪瘘** 很少见。产生术后粪瘘的原因有多种,阑尾残端单纯结扎,其结扎线脱落;盲肠患有结核、癌症等;盲肠组织水肿脆弱术中缝合时裂伤。粪瘘发生时如已局限化,不至发生弥漫性腹膜炎,类似阑尾周围脓肿的临床表现。如为非结核或肿瘤病变等,一般经非手术治疗粪瘘可闭合自愈。

(李沣员　徐　皓)

第九节　消化道穿孔的诊治

急性穿孔是胃十二指肠溃疡的常见并发症。它起病急、变化快、病情重,需要紧急处理,若诊治不当可危及生命。十二指肠溃疡穿孔男性较多,而胃溃疡穿孔多见于老年女性。绝大多数十二指肠溃疡穿孔发生在球部前壁,胃溃疡穿孔 60% 发生在胃小弯。我国南方发病率高于北方,城市高于农村。可能与饮食、工作环境等因素有关。秋冬、冬春之交是高发季节。

一、案例相关知识

1. 急性胃十二指肠溃疡穿孔的诊断方法。
2. 其他急腹症的鉴别诊断。
3. 急性胃十二指肠溃疡穿孔的治疗方法。

二、案例内容介绍

（一）情景模拟用物准备清单

1. **模拟诊疗室** 检查床、废弃物处置箱。
2. **基础医疗物品** 治疗车、手电筒、体温计、血压计、治疗巾、弯盘、消毒棉签、污物盒、听诊器、胶布、无菌手套、胃管、20ml 注射器、石蜡油、盛有清洁水的换药碗、别针、无菌纱布、负压吸引球。
3. **SP、胃管留置模型**

（二）场景介绍

【场景3-13】

患者丁某,男,65 岁,12h 前无明显诱因突然出现上腹部疼痛,伴恶心呕吐。平素体健,无传染病史。

请根据以上信息,结合必要的体格检查与辅助检查后给出初步诊断。

备注1:如考生要求检查患者生命体征及专项体检,正确完成查体动作后,给出对应查体信息:T 38.2℃、P 105 次/min、R 18 次/min、BP 110/85mmHg,腹部平坦。全腹压痛及反跳痛,腹部呈板样腹,全腹未触及包块,肝脾肋下未触及,Murphy 征阴性,肠鸣音消失。

备注2:如考生要求患者行急诊血常规检查,给出表3-16。

备注3:如要求患者行 X 线检查,给出图3-12(膈下游离气体,考虑消化道穿孔)。

表3-16　血常规检查

简称	项目	结果	单位	参考范围
WBC	白细胞	18.43↑	10^9/L	3.50~9.50
LY%	淋巴细胞百分比	34.55	%	20.00~50.00
MO%	单核细胞百分比	3.70	%	3.00~10.00
NE%	中性粒细胞百分比	86.54↑	%	40.00~75.00
EO%	嗜酸性粒细胞百分比	2.21	%	0.40~8.00
BA%	嗜碱性粒细胞百分比	0.15	%	0.00~1.00
RBC	红细胞	4.33	10^{12}/L	3.80~5.10
HGB	血红蛋白	133	g/L	115~150
PLT	血小板	249	10^9/L	100~300
PCT	血小板压积	0.27	%	0.10~0.28

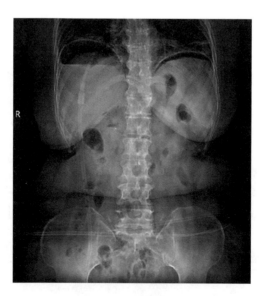

图3-12　X线检查

【场景3-14】

相关检查及术前准备完善后,拟行急诊插胃管,请完成相应操作,并简述诊疗原则。

(三) 参考评分表(表3-17)

表3-17 参考评分表

判断标准	满分	实际得分	备注
1. 病史采集(主诉、现病史、既往史、个人史及家族史)每项3分,特别询问既往是否有溃疡病史,服用药物史(非甾体抗炎药或皮质激素等)。	15		
2. 向患者做好解释工作,告知接下来的体格检查的目的,取得患者理解。	3		
3. 腹部视诊:被检者仰卧位,双腿屈起,站在其右侧(1),从上腹部至下腹部视诊全腹或从左下腹开始逆时针方向视诊全腹(1)。考生视线处于与被检查者腹平面同水平(1),自侧面沿切线方向观察(1)。口述视诊内容,包括腹部的颜色、外观、有无肿块等(1)。	5		
4. 腹部听诊:将听诊器体件置于腹壁上,全面听诊各区,注意上腹部、中腹部、腹部两侧及肝、脾各区。口述听诊内容:肠鸣音性状及次数。肠鸣音减弱或消失。	5		
5. 腹部叩诊:从左下腹开始逆时针方向至右下腹部,再至脐部。叩诊肝浊音界缩小或消失,可闻及移动性浊音。	5		
6. 腹部触诊:站被检者右侧,前臂基本在患者腹部表面同一水平(1),先以全手掌放于腹壁上,使患者适应片刻(1),检查者此时可感受患者腹壁紧张程度,然后以轻柔动作开始触诊,触诊时应避免用指尖猛戳腹壁(1)。检查完一个区域后,考生的手应提起并离开腹壁(1),再以上述手法检查下一区域(1)。口述腹壁紧张度增加:强直呈木板状,不易压陷(2)。先从左下腹开始(1),逆时针方向进行触诊(1),原则上先触诊健康部位,逐步移向病痛部位(1)。	10		
7. 实验室检查:血常规、血尿淀粉酶、尿常规和粪常规(适龄女性患者应查尿hCG或血hCG)。	5		
8. 影像学检查:腹部立位平片或腹部CT。	5		
9. 给出初步诊断——急性胃十二指肠穿孔。	5		
10. 给出进一步治疗计划。	5		
11. 告知患者及患者家属病情及即将采取的治疗方式,取得知情同意。	5		
12. 准备用品,嘱患者取舒适半卧位,询问鼻腔病史,检查双侧鼻腔通气性(双侧鼻腔通畅方可进行)。	4		
13. 铺治疗巾,放弯盘,清洁单侧鼻腔,悬挂听诊器,提前准备胶布(2条)。	2		

续表

判断标准	满分	实际得分	备注
14. 戴手套,检查胃管(有效期,包装是否漏气,使用注射器检查通畅性)。	2		
15. 测量插入长度:前额发际至剑突的距离,做一标记,一般成人在45~55cm。	2		
16. 石蜡油润滑胃管。	2		
17. 插胃管(注意手势,14~16cm嘱吞咽,插入合适长度)插管过程中患者出现不能发声,呼吸困难,胃管末端感到有气流等情况时,胃管有可能误入气管内,必须观察患者反应,拔出重插。	3		
18. 嘱患者张口确认无盘绕,胶布固定于鼻翼,另一条贴面颊。	2		
19. 检查:抽吸胃液,听诊器听气过水声,将尾端置水中观察有无气泡(三种方法选择一种即可)。	3		
20. 拭去口角分泌物,撤去弯盘,脱手套,胃管尾端用纱布包绕,贴好,撤去治疗巾。	2		
21. 别针固定胃管尾端于肩部:用衣服包绕,勿直接夹在胃管上。安装负压吸引球。	2		
22. 嘱咐患者:有无不适,不可自行拔管,必要时呼叫医护人员,整理物品离开。	2		
23. 操作熟练、美观。	3		
24. 人文关怀、爱伤观念。	3		
总分	100		

评分者签名: 日期:

三、引导性反馈要点

(一) 掌握急性胃十二指肠溃疡穿孔的病因和病理变化

1. **病因** 十二指肠溃疡穿孔多发生在球部前壁。而胃溃疡穿孔多见于胃小弯。溃疡穿孔后酸性的胃内容物流入腹腔,引起化学性腹膜炎。腹膜受到刺激产生剧烈腹痛和渗出。6~8h后细菌开始繁殖,逐渐形成化脓性腹膜炎。

2. **病理变化** 常见病菌为大肠埃希菌、链球菌。大量液体丢失加上细菌毒素吸收,可以造成休克。胃十二指肠后壁溃疡穿孔,可在局部导致粘连包裹,形成慢性穿透性溃疡。

(二) 急性胃十二指肠溃疡穿孔的临床表现

1. **临床表现** 患者多有溃疡病史,部分患者有服用阿司匹林等非甾体抗炎药或皮质激素病史。患者在穿孔发生前常有溃疡症状加重或有过度疲劳、精神紧张等诱发因素。患者突发上腹部剧痛,呈"刀割样",腹痛迅速波及全腹。患者面色苍白、出冷汗。常伴有恶心、呕吐。严重时可伴有血压下降。患者的临床表现与其穿孔的大小、时间、部位,是否空腹以及年龄和全身状况密切相关。

2. **体格检查和实验检查** 患者表情痛苦,取屈曲体位,不敢移动。腹式呼吸减弱或消失,全腹压痛,但以穿孔处最重。腹肌紧张呈"板状腹",反跳痛明显。肠鸣音减弱或消失。叩诊肝浊音界缩小或消失,可闻移动性浊音。实验室检查白细胞计数升高,立位 X 线检查膈下可见新月状游离气体影。腹部 CT 可见腹腔游离气体影。

(三) 急性胃十二指肠溃疡穿孔的诊断与鉴别诊断

1. **诊断** 既往有溃疡病史,突发上腹部刀割样剧痛,加上典型的"板状腹"腹部体征和 X 线检查的膈下游离气体或腹部 CT 检查腹腔存在游离气体影,可以确定诊断。高龄、体弱以及空腹小穿孔患者的临床表现和腹部体征可以表现不典型,需要详细询问病史和仔细体格检查进行鉴别。

2. **鉴别诊断** 需要与下列疾病鉴别。

(1) 急性胆囊炎:表现为右上腹绞痛或持续性疼痛伴阵发加剧,疼痛向右肩放射,伴畏寒发热。右上腹局部压痛、反跳痛,可触及肿大的胆囊,Murphy 征阳性。胆囊坏疽穿孔时有弥漫性腹膜炎表现,但 X 线检查膈下无游离气体。超声或腹部 CT 检查提示胆囊炎或胆囊结石。

(2) 急性胰腺炎:急性胰腺炎的腹痛发作一般不如溃疡急性穿孔者急骤,腹痛多位于上腹部偏左并向背部放射。腹痛有一个由轻转重的过程,肌紧张程度相对较轻。血清、尿液和腹腔穿刺液淀粉酶明显升高。X 线检查膈下无游离气体,CT、超声检查提示胰腺肿胀,周围渗出。

(3) 急性阑尾炎:溃疡穿孔后消化液沿右结肠旁沟流到右下腹,引起右下腹痛和腹膜炎体征,可与急性阑尾炎相混。但阑尾炎一般症状比较轻,体征局限于右下腹,无腹壁板样强直,X 线检查无膈下游离气体。

(四) 急性胃十二指肠溃疡穿孔的治疗原则

1. **保守治疗** 适用于症状轻,一般情况好的单纯性空腹较小穿孔。主要采用胃肠减压、补液和全身给予抗生素治疗。治疗 6~8h 后,病情不见好转,或反而加重,则应及时改为手术治疗。治疗策略:禁食、胃肠减压、抗感染、制酸、维持水和电解质平衡、营养支持等治疗。

2. **手术治疗** 在胃肠减压和积极抗休克治疗的同时准备手术。

急性胃十二指肠溃疡穿孔以穿孔缝合术为主要术式,穿孔缝合术后仍需正规的抗溃疡药物治疗。彻底性的手术可以选择胃大部切除术,它可以一次性解决穿孔和溃疡两个问题。迷走神经切断术已很少应用。穿孔时间短,估计腹腔污染轻微者可选择腹腔镜方式;穿孔时间长,估计腹腔污染重者应选择开腹方式。行胃溃疡穿孔缝合术时,如操作无困难可先楔形切除溃疡,然后再行贯穿缝合,以期望对合缘为正常胃组织。但十二指肠溃疡穿孔因肠腔窄小,为避免造成流出道狭窄,则不宜采取此方式。

(五) 熟练掌握胃管置入术的操作流程

1. **物品准备** 治疗车、手电筒、治疗巾、弯盘、消毒棉签、污物盒、听诊器、胶布、手套、胃管、20ml 注射器、石蜡油、盛有清洁水的换药碗,别针,纱布(检查各物品的有效期和是否开封)、负压吸引球。

2. **操作过程**

(1) 备齐用物,携至患者床旁,核对患者。协助患者取半坐卧位,操作者洗手,戴口罩,戴好手套。检查患者鼻腔,清洁鼻孔。

（2）铺治疗巾，置弯盘于口角，取出胃管，测量胃管插入长度，成人插入长度为 55～60cm，测量方法有以下两种：一是从前额发际至胸骨剑突的距离；二是由鼻尖至耳垂再到胸骨剑突的距离。

（3）用石蜡油棉球滑润胃管前端。沿选定的鼻孔插入胃管，先稍向上而后平行再向后下缓慢轻轻地插入，插入 14～16cm（咽喉部）时，嘱患者做吞咽动作，当患者吞咽时顺势将胃管向前推进。直至预定长度。初步固定胃管，检查胃管是否盘曲在口中。

（4）确定胃管位置，通常有三种方法：一是将胃管末端置于盛水的治疗碗内，无气泡逸出；二是抽取胃液法，这是确定胃管是否在胃内最可靠的方法；三是听气过水声法，即将听诊器置患者胃区，快速经胃管向胃内注入 10ml 的空气。听到气过水声确认胃管在胃内后，用纱布拭去口角分泌物，撤弯盘，摘手套，用胶布将胃管固定于面颊部。将胃管末端反折，用纱布包好，撤治疗巾，用别针固定于枕旁或患者衣领处。

（5）协助患者取舒适卧位，询问患者感受。整理用物。

3. 注意事项

（1）在插管过程中患者出现恶心时应暂停片刻，嘱患者做深吸气，以分散患者的注意力，缓解紧张，减轻胃肌收缩；如出现呛咳、呼吸困难提示导管误入喉内，应立即拔管重插；如果插入不畅时，切忌硬性插入，应检查胃管是否盘在口咽部，可将胃管拔出少许后再插入。

（2）昏迷患者插管时，应将患者头向后仰，当胃管插入会厌部时约 15cm，左手托起头部，使下颌靠近胸骨柄，加大咽部通道的弧度，使管端沿后壁滑行，插至所需长度。

（3）插管动作要轻稳，特别是在通过咽喉食管的三个狭窄处时，以避免损伤食管黏膜。操作时强调是"咽"而不是"插"。

（六）案例总结参考

急性胃十二指肠溃疡穿孔属于急腹症的一种，必须提高警惕，不能误诊错诊。消化道穿孔一般会突发上腹部剧烈刀割样疼痛，体格检查包括腹膜刺激征（板状腹、压痛、反跳痛），肝浊音界消失，肠鸣音减弱或消失，实验室检查发现白细胞明显增高，中性粒细胞比例增高，X线提示膈下游离气体。而消化道穿孔的治疗包括手术治疗和非手术治疗。对于一般的消化道穿孔，确诊后应行胃肠减压（尽快置入胃管），适当术前准备后尽快行剖腹探查，清除腹腔积液，充分引流。手术方式包括单纯修补和胃大部切除。

四、相关知识拓展

不同病因的消化道穿孔的诊治原则如下。

1. 胃十二指肠溃疡穿孔

（1）诊断要点：①腹痛剧烈；②腹膜刺激征明显；③常有休克现象；④穿孔渗液沿结肠旁沟注入右下腹，需与急性阑尾炎鉴别，横膈下察及游离气体一般可资鉴别。

（2）治疗原则：①单纯修补：适用于穿孔时间长，腹腔污染严重，全身情况很差，不能耐受胃大部分切除术者。②胃大部分切除：B-Ⅰ式吻合、B-Ⅱ式吻合、Roux-Y 式吻合。

2. 外伤性肠穿孔

（1）诊断要点：①腹痛、恶心呕吐、腹膜刺激征；②X线见膈下游离气体；③穿刺所得腹腔渗液中发现肠内容物；④因腹部外伤后腹壁本身有压痛，患者反应性较正常人差，需每隔一定时间重复检查、反复对比,方可确定诊断。

（2）治疗原则:①单纯修补:适用于小的裂孔;②肠袢切除:适用于大的断裂如结直肠,需外置造瘘,二期吻合;③注意探查穿孔数目,腹膜后肠段是否有穿孔。

3. 结直肠癌穿孔 左半结肠癌的继发穿孔概率较大,因粪便已呈块样,癌肿多为硬化型,肠腔较狭窄。

（1）诊断要点:癌肿穿破之前多有黏液血便、贫血、腹部隐痛、局部包块等。癌肿穿破后与一般穿孔性腹膜炎无异,表现为全腹痛、压痛,腹内有游离气体和含粪渗液,通过 X 线、CT 和腹腔穿刺可基本诊断,确诊需要病理。

（2）治疗原则:根据癌肿的病期早晚、患者的全身情况做出综合判断。

1）保守治疗:患者全身情况极差,不能耐受麻醉和手术。

2）手术治疗:①癌肿切除+远端封闭近端造瘘。②肠外置造瘘。

4. 肠伤寒穿孔

（1）诊断要点:①肠伤寒多有 2~3 周的高热、缓脉和白细胞数减少;②突发腹痛,右下腹为主,伴腹膜刺激征;③伤寒的确诊多需要涂片检查和病理切片。

（2）治疗原则:①单纯修补:单个小穿孔;②肠切除吻合:多处穿孔或肠壁有大片坏死;③肠外置造瘘:全身情况不佳,局部病变严重不宜做肠切除。

（李沣员　徐　皓）

第十节　肾挫裂伤的诊治

外部创伤造成的肾损伤在所有泌尿生殖道创伤中仅次于尿道损伤,居第二位。肾损伤多见于成年男性,男女比例约为 3∶1。其原因有交通事故、剧烈的竞技运动、暴力性犯罪等。临床症状主要表现为腰痛及血尿。

肾挫伤是一种比较多见的肾损伤,肾组织损伤程度较轻,肾包膜和肾盂大多保持完整,肾实质内产生瘀血或血肿,并有少量血液流入肾盂导致血尿。肾挫伤在 X 线片上可不呈现形态上的改变,一般均能自愈而不造成严重后果。肾裂伤表现为肾实质有一处或多处较深裂口。裂口若与肾盂肾盏相通,血尿严重。若伴有包膜破裂,血及尿外渗在肾周围形成血肿。轻微的肾损伤可采取保守治疗,严重肾部分裂伤、肾全层裂伤及肾蒂血管损伤则需尽早进行手术。

一、案例相关知识

1. 肾损伤的诊断要点。

2. 肾损伤相关检查的判读。

3. 腹部体格检查。

4. 肾损伤的治疗原则。

二、案例内容介绍

（一）场景模拟用物准备清单

1. 模拟诊疗室 检查床、手术台、废弃物处置箱。

2. **基础医疗物品** 治疗车、治疗盘、一次性导尿包、20ml 注射器、生理盐水、消毒剂（碘酊、酒精、聚维碘酮）、卵圆钳 3 把、巾钳 4 把、无菌纱布或棉球、治疗巾 4 块、中单 2 块、大单 1 块。

3. **SP、男性导尿模型**

（二）场景介绍

【场景 3-15】

患者张某，男，52 岁，右腰部被电动车撞到后约 1h，诉右腰部剧痛，小便出血。遂来医院就诊。平素体健，无传染病史。

请对患者进行必要的体格检查，结合相关的辅助检查，给出初步诊断。

备注 1：如考生要求检查患者生命体征及专项体检，正确完成查体动作后，给出对应查体信息：T 36.5℃、P 88 次/min、R 20 次/min，BP 90/60mmHg，右腰部剧烈疼痛。精神较差，无恶心、呕吐。

备注 2：如要求患者行腹部超声检查，给出图 3-13（肾挫裂伤，右肾包膜下血肿考虑。建议进一步检查。膀胱内凝血块考虑）。

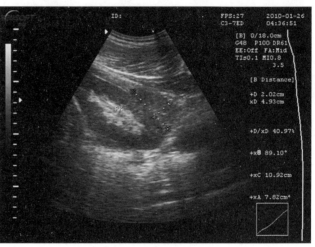

图 3-13 肾超声图像

备注 3：如要求患者行腹部 CT 检查，给出图 3-14（右侧肾挫裂伤）。

备注 4：如要求患者行尿常规检查，给出表 3-18。

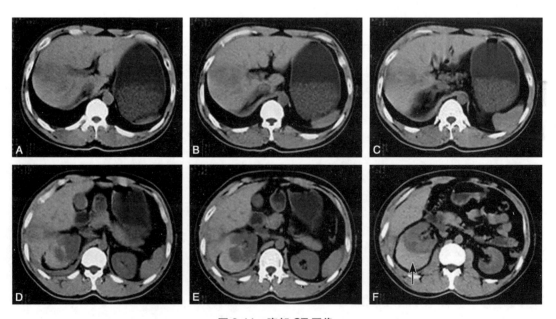

图 3-14 腹部 CT 图像

表3-18 尿常规检查

简称	项目	结果	参考范围
BLD	尿潜血	++	阴性
BIL	尿胆红素	阴性	阴性
URP	尿胆原	阴性	阴性
PRO	尿蛋白	阴性	阴性

【场景3-16】

请根据上述结果,完成导尿术操作,在描述治疗原则后进行消毒铺单操作。

(三) 参考评分表(表3-19)

表3-19 参考评分表

判断标准	满分	实际得分	备注
1. 给出初步诊断——肾损伤。	5		
2. 快速的腹部体格检查:膀胱区触诊或叩诊(3)、确定膀胱充盈度(2)。	5		
3. 解释操作目的(1)、取得知情同意(1),协助患者采取舒适体位,注意保暖(1)。	3		
4. 检查物品完好齐全、有效期。	2		
5. 核对患者基本信息(2)、七步洗手法洗手(3)。	5		
6. 清洁会阴并初步消毒。	2		
7. 正确佩戴无菌手套(3),铺洞巾(3)。	6		
8. 正确打开导尿包,不污染,顺序及放置合理。	5		
9. 正确使用无菌镊(2),消毒尿道口方法正确(3)。	5		
10. 润滑导尿管(2),检查气囊有无漏气(2),导尿管是否通畅(2),连接集尿袋(2)。	8		
11. 插入尿管方法正确。	5		
12. 观察插管深度及引流情况(3),注入气囊(2)。	5		
13. 固定导尿管及集尿袋(1),整理用品(1),协助患者整理衣物(1),交代注意事项(2)。	5		
14. 洗手(2),记录尿量、尿液颜色(2),标本及时送检(2)。	6		
15. 治疗原则:紧急处理,抗休克治疗,同时准备行剖腹探查。	5		
16. 口述穿手术衣,进行外科刷手。	4		
17. 从护士或助手手中接过盛有消毒棉球的碗盘和消毒钳,以切口为中心消毒皮肤3遍,顺序、范围正确。	5		
18. 铺治疗巾,注意抓握部位(1)、顺序(2)、范围(2)、无菌原则(1)。	6		
19. 铺中单,先下方再上方。	3		
20. 铺大单,开口正对切口(1),先向上展开盖住麻醉架(1),再向下展开盖住托盘及床尾(1),翻折握持部位以防手污染(1)。	4		

续表

判断标准	满分	实际得分	备注
21. 操作熟练、美观。	3		
22. 人文关怀、爱伤观念。	3		
总分	100		

评分者签名： 日期：

三、引导性反馈要点

(一)掌握肾挫裂伤分类

按损伤病因的不同,可分为开放性损伤、闭合性损伤和医源性损伤。

1. 开放性损伤 主要由弹片、枪弹、刀刃等锐器损伤导致,损伤复杂而严重,常伴有胸、腹部等其他组织器官损伤。

2. 闭合性损伤 因直接暴力(如撞击跌打、挤压、肋骨或横突骨折等)或间接暴力(如对冲伤、突然暴力扭转等)所致,大部分损伤程度较轻。

3. 医源性损伤 经皮肾穿刺活检、肾造瘘、经皮肾镜碎石术、体外冲击波碎石等医疗操作有可能造成不同程度的肾损伤。此外,肾本身病变如肾积水、肾肿瘤和肾结核时更易受损伤,有时极轻微的创伤也可造成严重的"自发性"肾破裂。

由于损伤的病因和程度不同,有时多种类型的肾损伤同时存在。如图 3-15 所示,可根据损伤的程度将肾损伤分为以下病理类型。

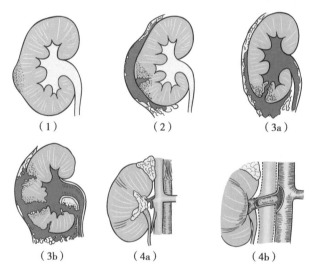

（1） （2） （3a）

（3b） （4a） （4b）

图 3-15 肾损伤的病理类型
(1)肾挫伤;(2)肾部分裂伤;(3a)、(3b)肾全层裂伤;
(4a)、(4b)肾蒂血管损伤。

1. 肾挫伤 损伤仅局限于部分肾实质,形成肾瘀斑和/或包膜下血肿,肾包膜及肾盏肾盂黏膜完整。损伤涉及肾集合系统可有少量血尿。

2. 肾部分裂伤 肾近包膜部位裂伤伴有肾包膜破裂,可致肾周血肿。若肾近集合系统部位裂伤伴有肾盏肾盂黏膜破裂,则可有明显血尿。

3. **肾全层裂伤**　肾实质深度裂伤,外及肾包膜,内达肾盏肾盂黏膜,此时常引起广泛的肾周血肿、血尿和尿外渗。肾横断或碎裂时,可导致部分肾组织缺血。

4. **肾蒂血管损伤**　比较少见。肾蒂或肾段血管的部分或全部撕裂,可引起大出血、休克。由于此类损伤可引起肾急剧移位,肾动脉突然被牵拉,致血管内膜断裂,形成血栓,造成肾功能丧失。

晚期病理改变:由于持久尿外渗形成的尿囊肿;血肿、尿外渗引起组织纤维化,压迫肾盂输尿管交界处导致肾积水;开放性肾损伤偶可发生动-静脉瘘或假性肾动脉瘤;部分肾实质缺血或肾蒂周围纤维化压迫肾动脉,可引起肾血管性高血压。

在实际工作中,常参考如表 3-20 所示标准对肾损伤进行临床分级,此分级的示意图如图 3-16 所示。

表 3-20　肾损伤分级(美国创伤外科协会肾损伤分级)

级别	病理分型	临床表现
I	挫伤	肉眼或镜下血尿,其他泌尿系统检查正常
	血肿	无肾实质裂伤的包膜下血肿
II	血肿	腹膜后肾周血肿
	撕裂伤	<1cm 的肾皮质裂伤,无尿外渗
III	撕裂伤	>1cm 的肾皮质裂伤
		无尿外渗及集合系统裂伤
IV	撕裂伤	肾皮质、髓质及集合系统全层裂伤
	血管损伤	肾动脉或静脉主要分支损伤伴出血
V	撕裂伤	肾碎裂
	血管损伤	肾门血管撕裂,肾无血供

注:III级及其以下的双侧损伤,其分级应较单侧损伤高一级。

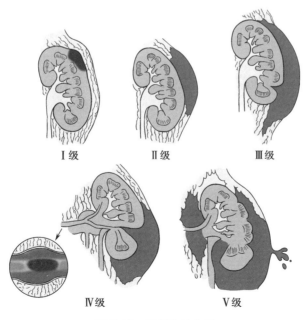

I级　　II级　　III级

IV级　　V级

图 3-16　肾损伤的分级

（二）肾损伤的治疗

肾损伤的处理与损伤程度直接相关。轻微肾挫伤一般症状轻微,经短期休息可以康复,大多数患者属于此类损伤。多数肾部分裂伤可行非手术治疗,仅少数需手术治疗。

1. 紧急治疗 有大出血、休克的患者需迅速给予抢救措施,观察生命体征,进行输血、补液等抗休克治疗,同时明确有无合并其他器官损伤,作好手术探查的准备。

2. 非手术治疗

（1）绝对卧床休息2~4周,病情稳定、血尿消失后才可以允许患者离床活动。通常损伤后4~6周肾部分裂伤才趋于愈合,过早过多离床活动,有可能再度出血。恢复后2~3个月内不宜参加体力劳动或竞技运动。

（2）定时测量血压、脉搏、呼吸、体温,注意腰、腹部肿块范围有无增大。观察每次排出的尿液颜色深浅的变化。定期检测血红蛋白和血细胞比容。必要时可重复B超或CT检查。

（3）及时补充血容量和热量,维持水、电解质平衡,保持足够尿量,必要时输血。

（4）早期合理应用抗生素预防感染。

（5）适量使用止痛、镇静剂和止血药物。

3. 手术治疗

（1）开放性肾损伤:几乎所有这类损伤的患者都要施行手术探查,特别是枪伤或从前面腹壁进入的锐器伤,需经腹部切口进行手术,包括清创、缝合及引流,并探查腹部脏器有无损伤。

（2）闭合性肾损伤:一旦确定为严重肾部分裂伤、肾全层裂伤及肾蒂血管损伤需尽早经腹进行手术。若肾损伤患者在非手术治疗期间发生以下情况,则需施行手术治疗:①经积极抗休克后生命体征仍未见改善,提示有内出血;②血尿逐渐加重,血红蛋白和血细胞比容继续降低;③腰、腹部肿块明显增大;④怀疑有腹腔脏器损伤。

手术方法为经腹部切口施行手术,先探查并处理腹腔损伤脏器,再切开后腹膜,显露并阻断肾蒂血管,而后切开肾周筋膜和脂肪囊,探查伤侧肾,快速清除血肿,依具体情况选择做肾修补、肾部分切除术或肾切除。必须注意,在未控制肾动脉之前切开肾周筋膜,往往难以控制出血。应尽可能地行肾修补术,只有在严重肾全层裂伤或肾蒂血管损伤,无法修复,而对侧肾功能良好时,才可施行患肾切除。

（3）医源性肾损伤:根据损伤程度应及时在原有手术基础上改变手术方式,如经皮肾镜穿刺损伤,出血较多时,可改变穿刺部位,或停止手术,或改为其他手术方法。

4. 介入治疗 适用于肾损伤合并出血但血流动力学稳定,或由其他损伤不宜手术或延迟性再出血的情况。为最大限度地保留肾功能,条件允许情况下可以选择性肾动脉栓塞术进行止血。

（三）案例总结参考

肾损伤多由强大的外来暴力所致,多数临床表现为腰痛、腰部肿块、血尿和休克等,少数隐匿性损伤临床症状不易察觉,容易贻误病情,常导致严重后果。肾损伤的并发症分为早期和晚期。早期并发症是指损伤后6周内发生的威胁患者健康的情况,如继发性出血、尿外渗、肾周围脓肿、急性肾小管坏死以及尿瘘等;晚期并发症包括高血压、结石、慢性肾功衰竭和动静脉瘘等。

病情较轻的肾损伤患者可采取保守治疗的方法,通常包括绝对卧床休息、生命体征监测、营养支持等,待病情稳定、血尿消失后才可允许患者离床活动。通常损伤后 4~6 周肾部分裂伤才趋于愈合,过早离床活动,有可能引起再度出血。严重肾损伤患者往往有休克、感染等危及生命的表现,需要及时的补液、输血、抗休克、抗感染以及其他支持治疗,密切关注血尿等临床症状的进展,同时做好手术探查以及治疗的准备。

发生肾损伤后,护理人员在密切观察患者病情的同时,要向患者宣讲损伤后的注意事项。要严格按医嘱卧床休息,以免加重损伤。术后要给予患者心理上的支持,缓解术后生理上的疼痛,取得患者及家属的积极配合。

四、相关知识拓展

(一)肾损伤的紧急处理

Coburn 指出紧急处理肾损伤对保留肾脏有重要意义。创口和肾周组织剖腹填塞纱布垫以控制出血,并在伤后 24h 内取出以探查和评估创伤的程度。该方法常被创伤外科医师用来治疗广泛创伤的患者,也已被普外科医师所采用,而且在处理复杂肾损伤以避免肾切除方面也很有意义。

(二)肾损伤肾切除术的适应证

肾损伤修补受很多因素影响。体温低、凝血功能差的病情不稳定患者,如果对侧肾功能良好则不应冒险进行肾修补术。如前所述,24h 内有计划的紧急处理(处理伤口以控制出血和纠正代谢和凝血异常)为治疗提供了选择机会。对于广泛肾损伤,如行肾修补术危及患者生命,应立即采取完整切除患肾的手术。Nash 和同伴回顾由于肾损伤行肾切除术的病例时发现,77%的肾切除是因为肾实质、血管损伤和严重的复合伤,其余的 23%是在肾修补术中因血流动力学不稳定而被迫施行肾切除术。

(三)肾损伤的并发症

1. **尿外渗** 持久的尿外渗可以导致尿囊肿、肾周感染和肾功能受损。这些患者应早期给予全身抗生素治疗,同时严密观察病情。在多数情况下,尿外渗会自然消退。如果尿外渗持续存在,那么置入输尿管支架常常可以解决问题。非手术治疗并严密观察病情常常可以挽留肾脏。

2. **迟发性出血** 在创伤后数周内都有可能发生,但通常不会超过 3 周。最基本的处理方法为绝对卧床和补液。如果继续出血,可行血管造影确定出血部位后栓塞相应的血管。

3. **肾损伤后肾周脓肿** 发生率较低,持续性的尿外渗和尿囊肿是其典型的前兆。早期可以经皮穿刺引流,必要时切开引流。

4. **创伤后高血压** 报道较少,这是由于患者常常忽视创伤后高血压与肾损伤之间的关联而缺少有效复诊。创伤后合并高血压的机制为:①肾血管创伤,导致肾脏主要血管或其分支的狭窄或阻塞;②血液或尿液外渗压迫肾实质;③创伤后的动静脉瘘。在以上因素的作用下,肾素-血管紧张素系统由于部分肾缺血而活性增加,从而引起高血压。一般先行内科治疗,如药物治疗无效,可行血管成形术、肾部分切除术或患肾切除术。

(李　普　李光耀)

第十一节　膀胱损伤的诊治

膀胱位于盆腔内,顶部及后方为腹膜所覆盖,其余部分无浆膜层。空虚时位于骨盆深处,受到腹壁肌肉、骨盆及其他软组织的保护,除贯通伤或骨盆骨折外,较少为外界暴力所损伤。但膀胱在充盈时受到突然外力打击,内部压力骤然升高,易导致膀胱破裂。医源性膀胱损伤临床较为多见,常见于妇产科手术和直肠手术并发症。

一、案例相关知识

1. 膀胱损伤的诊断方法。
2. 膀胱损伤相关疾病的鉴别诊断。
3. 导尿及膀胱造影操作方法。
4. 膀胱损伤的治疗方法。

二、案例内容介绍

(一) 情景模拟用物准备清单

1. **模拟诊疗室**　检查床、废弃物处置箱。
2. **基础医疗物品**　治疗车、治疗盘、一次性导尿包、20ml 注射器、生理盐水、造影剂(标签标注)、无菌手套、无菌纱布、心电监护仪、电极片、体温计。
3. SP、男性导尿模型

(二) 场景介绍

【场景 3-17】

患者张某,男,37 岁,2h 前饮酒后骑车回家意外摔伤,下腹部撞至车把手,当时感下腹部胀痛。现来院就诊,诉下腹部疼痛,无法排尿。平素体健,无传染病史。

请进行简单的一般及专科体格检查,结合相关辅助检查后给出初步诊断。

备注 1:如考生要求检查患者生命体征及专项体检,正确完成查体动作后,给出对应查体信息:T 37.6℃、P 95 次/min、R 18 次/min、BP 110/85mmHg,下腹部皮肤青紫,未见明显活动性出血。全腹肌肉稍紧张,耻骨上区压痛,下腹部反跳痛。

备注 2:如要求患者行腹部 CT 检查,给出图 3-17(腹腔各脏器未见明显异常,盆腔积液,膀胱内见血块)。

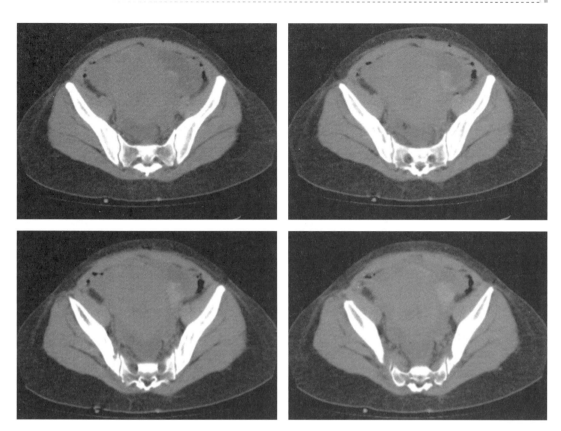

图 3-17 膀胱 CT 检查

【场景 3-18】

请进行膀胱造影检查，并判读膀胱造影结果。

备注 3：在考生正确完成膀胱造影操作后，给出图 3-18。

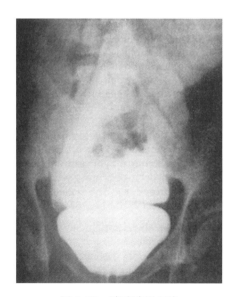

图 3-18 膀胱造影图像

（三）参考评分表（表 3-21）

表 3-21　参考评分表

判断标准	满分	实际得分	备注
1. 给出初步诊断——腹痛待查：膀胱破裂？	5		
2. 核对患者基本信息（3）、七步洗手法洗手（2）。	5		
3. 快速的腹部体格检查：膀胱区触诊或叩诊。	5		
4. 解释操作目的（2）、取得知情同意（1）。	3		
5. 检查物品完好齐全（1）、有效期（2）。	3		
6. 协助患者采取舒适体位。	2		
7. 充分暴露操作部位（2），注意保护患者隐私，如设置屏风等（1）。	3		
8. 正确打开导尿包外层（1），戴手套（1），初步消毒会阴（范围正确 1+方法得当 1）。	4		
9. 脱第一副手套（1），正确打开导尿包内层（1）。	2		
10. 正确佩戴无菌手套（2），铺洞巾（2）。	4		
11. 检查物品齐全（2）及尿管气囊完好（3）。	5		
12. 再次消毒尿道口至冠状沟 3 遍。	3		
13. 尿管润滑（2），末端放入弯盘（2），一手提起阴茎与腹壁成 90°（2），另一手持镊子夹持尿管插入尿道（2）20～22cm（2）。	10		
14. 见尿液流出后继续插入 5～7cm（2），向水囊内打入 10～15ml 生理盐水（2）。	4		
15. 用 50ml 注射器向膀胱内注入稀释的造影剂 200ml（5），注射手法正确（5）（一手握紧导尿管尾部使之贴合于注射器头部，另一手注射）；要求贴合严密不漏水（5）（漏水量超过 10ml 不得分）。	15		
16. 要求行 C 臂机透视观察造影剂情况（5）并判读结果：腹膜内型膀胱破裂（5）。	10		
17. 留置导尿管，收拾物品。	3		
18. 无菌观念。	5		
19. 操作熟练、美观。	5		
20. 人文关怀、爱伤观念。	4		
总分	100		

评分者签名：　　　　　　　　　　　　　　日期：

三、引导性反馈要点

（一）掌握膀胱损伤的分类

膀胱损伤由于不同病因,所导致的损伤程度及部位也有不同(具体见相关知识拓展)。膀胱损伤病理上可分为挫伤(contusion)和破裂(rupture)两类,后者根据破裂裂口和腹膜关系分为腹膜外型膀胱破裂(extraperitoneal rupture)、腹膜内型膀胱破裂(intraperitoneal rupture)和混合型膀胱破裂。

1. **挫伤**　仅伤及膀胱黏膜或肌层,膀胱壁未被穿破,局部出血或形成血肿,无尿外渗,可发生血尿。

2. **腹膜内型膀胱破裂**　膀胱在充盈状态下受直接暴力撞击,使有腹膜覆盖的膀胱顶部破裂,尿液进入腹腔,形成尿性腹膜炎。如为非感染性尿液,腹膜刺激症状较轻;如为感染性尿液,则腹膜刺激症状较重。由于腹膜吸收能力极强,可在较短时间内使血中尿素氮明显升高。

3. **腹膜外型膀胱破裂**　膀胱前壁、两侧壁或底部破裂,但顶部及后壁腹膜完整。常发生于外伤性骨盆骨折时骨片刺破膀胱壁,尿液外渗到膀胱周围及耻骨后间隙,沿骨盆筋膜达盆底,或沿输尿管周围疏松组织蔓延到腹膜后肾区周围。

4. **混合性膀胱破裂**　同时存在腹膜内及腹膜外型膀胱破裂,多由火器利刃伤所致,常为复合性损伤。

（二）膀胱损伤的诊断方法及鉴别诊断

1. **病史**　患者有下腹部、腰背部或骨盆外伤史,随后出现腹痛、血尿及排尿困难等症状。

2. **临床表现**　膀胱损伤依轻重不同及是否合并其他脏器损伤而有不同临床表现。膀胱壁轻度挫伤可仅有少量血尿,或伴下腹部轻度疼痛,短期内可自行消失。膀胱壁全层破裂时症状明显,腹膜外型和腹膜内型各有其特殊表现。

（1）休克:剧烈的创伤,疼痛和大量失血是休克的主要原因。骨盆骨折或血管损伤可导致失血性休克,尿外渗及腹膜炎继发感染,可致感染性休克。

（2）腹痛:腹膜外型破裂时,尿外渗及血肿进入盆腔及腹膜后间隙引起下腹部疼痛,可导致局部肿胀,可有压痛及腹肌紧张,直肠指检有触痛及饱满感。腹膜内型破裂时,尿液流入腹腔而引起急性腹膜炎症状,腹膜重吸收可致血肌酐和尿素氮升高。

（3）血尿和排尿困难:膀胱壁轻度挫伤可仅有少量血尿,而膀胱壁全层破裂时由于尿外渗到膀胱周围或腹腔内,患者可有尿意,但不能排尿或仅排出少量血尿。

（4）尿瘘:开放性损伤可有体表伤口与膀胱相通而漏尿,如与直肠、阴道相通则经肛门、阴道漏尿。闭合性损伤在尿外渗继发感染后可破溃而形成尿瘘。

3. **体征**　如发现耻骨上区压痛及肌紧张,直肠指检直肠前壁有饱满感及压痛,提示腹膜外膀胱破裂。全腹疼痛及肌紧张,伴压痛及反跳痛,并有移动性浊音,提示腹膜内膀胱破裂。

4. **导尿试验**　膀胱损伤时尿管可顺利插入膀胱,但仅流出少量血尿或无尿流出,而尿道损伤常不易插入。经尿管向膀胱内注入 200~300ml 生理盐水,片刻后吸出,液体外漏时吸出量会减少,腹腔或盆腔内液体回流时吸出量会增多。若液体进出量差异很大,提示膀胱破裂。该方法简便易行,但准确性较差,易受干扰。

5. 放射学检查 腹部 CT 或腹部平片可以发现骨盆或其他骨折。膀胱逆行造影可发现造影剂外漏至膀胱腔外,排空膀胱后摄片更能显示遗留于膀胱外的造影剂。腹膜内膀胱破裂时,可显示造影剂进入腹腔及其衬托的肠袢。CT 膀胱造影也常规用于膀胱损伤的诊断,可在膀胱内逆行灌注造影剂后行 CT 平扫,和膀胱造影一样准确可靠。静脉肾盂造影(intra-venous pyelography)在考虑合并肾或输尿管损伤时采用,同时观察膀胱区有无造影剂外渗。

6. 膀胱镜检查(cystoscopy) 对于医源性膀胱损伤诊断价值较大,膀胱镜下可观察到膀胱损伤的部位和范围,尿道悬吊手术、妇科手术等可能损伤膀胱的手术后采用膀胱镜检查可以排除膀胱损伤。

7. 鉴别诊断 结合外伤、患者症状体征和影像学检查,一般较易诊断膀胱损伤。但应注意腹膜外型和腹膜内型破裂的鉴别,两者的严重程度和治疗方法有所不同。

(三) 熟练掌握导尿及膀胱注水试验/膀胱造影的操作

1. 操作步骤

(1) 术者准备、检查物品,与患者沟通,介绍自己并核对患者姓名、性别、床号等,同时嘱咐操作前注意事项。

(2) 术者站于患者右侧,患者脱去对侧裤腿,取仰卧位,两腿屈膝外展,臀下垫中单。

(3) 术者消毒双手。

(4) 打开导尿包外包装,术者左手戴手套,右手持镊子夹取聚维碘酮棉球,按照从外向内、从上到下的原则消毒阴阜、大腿内侧上 1/3、阴茎、阴囊。

(5) 脱手套,将导尿包放置于患者双腿之间,双手戴手套,铺洞巾。

(6) 整理用品,检查导尿管气囊,连接引流袋,润滑导尿管。

(7) 左手纱布包住患者阴茎,上推包皮,暴露龟头,依次消毒尿道口、龟头及冠状沟 2 次。

(8) 以左手拇指、示指夹持阴茎,并将阴茎提起与腹壁成 90°。手持镊子将涂有无菌润滑油的导尿管缓缓插入尿道,嘱患者张口呼吸,肛门放松。分开尿道口,12~15cm 后遇阻力,左手向下压阴茎至水平位,继续插入约 20cm,见尿后再插入 5~7cm。气囊注水 10ml。向外牵引至稍有阻力。

(9) 将包皮复位。

(10) 将膀胱内尿液引出或无尿液引出,以 50ml 注射器经尿管注入生理盐水 200ml,观察引流液体量。或注入造影剂后行 X 线摄片、CT 检查等。

2. 注意事项

(1) 消毒时按照无菌操作要求及顺序进行,防止感染。

(2) 插入尿管有阻力时可将尿管稍退回后调整阴茎角度再尝试插入。

(3) 男性患者导尿时尽量将导尿管插到分叉处再进行气囊注水。

(4) 选择粗细适宜的导尿管,导尿动作轻柔,以免损伤尿道。

(5) 尿潴留患者如膀胱高度充盈或身体极度虚弱时,一次放尿不超过 800ml,防止膀胱突然减压造成膀胱黏膜急剧充血而引发血尿,同时也可避免腹腔内压力突然下降,大量血液滞留腹腔血管,引起血压突然下降而导致休克。

(四) 模拟课程总结

腹膜外型膀胱损伤通常见于骨盆骨折,腹膜内型膀胱损伤通常见于钝性损伤或者锐器穿通伤,也可伴随骨盆骨折出现。患者通常有明显的非特异性症状,如耻骨上区疼痛、排尿困难、血尿等。体格检查可发现耻骨上压痛,腹肌紧张,肠鸣音消失。在怀疑有膀胱损伤时可进一步予影像学检查。膀胱逆行造影上显示骨盆区域出现高密度、火焰状造影剂是腹膜外型膀胱破裂的典型表现,而腹腔内出现造影剂并衬托出肠轮廓通常是腹膜内型膀胱破裂的表现。对于单纯的腹膜外型膀胱破裂,一般情况良好的患者,可采用保守治疗,留置尿管充分引流。对于开放性损伤或者腹膜内型膀胱损伤,应考虑立即手术修补。

四、相关知识拓展

(一) 膀胱损伤的病因

1. **外伤性损伤** 膀胱在充盈状态下下腹部受到撞击如高处坠落、拳击或踢伤等,可使其最为薄弱、有腹膜覆盖的顶部发生破裂,形成腹膜内型膀胱破裂(图3-19)。外伤致骨盆骨折时,骨片刺破膀胱壁易导致底部破裂,尿液渗入盆腔内,形成腹膜外型膀胱破裂(图3-20)。上述损伤多为闭合性损伤。开放性损伤多见于火器利刃伤,以贯通伤为主,常合并腹部器官和血管损伤,可形成膀胱直肠漏、膀胱阴道瘘、腹壁尿瘘等。

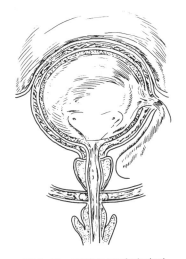

图 3-19　腹膜外型膀胱破裂

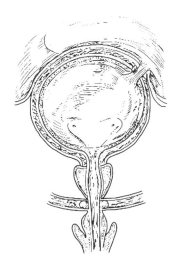

图 3-20　腹膜内型膀胱破裂

2. **医源性损伤**(iatrogenic trauma) 常见于妇科手术、直肠手术并发症,此外尿道悬吊手术,经尿道器械操作,如腔内超声,前列腺电切术、膀胱肿瘤电切术、膀胱结石碎石术等也可能导致膀胱损伤。

3. **自发性膀胱破裂** 病理性膀胱如肿瘤、结核等在膀胱过度膨胀时发生破裂,临床较少见。

(二) 膀胱损伤的治疗

1. **处理原则** 避免尿液进一步外渗,充分引流尿外渗及尽早闭合膀胱壁的缺损。

2. **应急处理** 合并骨盆等损伤致失血性休克时应积极抗休克治疗如输血、输液、镇痛等,并尽早使用广谱抗生素以预防感染。对开放性损伤患者,应尽早行清创探查术。

3. **保守治疗** 膀胱轻度损伤如挫伤或膀胱造影时仅有少量尿液外渗、症状较轻的患者,尤其是腹膜外膀胱破裂时,可从尿道插入导尿管,持续引流尿液2周,保持尿管通畅,预防性使用抗生素,膀胱破裂可自行愈合,拔除尿管之前建议行膀胱造影检查。

4. **手术治疗**　对于开放性损伤、腹膜内损伤均应立即行手术修补。对于保守治疗无效及严重膀胱破裂伴有出血、尿外渗,病情严重患者,也尽早施行手术治疗。如为腹膜内膀胱破裂,应行剖腹探查,吸尽腹腔内液体,探查腹内情况,处理其他脏器损伤,并作腹膜外耻骨上膀胱造瘘,于耻骨后留置引流管,单纯腹膜内型膀胱破裂也可考虑行腹腔镜下修补(图3-21)。如为腹膜外破裂,作下腹部正中切口,腹膜外显露并切开膀胱,清除外渗尿液,可吸收肠线修补膀胱,并作耻骨上膀胱造瘘。探查膀胱同时,应该检查输尿管开口,确定有无清亮尿液流出,任何靠近或者包含输尿管开口的损伤应常规放置输尿管支架管或行输尿管再植术。如有游离骨片或其他异物应予清除,对血肿的处理宜慎重,以免使趋于停止的出血再度活跃。充分引流外渗尿液,使用抗生素预防控制感染。

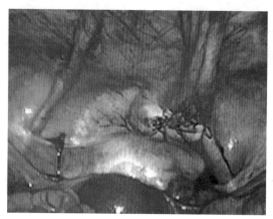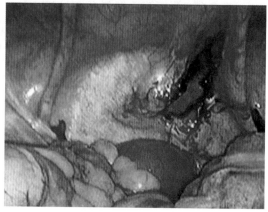

图3-21　腹膜内型膀胱破裂修补术

5. **并发症的处理**　对并发骨盆骨折的患者,应予适当处理。合并结肠及直肠损伤时,应行膀胱及结肠造瘘,并彻底清创后修补膀胱及肠道损伤处,待伤口愈合后再去除膀胱造瘘管,封闭结肠造瘘。盆腔血肿应尽量避免切开,以免再次引发大出血,出血难以控制时可行选择性盆腔血管栓塞术。早期适当的手术治疗以及抗生素的合理应用可大大减少损伤的并发症。

(秦　超　曹　强)

第十二节　输尿管结石的诊治

尿石症又称为尿路结石,为最常见的泌尿外科疾病之一。尿路结石可分为上尿路结石和下尿路结石,前者是肾结石和输尿管结石,后者是膀胱结石和尿道结石。男女发病比例为3:1,上尿路结石男女比例相近,下尿路结石男性明显多于女性。好发年龄在25~40岁。尿石症的形成机制尚未完全清楚,许多资料显示,尿路结石可能是多种影响因素所致,包括年龄、性别、种族、遗传、环境因素、饮食习惯和职业,身体的代谢异常、尿路的梗阻、异物和药物的使用也是结石形成的常见病因。重视和解决这些问题,能够减少结石的形成和复发。

一、案例相关知识

1. 输尿管结石的诊断要点。

2. 输尿管结石相关检查的判读。

3. 腹部体格检查。

4. 输尿管结石的治疗原则。

二、案例内容介绍

（一）场景模拟用物准备清单

1. 模拟诊疗室 检查床、废弃物处置箱。

2. 基础医疗物品 治疗车、治疗盘、体外超声碎石机、盛有清水的换药碗、聚维碘酮棉球、无菌纱布、无菌手套。

3. SP、体外超声碎石模型

（二）场景介绍

【场景3-19】

患者杨某，男，55岁，间断右侧腰痛伴血尿3个月。

3个月前，患者右侧腰部胀痛，阵发性，活动后出现血尿并伴轻度尿急、尿频、尿痛。去医院就诊，反复化验尿中有较多红细胞、白细胞，给予抗炎治疗。1个月前B超发现右肾积水，来我院就诊，腹平片未见异常。发病以来，食欲及大便正常。近2年来有时双足趾红肿痛，疑有"痛风"，未作进一步检查。否认肝炎，结核等病史。

请根据以上信息行必要的体格检查以及辅助检查后给出初步判断，并给出进一步治疗方案。

备注1：如要求患者行腹部CT检查，给出图3-22。

备注2：假设患者在病程中出现畏寒发热，并伴有寒战。考官主动提出为缩短病程，立即行体外冲击波碎石术，要求考生对此进行评价。

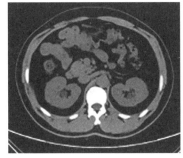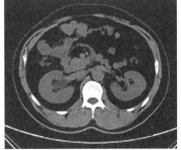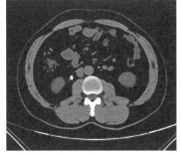

图3-22 腹部CT图像

（三）参考评分表（表 3-22）

表 3-22　参考评分表

判断标准	满分	实际得分	备注
1. 给出初步诊断——输尿管结石。	3		
2. 口述行影像学检查(1)，给出影像学判读——排泄性尿路造影示右肾中度积水，各肾盏成囊状扩张，输尿管显影，左肾正常(2)。腹部 CT 检查显示右侧肾盂输尿管积水扩张(2)。	5		
3. 核对患者基本信息、医嘱(药物名称、浓度、剂量、有效期)。	3		
4. 解释操作目的、取得知情同意(2)，询问患者过敏史(1)。	3		
5. 检查物品完好齐全(1)、七步洗手法洗手(2)。	3		
6. 检查肾区有无叩击痛。	3		
7. 协助患者采取舒适体位(2)，充分暴露操作部位(2)，注意保护患者隐私，如设置屏风等(1)。	5		
8. 检查物品齐全。	2		
9. 安装高压放电电极及装好发射杯上的水囊。	10		
10. 接通电源，分别打开碎石机和 B 超开关。	10		
11. 给水囊加水至排空空气。	8		
12. 调整探头位置，根据水囊位置以及水量多少确定结石位置。	4		
13. 按高压开启键，接通高压，设置高压释放次数，按启动键触发高压。	4		
14. 增加高压至合适水平进行治疗，根据合适水平调整高压。	8		
15. 治疗结束后，关闭高压，排去水囊中的水。	5		
16. 正确处理医疗废物，收拾物品。	3		
17. 无菌观念。	3		
18. 操作熟练、美观。	3		
19. 对于出现感染症状后治疗方案的评价:结石并发感染者,应先控制感染,否则碎石后细菌播散会导致尿源性败血症,继发感染性休克甚至死亡。	10		
20. 人文关怀、爱伤观念。	5		
总分	100		

评分者签名：　　　　　　　　　　　　日期：

三、引导性反馈要点

（一）掌握输尿管结石治疗方案

1. **病因治疗** 大部分输尿管结石形成的病因不清，仅有少数结石形成的病因比较明确，如甲状旁腺瘤，只有外科手术切除才能从病因上防止结石复发;如发生尿路梗阻,需要解除梗阻。

2. 药物治疗 结石<0.6cm、表面光滑、结石以下尿路通畅,可采用药物治疗。药物溶石治疗对于尿酸结石及胱氨酸结石有较好治疗作用,用枸橼酸氢钾钠、碳酸氢钠碱化尿液可促进尿酸结石的排出,口服别嘌醇及饮食调节等方法治疗均有较好的疗效;胱氨酸结石治疗需碱化尿液,使尿液pH>7.8,同时需大量饮水。α-巯丙酰甘氨酸(CT-MPG)和乙酰半胱氨酸可用于溶石治疗,卡托普利(captopril)能够预防胱氨酸结石的形成。控制感染是治疗感染性结石的关键步骤,口服氯化铵酸化尿液,应用脲酶抑制剂,能抑制结石进一步增大;预防结石应限制含有高磷酸食物的摄入,同时,氢氧化铝凝胶可以抑制肠道吸收食物中的磷酸。在药物治疗过程中,要大量饮水,以增加排尿量。此外,中药和针灸对输尿管结石的排出也有帮助,常用单味中药有车前子或金钱草等;常用针刺穴位是膀胱俞、肾俞、阿是穴、三阴交等。

出现肾绞痛时应立即处理。治疗以解痉止痛为主,常用的止痛药物包括非甾体抗炎药物如双氯芬酸、吲哚美辛及阿片类镇痛药如哌替啶、曲马多等,解痉药如 M 型胆碱受体阻断剂、钙通道阻滞剂、黄体酮等。

3. 体外冲击波碎石(extracorporeal shock wave lithotripsy,ESWL) X 线或超声对结石进行定位后,利用冲击波聚焦于结石并击碎结石,随尿液排出体外。作为一种非侵入性的治疗方法,临床实践证明,体外冲击波碎石危险性低且效果显著,大多数的上尿路结石运用ESWL 治疗可获得较好疗效。

(1)适应证:适用于直径<2cm 的肾结石及输尿管上段结石。输尿管中下段结石治疗的成功率相对较低。

(2)禁忌证:妊娠、出血性疾病、严重心脑血管病、结石远端尿路梗阻、尚未控制的泌尿系统感染、主动脉或肾动脉瘤等。过于肥胖、骨关节严重畸形、肾位置过高、结石定位不清等,由于技术性原因而不适宜采用此法。

(3)碎石效果:与结石部位、大小、性质、是否嵌顿等因素有关。胱氨酸、草酸钙结石质地较硬,不易碎。结石体积较大时,若没有发生肾积水,由于结石粉碎后没有足够的空间,效果较差,因此需要多次碎石。输尿管结石停留时间过长合并息肉或结石嵌顿时碎石效果也不佳。

(4)并发症:碎石后若出现一过性肉眼血尿,密切观察,一般不需要特殊处理。若 ESWL后输尿管内积聚过多的碎石,可引起"石街",患者腰痛或不适,合并继发感染等。少部分患者出现肾周围血肿,可非手术治疗。尿源性脓毒症,病程进展快,可继发感染性休克,严重者可导致死亡,需积极治疗,多见于感染性结石或结石合并感染者,结石内细菌播散、碎石梗阻引起肾盂内高压、冲击波引起的肾组织损伤等因素。碎石排出过程中,结石碎片排出可引起肾绞痛。

临床使用 ESWL 时为减少并发症,应低能量治疗、限制每次冲击次数。再次治疗的时间间隔以 10~14d 以上为宜,推荐 ESWL 治疗次数不超过 3~5 次。

4. 经皮肾镜碎石取石术(percutaneous nephrolithotomy,PCNL) 在超声或 X 线定位下,经腰背部细针穿刺直达肾盏或肾盂,扩张并建立皮肤至肾内的通道,在肾镜下取石或碎石。较小的结石通过肾镜用抓石钳取出,较大的结石将结石粉碎后用水冲出。碎石选用超声、激光或气压弹道等方法。取石后放置双 J 管和肾造瘘管较为安全。PCNL 适用于所有需开放手术干预的肾结石,包括完全性和不完全性鹿角结石、2cm 的肾结石、有症状的肾盏或憩室内结石、体外冲击波难以粉碎及治疗失败的结石,以及部分 L_4 水平以上较大的输尿管上段结石。凝血机制障碍、过于肥胖穿刺针不能达到肾,或脊柱畸形者不宜采用此法。PCNL并发症有肾实质撕裂或穿破、出血、漏尿、感染、动-静脉瘘、损伤周围脏器等。对于复杂性肾结石,单一采用 PCNL 或 ESWL 都有困难,可以联合应用,互为补充。术中术后出血是 PCNL最常见及最危险的并发症,术中如出血明显应中止手术置入肾造瘘管压迫止血。术后出血常发生在拔出肾造瘘管后,如出血凶猛应立即行经血管介入止血。确实无法止血时应切除患肾以挽救患者生命。

5. **输尿管镜取石术(ureteroscope lithotripsy,URL)**   经尿道插入输尿管镜后找到输尿管口,在安全导丝引导下进入输尿管,直视下找到结石,用套石篮、取石钳将结石取出,可采用超声、激光或气压弹道等方法击碎体积较大的结石。适用于中、下段输尿管结石,泌尿系统平片不显影结石,因肥胖、结石硬、停留时间长而用 ESWL 困难者,亦用于 ESWL 治疗所致的"石街"。下尿路梗阻、输尿管狭窄或严重扭曲等不宜采用此法。结石过大或嵌顿紧密,亦使手术困难。并发症有感染、假道、撕裂、穿孔、黏膜下损伤等。输尿管撕脱或断裂是最严重并发症,与术中采用高压灌注、进镜出镜时操作不当有关,应注意防范。如发生该并发症应马上中转开放手术。远期并发症主要是输尿管狭窄或闭塞等。

输尿管软镜主要用于肾结石(<2cm)的治疗。采用逆行途径,向输尿管插入安全导丝后,在安全导丝引导下放置软镜镜鞘,直视下放入输尿管软镜,随导丝进入肾盂或盏并找到结石。使用 $200\mu m$ 光纤导入钬激光,将结石粉碎成易排出的细小碎石,较大结石可用套石篮取出。

6. **腹腔镜输尿管取石(laparoscopic ureterolithotomy,LUL)**   适用于输尿管结石>2cm,或经 ESWL、输尿管镜手术治疗失败者。一般不作为首选方案。手术途径有经腹腔和经后腹腔两种,后者只适用于输尿管上段结石。

7. **开放手术治疗**   开放手术对患者造成的损伤较大,复杂性肾结石一次不易取尽,复发率高,重复取石的手术难度大,危险性增加,甚至有发生肾衰竭的可能。由于 ESWL 及内镜技术的普遍开展,现在上尿路结石大多数已不再用开放手术。

约15%的患者出现双侧上尿路结石,其手术治疗原则为:双侧输尿管结石,应尽可能同时解除梗阻,可采用双侧输尿管镜碎石取石术,如不能成功,可行输尿管逆行插管或行经皮肾穿刺造瘘术,条件许可也可行经皮肾镜碎石取石术。①一侧肾结石,另一侧输尿管结石时,先处理输尿管结石。②双侧肾结石时,在尽可能保留肾的前提下,先处理容易取出且安全的一侧。肾功能极差,梗阻严重,全身情况不良,宜先行经皮肾造瘘,待患者情况改善后再处理结石。③孤立肾上尿路结石或双侧上尿路结石引起急性完全性梗阻无尿时,一旦诊断明确,只要患者全身情况许可,应及时施行手术。若病情严重不能耐受手术,亦应试行输尿管插管,通过结石后留置导管引流;不能通过结石时则改行经皮肾造瘘。所有这些措施目的是引流尿液,改善肾功能。待病情好转后再选择适当的治疗方法。

(二) 输尿管结石的预防

输尿管结石的发病率和复发率高,因而采用必要的措施对于预防输尿管结石有重要意义。

1. **大量饮水**   可以稀释尿液,减少晶体沉积。增加尿量亦有利于结石排出。日间多饮水;夜间可加饮 1 次,使得夜间尿液稀释,从而减少晶体形成。保持成人 24h 尿量在 2 000ml

以上,对于预防输尿管结石的发生很有帮助。

2. 饮食控制　饮食营养应保持均衡,避免过度摄入某种营养成分。吸收性高钙尿症患者应保持低钙饮食,对于其他类型患者不建议限制饮食中钙的摄入。高尿酸的患者应避免高嘌呤食物。草酸盐结石的患者应限制浓茶、菠菜、芦笋、花生等。尿 pH 保持在 6.5 以上对于预防尿酸和胱氨酸结石很有帮助。应避免过度摄入钠盐、蛋白质;同时注意多吃水果、蔬菜、粗粮。

3. 特殊性预防　在进行了完整的代谢状态检查,明确结石类型或病因之后,可采用以下预防方法:①草酸盐结石患者可口服维生素 B_6,以减少草酸盐排出;同时口服氧化镁有助于尿中草酸溶解。②尿酸结石患者可口服别嘌醇和碳酸氢钠,以抑制结石形成。③伴甲状旁腺功能亢进者,必须手术切除腺瘤。④有尿路梗阻、尿路异物、尿路感染或长期卧床等,应及时去除这些结石诱因。

(三) 案例总结参考

输尿管结石是泌尿外科常见的疾病之一,大部分输尿管结石形成的病因不清,主要症状为疼痛和血尿,输尿管膀胱壁内段处的结石还可引起尿频尿急尿痛等膀胱刺激症状。大多数输尿管结石表现为镜下血尿,少部分可能出现肉眼血尿。临床上应根据输尿管结石的部位,结石的大小等选择合适的治疗方法,临床医师应当熟练掌握各种输尿管结石治疗的适应证和禁忌证,体外超声波碎石对于大多数输尿管上段结石有较好疗效,临床医师应熟练掌握体外冲击波碎石的操作流程。对于并发泌尿系统感染者,在进行体外冲击波碎石前应先控制感染。

四、相关知识拓展

(一) 妊娠期输尿管结石

妊娠期输尿管结石临床上较为少见。孕妇因非梗阻性疼痛而入院的最常见因素是肾绞痛。妊娠期间发生输尿管结石相较正常情况下更加危险,肾绞痛、感染及梗阻可能引发早产或流产,无论对母亲还是胎儿均存在危险。孕妇输尿管结石的发生率是肾结石的 2 倍。有症状的输尿管结石多发生在第二或第三孕期(即妊娠 3~6 个月或 6~9 个月),极少发生在孕期 3 个月内。

(二) 妊娠期输尿管结石的治疗

1. 以保守治疗为主　治疗应以避免胎儿受到损伤,确保母婴安全为原则。以解除梗阻、控制感染、减轻疼痛、维持肾脏功能及避免不良妊娠事件为治疗目的。妊娠合并输尿管结石应首先考虑保守治疗,因为 70%~80% 的妊娠期输尿管结石可自行排出。单纯输尿管结石无发作者应采用期待疗法,至产后再处理结石问题。行健侧卧位可减轻患侧输尿管及肾盂压力,利于积水引流。同时嘱患者多饮水或适量补液(每日 2 000~3 000ml),增加尿量,有助于排出体内钙盐及矿物质。

单纯肾绞痛无其他合并症者应给予解痉、镇痛、预防感染,必要时抑制宫缩处理。常用的解痉药有硫酸镁、黄体酮、阿托品和山莨菪碱等。解除妊娠期间平滑肌痉挛可使用间苯三酚,临床疗效良好,相比其他解痉药不具有抗胆碱作用,因此在解除平滑肌痉挛的同时,不会产生一系列抗胆碱样副作用,不会引起低血压、心率加快、心律失常等症状,对心血管功能没有影响。地西泮 10mg 缓慢静脉推注可用于肾绞痛不严重的情况,严重情况下可予适量哌替啶。此外,吗啡类药物的安全性较高,目前尚未发现在小剂量使用时有不良反应出现。禁止使用非甾体类的止痛药及可待因等对胎儿有不良影响的药物。使用抗生素可预防妊娠期输尿管结石诱发的泌尿系统感染,一般选用无肾毒性且对胎儿无不良作用的头孢类或青霉素类。

肾绞痛可诱发宫缩,导致先兆流产或早产,应给予安胎治疗。20周前可用黄体酮口服或阴道用药、间苯三酚静脉滴注;20周后可用盐酸利托君(安宝)、阿托西班(依保)等抑制宫缩。妊娠26周后,应促胎肺成熟,治疗过程中密切关注母儿情况。肾绞痛合并感染时应加强抗感染治疗,原则上应根据细菌培养和药敏试验及时正确地选用抗生素控制感染,同时必须注意药物对胎儿的影响,并遵循用药指征。在细菌培养结果出来之前可经验性用药。大肠埃希菌是泌尿系统感染最常见的致病菌,其次为肠球菌属、凝固酶阴性葡萄球菌、肺炎克雷伯菌、铜绿假单胞菌等,可根据以上菌株选用妊娠期安全的敏感药物。感染不能有效控制时应及时外科干预。

2. 慎用其他创伤性措施 发生以下情况时需要外科干预:持续疼痛或止痛无效、肾盂积脓、败血症、双肾或孤立肾梗阻、保守治疗失败等。常用的措施有:放置输尿管内引流管、经皮肾造瘘(PCN)、输尿管镜腔内治疗及外科手术。

目前,临床常用超声引导下双J管置入引流,其适应证包括:①反复肾绞痛保守治疗无效;②输尿管结石梗阻并伴感染,伴发热,药物治疗无效者;③双侧输尿管结石、孤立肾结石或移植肾出现急性肾功能衰竭者。其优点显著:用超声定位,不接受放射线;置管不需要特殊麻醉;且孕期肾盂输尿管扩张,操作相对容易。通过放置双J管引流治疗妊娠期输尿管结石,未发现流产、早产或胎膜早破等不良的妊娠事件。PCN操作简便,能迅速引流感染的尿液,可使梗阻肾脏立即得到引流并解除疼痛,对胎儿的影响很小,还可作为分娩后进一步治疗的通道。但此操作需要外接引流袋,并需要适时更换,且感染的机会增加,患者的生活质量下降。与输尿管内引流管相比,PCN换管容易但妊娠后期不方便携带,故有学者建议妊娠22周以内用PCN,22周后用输尿管内引流。

输尿管镜下取石或碎石主要用于以下情况:①诊断明确,保守治疗失败,膀胱镜下放置双J管无法通过结石置入正确位置者;②疑似输尿管结石,保守治疗失败,须行输尿管镜检查发现结石者;③输尿管结石梗阻引起肾积水严重、反复尿路感染者;④输尿管中下段多发结石,直径>6mm且<10mm者。绝对禁忌证主要有:①菌血症或感染;②操作器械装置不允许;③医师经验不足;④结石较大(直径>10mm)或多发结石。在掌握好操作指征的情况下,外科干预的安全性非常高。对于输尿管结石直径>1.0cm、估计结石停留时间>4周、肾脏中度积水或严重积水、结石粗糙、结石下方有输尿管扭曲成角或息肉,且肾功能损害较重者,任何妊娠时间都宜尽早行外科开放性手术。

(邵鹏飞 李光耀)

第十三节 膀胱肿瘤的诊治及术后灌注化疗

膀胱肿瘤是泌尿系统最常见的恶性肿瘤,多发于膀胱三角区,常以无痛肉眼血尿为初发症状。对于早期的膀胱肿瘤,经尿道膀胱肿瘤电切术(TURBT)是首选治疗方案,但术后复发风险较高,经尿道膀胱肿瘤电切术后膀胱灌注化疗能显著降低非肌层浸润性膀胱癌的复发率,其原理是术后即刻灌注化疗能够杀灭术中播散的肿瘤细胞和创面残留的肿瘤细胞,中危、高危非肌层浸润性膀胱癌需要后续早期、持续膀胱灌注化疗。因此,掌握膀胱肿瘤的诊断方法、规范膀胱灌注化疗诊疗原则是极为必要的。

一、案例相关知识

1. 膀胱灌注化疗的适应证及灌注方案。
2. 会阴部解剖结构辨析。
3. 导尿的操作方法。
4. 处理化疗药品的自我保护意识。

二、案例内容介绍

(一)情景模拟用物准备清单

1. **模拟诊疗室** 检查床、废弃物处置箱。
2. **基础医疗物品** 治疗车、治疗盘、一次性导尿包、尿垫、50ml 注射器、无菌洞巾、盛有清水的换药碗、聚维碘酮棉球、无菌纱布、无菌手套。
3. **SP、女性导尿模型**

(二)场景介绍

【场景 3-20】

患者王某,女性,63 岁,因全程无痛性肉眼血尿 2d 来院就诊。

请根据以上信息行必要的体格检查以及辅助检查后给出初步诊断。

备注 1:如考生要求行专项体检及检查患者生命体征,在其正确完成查体动作后,提供如下信息:T 37.6℃、P 95 次/min、R 18 次/min、BP 110/85mmHg。

备注 2:如考生要求行尿常规检查,则给出表 3-23。

备注 3:如考生要求行血常规检查,则给出表 3-24。

备注 4:如考生要求行膀胱彩色多普勒超声检查,则给出提示:膀胱内多发隆起新生物。

备注 5:如要求患者行膀胱镜检查,给出图 3-23(膀胱三角区、左侧壁、右侧壁共计三处蒂状新生物,最大者 3.5cm)。

备注 6:如要求患者取组织活检,给出提示:病理组织活检结果提示尿路上皮癌。

表 3-23 尿常规检查

简称	项目	结果	单位	参考范围
BLD	尿隐血	阴性		阴性
BIL	尿胆红素	阴性		阴性
URP	尿胆原	阴性		阴性
PRO	尿蛋白	阴性		阴性
WBC	镜检尿白细胞	3	/HP	0~5
RBC	镜检尿红细胞	10	/HP	0~3

表3-24 常规检查

简称	项目	结果	单位	参考范围
WBC	白细胞	6.79	10^9/L	3.50~9.50
LY#	淋巴细胞计数	2.13	10^9/L	1.10~3.20
MO#	单核细胞计数	0.46	10^9/L	0.10~0.60
NE#	中性粒细胞计数	5.22	10^9/L	1.80~6.30
RBC	红细胞	4.13	10^{12}/L	3.80~5.10
HGB	血红蛋白	110↓	g/L	115~150
PLT	血小板	222	10^9/L	100~300

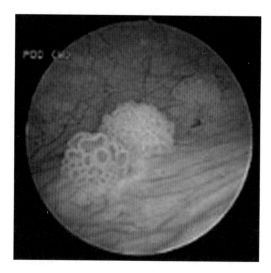

图3-23 膀胱镜检查

【场景3-21】

患者入院后完善相关检查,完善术前准备,行经尿道膀胱肿瘤电切术,术中发现三处蒂状新生物,最大约3.5cm,予以切除,同时基底部送活检病理,病理提示:高级别非浸润性尿路上皮癌,T1G3,基底部未见肿瘤残留。手术顺利,术后安返病房。

请根据以上信息给出进一步治疗方案。

备注7:如考生答出灌注化疗,则提问如下问题:"该患者膀胱灌注化疗时机、灌注方案?"(术后即刻灌注化疗一次;早期灌注:术后每周1次持续8周;维持灌注:术后每月1次,持续10次。)

【场景3-22】

患者出院后第1周,来院复诊。查体示T 36.8℃、P 70 次/min、R 16 次/min、BP 110/70mmHg。心肺腹及专科查体未见明显异常。

请进行膀胱灌注化疗操作。

（三）参考评分表（表3-25）

表3-25 参考评分表

判断标准	满分	实际得分	备注
1. 给出初步诊断——膀胱癌。	5		
2. 给出进一步膀胱灌注化疗方案:早期+维持。	5		
3. 查看患者尿常规,排除急性尿路感染(禁忌证)。	5		
4. 核对患者基本信息、医嘱(药物名称、浓度、剂量、有效期)。	4		
5. 解释操作目的、取得知情同意(2),询问患者过敏史(2)。	4		
6. 检查物品完好齐全(1)、七步洗手法洗手(2)。	3		
7. 协助患者采取舒适体位、臀下垫尿垫。	2		
8. 充分暴露操作部位(2),注意保护患者隐私,如设置屏风等(1)。	3		
9. 戴手套(1),助手传递器械(1),初步消毒会阴(范围正确1+方法得当1)。	4		
10. 脱第一副手套(1),正确佩戴无菌手套(1)。	2		
11. 铺洞巾(2),准备换药碗(1)。	3		
12. 检查物品齐全(2)及一次性硅胶尿管注水试验(3)。	5		
13. 再次核对患者姓名、灌注药品。	3		
14. 石蜡油润滑尿管(2),末端放入换药碗(2),正确识别女性尿道口和阴道口(2),另一手持镊子夹持尿管插入尿道(2)见有尿排出(2)。	10		
15. 待尿液充分流出。	4		
16. 向导尿管内缓慢注入50ml预先稀释的膀胱灌注药物(2),如果注射过程中患者疼痛剧烈应立即停止(4),密切观察患者感受、询问患者刺痛感(4),完全灌注后立即拔除导尿管(5)。	15		
17. 嘱患者平卧、侧卧、俯卧各10min,让化疗药物充分接触膀胱壁。	10		
18. 正确处理化疗相关医疗废物,收拾物品。	3		
19. 无菌观念。	5		
20. 操作熟练、美观。	3		
21. 人文关怀、爱伤观念。	2		
总分	100		

评分者签名:　　　　　　　　　　日期:

三、引导性反馈要点

（一）掌握膀胱肿瘤术后灌注化疗的适应证、灌注时机及方案

1. 术后即刻膀胱灌注化疗　中国泌尿外科疾病诊疗指南推荐,经尿道膀胱肿瘤电切术后即刻膀胱灌注化疗能显著降低非肌层浸润性膀胱癌的复发率,其原理是术后即刻灌注化疗能够杀灭术中播散的肿瘤细胞和创面残留的肿瘤细胞,为了预防肿瘤细胞种植,应在术后24h 内完成膀胱灌注化疗。推荐术后尽早灌注化疗,如能在手术室或复苏室内完成,效果最佳。所有非肌层浸润性膀胱癌均推荐行术后即刻膀胱灌注化疗,但当存在电切术后膀胱穿孔或术后严重肉眼血尿时,不建议使用。低危非肌层浸润性膀胱癌术后即刻灌注化疗后复发概率很低,不推荐维持膀胱灌注化疗;中危、高危非肌层浸润性膀胱癌则需要后续膀胱灌注化疗或免疫治疗。

2. **术后早期和维持膀胱灌注化疗** 中危和高危非肌层浸润性膀胱癌在术后即刻膀胱灌注化疗后均应当接受后续治疗。维持膀胱灌注化疗能够降低肿瘤的复发率,但不能预防肿瘤进展。因此,中危非肌层浸润性膀胱癌推荐术后维持膀胱灌注化疗,也可选择卡介苗(BCG)灌注免疫治疗;高危非肌层浸润性膀胱癌建议术后 BCG 灌注免疫治疗,也可选择术后维持膀胱灌注化疗。目前没有证据表明任何一种维持灌注化疗方案明显优于其他,但均不推荐 1 年以上的膀胱灌注化疗。建议灌注方案应包括:早期灌注(诱导灌注),术后 4～8周,每周 1 次膀胱灌注;之后维持灌注,每月 1 次,维持 6～12 个月。

3. **常用膀胱灌注药物** 表柔比星、吡柔比星、丝裂霉素、羟喜树碱、吉西他滨、多柔比星等。

（二）**女性会阴部解剖**（图 3-24）

会阴是指在盆膈以下封闭骨盆出口的全部软组织结构的总称,也称为广义的会阴。临

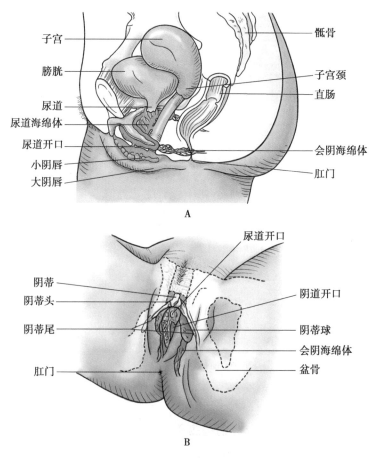

图 3-24 女性会阴部解剖

床上常将外生殖器与肛门之间的结构称为会阴,即狭义的会阴。狭义的会阴在女性是指阴道前庭至肛门之间的软组织,也称为产科会阴。在两侧坐骨结节之间做一连线,可将菱形的会阴部分为前、后两个三角区。前者有尿道和阴道通过,为尿生殖区,后有肛管通过,为肛区。

(三) 熟练掌握女性膀胱灌注化疗

1. 操作步骤

(1) 查看患者尿常规,排除急性尿路感染(禁忌证),核对患者基本信息、医嘱(药物名称、浓度、剂量、有效期),解释操作目的、取得知情同意,询问患者过敏史。

(2) 超净台稀释化疗药物,配制成 50ml 溶液,注意自我防护。

(3) 检查物品完好齐全、七步洗手法洗手。

(4) 协助患者采取舒适体位、臀下垫尿垫。

(5) 充分暴露操作部位,注意保护患者隐私,如设置屏风等。

(6) 戴手套,助手传递器械,初步消毒会阴(范围正确+方法得当)。

(7) 脱第一副手套,正确佩戴无菌手套,铺洞巾,准备换药碗。

(8) 检查物品齐全,及一次性硅胶尿管注水试验。

(9) 再次核对患者姓名、灌注药品。

(10) 石蜡油润滑尿管,末端放入换药碗,正确识别女性尿道口和阴道口,另一手持镊子夹持尿管插入尿道见有尿排出。待尿液充分流出后向导尿管内缓慢注入 50ml 预先稀释的膀胱灌注药物,如果注射过程中患者疼痛剧烈应立即停止,密切观察患者感受、询问患者刺痛感,完全灌注后立即拔除导尿管,尿管拔出接近尿道口 1~2cm 时,用无菌纱布保护尿道口,以免药液残留在导尿管内以及拔管时药物洒于尿道口造成损伤。

(11) 嘱患者平卧、侧卧、俯卧各 10min,让化疗药物充分接触膀胱壁。

(12) 鼓励患者在治疗后 24h 内多饮水,避免茶、咖啡、酒精以及可乐类饮料,以减少对膀胱的刺激。

(13) 正确处理化疗相关医疗废物,收拾物品。

2. 注意事项

(1) 操作化疗药物应注意个人防护。

(2) 重视无菌观念,规范插入尿管。

(3) 选择粗细适宜的导尿管,导尿动作轻柔,以免损伤尿道。

(四) 案例总结参考

经尿道膀胱肿瘤电切术后膀胱灌注化疗能显著降低非肌层浸润性膀胱癌的复发率,中危、高危非肌层浸润性膀胱癌需要后续早期、持续膀胱灌注化疗。女性会阴部尿道与阴道开口较近,有时解剖变异大,肥胖者辨认困难,在临床实际操作过程中,由于操作者经验不足,容易误把阴道开口当成尿道开口而误行化疗药物灌注导致损伤,所以务必要求在为女患者行膀胱灌注导尿管置入后必须要看到小便引出,才可以灌注化疗药物,以确保导尿管位于膀胱内。

四、相关知识拓展

(一) 膀胱肿瘤的流行病学

2020 年美国癌症协会(ACS),发布 2020 年度癌症统计数据,膀胱癌占男性恶性肿瘤第四位,预测 2020 年美国膀胱癌新发病例数 62 100 例,死亡病例数 13 050 例。2019 年 1 月,我国国家癌症中心发布了最新一期全国癌症统计数据,报告显示,2015 年全国新发肿瘤中,膀胱癌同样位列男性恶性肿瘤第四位。

（二）膀胱镜检查新技术

目前,通过先进技术不断提高膀胱镜下膀胱癌的检出率,如荧光显微镜、窄谱光成像显微镜等。荧光显微镜检查时通过向膀胱内灌注光敏剂,如 5-氨基酮戊酸（5-ALA）等,产生的荧光物质能高选择的积累在新生的膀胱黏膜组织中,在荧光激发下病灶部位显示为红色荧光,与正常膀胱黏膜的蓝色荧光形成鲜明对比,能够发现普通膀胱镜难以发现的小肿瘤或原位癌,检出率可以提高 14%~25%。

近年来研究发现,吡柔比星也可以作为一种荧光染色剂,在荧光下可提高对膀胱内微小病变和扁平病变尤其是原位癌的检出率。荧光膀胱镜的缺点是诊断膀胱癌的特异度不高,炎症、近期膀胱肿瘤电切术和膀胱灌注治疗会导致假阳性结果。窄谱光成像的原理是通过滤光器过滤掉普通内镜疝灯光源所发出的红、蓝、绿中的宽带光谱,选择 415nm、540nm 的窄带光。其显示黏膜表面维系结构和黏膜下血管较传统的白光模式内镜清楚,立体感更强,有助于微小病灶的早期发现与诊断。

（三）非肌层浸润性膀胱肿瘤治疗方案

1. 手术治疗　经尿道膀胱肿瘤切除术既是非肌层浸润性膀胱癌的重要诊断方法,同时也是主要的治疗手段。膀胱肿瘤的确切病理分级、分期都需要根据首次电切后的病理结果确定。电切术有两个目的:一是医师切除肉眼可见的全部肿瘤,二是切除组织进行病理分级和分期。电切术应将肿瘤完全切除直至暴露正常的膀胱壁肌层。非肌层浸润性膀胱癌电切术后,相当多的肿瘤复发是由于肿瘤残留造成的,特别是高危 T1 期膀胱癌,因此对非肌层浸润性膀胱癌在首次电切术后短期内进行二次 TURP,可以降低术后肿瘤复发率和进展率,可以获得更准确的肿瘤病理。经尿道激光手术可以凝固,也可以气化,其疗效及复发率与经尿道手术相近。其他治疗方式包括光动力治疗、膀胱部分切除术,根治性膀胱切除术。

2. 术后辅助治疗　包括膀胱灌注化疗、免疫治疗等。通过膀胱内灌注免疫制剂,诱导机体局部免疫反应,使膀胱壁内和尿液中细胞因子表达增加、粒细胞和单核细胞聚集,以预防膀胱肿瘤复发、控制肿瘤进展。主要包括 BCG 膀胱灌注治疗,其绝对适应证包括高危非肌层浸润性膀胱癌和膀胱原位癌,相对适应证是中危非肌层浸润性膀胱癌,而低危非肌层浸润性膀胱癌不推荐 BCG 灌注治疗。BCG 通过诱发局部免疫反应达到治疗效果,确切机制尚不清楚。

（四）男性患者导尿技术操作及步骤要求

1. 素质要求

（1）服装、鞋帽整洁。

（2）仪表大方,举止端正。

（3）语言柔和,恰当,态度和蔼可亲。

（4）与患者沟通到位。

（5）动作轻柔,爱伤观念强。

2. 操作前准备

（1）洗手。

（2）备齐用物,包括:①无菌物品:导尿包、无菌手套、无菌持物钳、0.2%聚维碘酮;②一般物品:治疗盘内弯盘两个、纱布 1 块、弯止血钳、镊子各 1 把、消毒毛巾、橡胶布、治疗巾、屏风、大浴巾。

（3）了解患者意识、病情、自理能力,做好核对。

（4）准备清洁、隐蔽、有利保护患者隐私的环境。

3. 操作过程

（1）持用物至患者床旁,向患者解释操作目的、方法。

（2）根据患者具体情况清洗会阴:清醒能自理患者可嘱其自行清洗。意识不清患者由护士清洗。

（3）松开被尾,臀下铺橡胶单及治疗巾。

（4）打开弯盘,将 0.2%聚维碘酮倒入治疗碗内润湿棉球。

（5）左手用纱布将阴茎抬起,用消毒剂棉球消毒阴囊及阴茎(阴茎根部向尿道口擦拭)。

（6）将包皮向下推露出龟头。

（7）用 0.2%聚维碘酮润湿棉球擦拭尿道口再由尿道口向外环形向外至冠状沟擦拭三次。

（8）用一纱布垫于阴茎下方。

4. 导尿

（1）在治疗车上打开导尿包外层布包。

（2）将导尿包置于患者双腿之间,并打开内层包。

（3）用无菌持物钳夹消毒杯、镊子置于无菌区右下角,夹四个棉球放杯内,倒 0.2%聚维碘酮入杯内浸泡棉球。

（4）戴无菌手套。

（5）铺洞巾(嘱患者勿移动体位,以免污染无菌区)。

（6）整理无菌物。

（7）选择导管并润滑导管前端。

（8）左手持纱布包裹阴茎并将包皮向后推暴露尿道口。

（9）右手消毒尿道口。

（10）左手提起阴茎与腹壁成 90°角。

（11）右手换钳夹尿管,缓慢插入导管尿道 20～22cm(插管中如因膀胱颈部肌肉而产生阻力,可稍停片刻,嘱患者张口缓慢呼吸,再徐徐插入导尿管,切忌暴力),见尿后再插入 1～2cm。

（12）左手用弯盘接取尿液,必要时留取尿标本。

（13）导尿毕拔管。

（14）撤去孔巾擦净外阴,脱手套。

5. 留置导尿管

（1）尿管进膀胱后,用止血钳夹住尿管末端。

（2）脱手套,用胶布固定尿管。

（3）连接储尿瓶、袋(引流管应留出足以翻身的长度)。

（4）用胶皮圈和安全别针固定在床单上（以防翻身牵拉使尿管滑脱）。

（5）协助患者取舒适卧位。

6. 操作后处置

（1）整理用物。

（2）协助患者穿鞋,整理床单位。

（3）洗手,记录（记录尿的时间,引流尿量,尿液性质及患者的反应）。

（王尚乾　陈杏林）

第十四节　急性尿潴留的诊治

尿潴留是指膀胱内充满尿液而不能正常排出。按其病史、特点分急性和慢性两类。急性尿潴留通常由于起病急骤,膀胱内突然充满尿液不能排出,患者胀痛难忍、烦躁不安,需要急诊处理。急性尿潴留常见原因是由于各种器质性病变造成尿道或膀胱出口的梗阻,如前列腺增生、前列腺肿瘤、尿道损伤等。急性尿潴留的急诊处理原则为解除病因,恢复排尿。导尿术是最常用的方法,部分由于尿道狭窄、尿道断裂等无法行导尿术的患者,通常需要行耻骨上膀胱穿刺造瘘或耻骨上膀胱造瘘术。

一、案例相关知识

1. 急性尿潴留的急症处理原则。

2. 导尿术的适应证、禁忌证及操作要点。

3. 困难导尿的常见急症处理方式。

4. 耻骨上膀胱穿刺造瘘的适应证、禁忌证和操作流程。

二、案例内容介绍

（一）情景模拟用物准备清单

1. 模拟诊疗室　检查床、废弃物处置箱。

2. 基础医疗物品　一次性导尿包、尿垫、一次性膀胱造瘘套件、静脉切开包、缝合针、10ml 无菌注射器、无菌纱布、聚维碘酮、10ml 生理盐水、无菌手套、治疗车。

3. SP、膀胱穿刺造瘘模型

（二）场景介绍

【场景3-23】

患者李某,男,72 岁,进行性排尿困难 3 年余,今日下午突发无法排尿 2h。患者感下腹部胀痛不适,已自服盐酸坦索罗辛一片,仍无法排尿。查体示 T 37.0℃、P 96 次/min、R 18 次/min、BP 140/95mmHg,耻骨上区膨隆,膀胱上界位于耻骨上 4 横指。

请根据以上信息行必要的体格检查以及辅助检查后给出初步判断,并给出进一步治疗方案。

备注1:如要求患者行腹部 B 超检查,给出图 3-25（前列腺体积增大,内部回声欠均匀,膀胱体积增大,上界位于耻骨上 4 横指,尿液体积约 600ml）。

备注2:如考生口述行导尿术,要求考生进行现场导尿术操作。

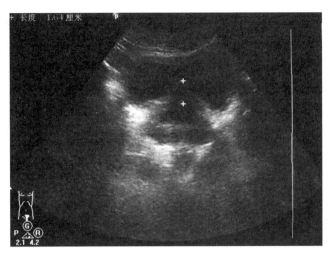

图 3-25 腹部超声检查

【场景 3-24】

患者试行导尿术,导尿管插入失败,请给出下一步诊疗方案。

(三)参考评分表(表 3-26)

表 3-26 参考评分表

判断标准	满分	实际得分	备注
1. 给出初步诊断——急性尿潴留(1)、前列腺增生(1)。	2		
2. 给出影像学判读——腹部 B 超检查显示,前列腺体积增大,内部回声欠均匀,膀胱体积增大,上界位于耻骨上 4 横指,尿液体积约 600ml。	4		
3. 口述试行导尿术。	2		
4. 核对患者基本信息(1)、七步洗手法洗手(1)。	2		
5. 快速的腹部体格检查:膀胱区触诊或叩诊。	1		
6. 解释操作目的、取得知情同意。	1		
7. 检查物品完好齐全、有效期。	1		
8. 协助患者采取舒适体位。	1		
9. 充分暴露操作部位(1),注意保护患者隐私,如设置屏风等(1)。	2		
10. 正确打开导尿包外层(1),戴手套(1),初步消毒会阴(范围正确 0.5+方法得当 0.5)。	3		
11. 脱第一副手套(0.5),正确打开导尿包内层(0.5)。	1		
12. 正确佩戴无菌手套(1),铺洞巾(1)。	2		
13. 检查物品齐全(1)及尿管气囊完好(1)。	2		
14. 再次消毒尿道口至冠状沟 3 遍。	2		
15. 尿管润滑(1),末端放入弯盘(1),一手提起阴茎与腹壁成 90°(1),另一手持镊子夹持尿管插入尿道(1)发现插入尿管困难(2)。	6		

续表

判断标准	满分	实际得分	备注
16. 更换小一号尿管导尿仍失败(可有此步骤,也可无),要求行膀胱造瘘术。	2		
17. 与患者解释导尿困难(1),需行膀胱造瘘术(1),告知风险(1),签署知情同意书(1)。	4		
18. 准备膀胱穿刺造瘘物品齐全,检查有效期。	1		
19. 协助患者取仰卧位(1),充分暴露穿刺部位(1)。	2		
20. 腹部查体:确认膀胱上界位于耻骨联合上4横指。	1		
21. 标记穿刺点:耻骨联合上1横指。	2		
22. 以穿刺点为中心消毒皮肤3遍(2),正确佩戴无菌手套(1),铺无菌洞巾(1)。	4		
23. 双人核对局麻药(名称1+有效期1),逐层浸润麻醉(1),初步判断穿刺深度(1)。	4		
24. 尖刀片于定位点处纵行划开皮肤0.5~1.0cm至腹直肌前鞘。	2		
25. 正确安装穿刺套件(2),手掌抵住针芯末端(2),穿刺进入膀胱,见尿液流出后(10),将外鞘继续向内推送1~2cm(2),拔出针芯与内鞘(2),迅速将准备好的尿管经外鞘置入膀胱(2)。	20		
26. 尿管见尿液流出后(1),尽量多插入一些(1),球囊内注水10ml(2),拔出外鞘(2),适当向外牵拉使球囊贴于膀胱壁(1),连接引流尿袋(1)。	8		
27. 皮肤切口缝合1针(2),固定造瘘管(2)。	4		
28. 伤口敷料覆盖。	2		
29. 交代患者术后注意事项。	2		
30. 无菌观念。	5		
31. 操作熟练、美观。	3		
32. 人文关怀、爱伤观念。	2		
总分	100		

评分者签名: 日期:

三、引导性反馈要点

(一) 掌握急性尿潴留急症处理的选择

急性尿潴留起病急,膀胱内充满尿液不能排出,胀痛难忍,辗转不安,有时从尿道溢出部分尿液,此时下腹部疼痛仍不能减轻。临床上患者常先出现排尿困难,突然无法排尿以及下腹胀痛等症状,可诊断为急性尿潴留。体检时耻骨上区常可见到半球形膨隆,用手按压有明显尿意,叩诊为浊音。超声检查可以明确诊断。

治疗原则是解除病因,恢复排尿。若短时间内不能确定病因,或一时难以解除梗阻,应先解除病痛,做导尿或耻骨上膀胱造瘘引流膀胱尿液,然后做进一步检查明确病因。若经耻骨上膀胱区热敷或针刺等治疗后仍不能排尿,可行导尿术。短时间不能恢复正常排尿者,应留置导尿管持续导尿,视情况拔除。急性尿潴留患者若插入导尿管失败,行耻骨上膀胱穿刺造瘘。若无膀胱穿刺针,可手术行耻骨上膀胱造口术。如果梗阻病因无法解除,可永久引流尿液,定期更换造瘘管。

(二)熟练掌握导尿适应证、禁忌证及其操作要点

1. 导尿术的适应证

(1)急、慢性尿潴留,充盈性尿失禁患者。

(2)危重患者尿量监测。

(3)获得未受污染的尿标本。

(4)尿流动力学检查,测定膀胱容量、压力、残余尿量。

(5)行膀胱检查,如膀胱造影检查等。

(6)膀胱灌注药物进行治疗。

(7)腹部及盆腔手术的术前准备。

(8)膀胱、尿道手术或损伤患者。

2. 导尿术的禁忌证

(1)急性下尿路感染。

(2)尿道狭窄及先天性畸形无法留置导尿管者。

(3)相对禁忌证为严重的全身出血性疾病及女性月经期。

3. 导尿的基本操作流程

(1)术者准备、检查物品,与患者沟通,核对患者姓名、床号等,同时嘱咐患者排空膀胱等操作前注意事项。

(2)术者站于患者右侧,患者脱去对侧裤腿,取仰卧位,两腿屈膝外展,臀下垫中单。

(3)术者七步洗手法洗手。

(4)打开导尿包外包装,术者左手戴手套,右手持镊子夹取聚维碘酮棉球,按照从外向内、从上到下的原则消毒阴阜、大腿内侧上 1/3、阴茎、阴囊。

(5)脱手套,将导尿包放置于患者双腿之间,双手戴手套,铺洞巾。

(6)整理用品,检查导尿管气囊,连接引流袋,润滑导尿管。

(7)左手纱布包住患者阴茎,依次消毒尿道口、龟头及冠状沟 3 次。

(8)以左手拇指、食指夹持阴茎,并将阴茎提起与腹壁成 90°。手持镊子将涂有无菌润滑油的导尿管缓缓插入尿道,嘱患者张口呼吸,肛门放松。尿管插入 20~22cm,见尿后再插入 5~7cm。气囊注水 10ml,向外牵引至稍有阻力。

(9)将包皮复位。集尿袋固定于床旁,位置低于膀胱,贴上标签,注明导尿时间。嘱托患者术后注意事项。

(三)困难导尿的常见处理方式

1. 根据初始导尿情况,判断导尿困难的可能原因,更换不同型号尿管再试行导尿。

2. 导尿管中置入软质内芯,协助插管。

3. 导尿管中置入硬质内芯,协助插管,但必须为操作熟练者,否则容易出现假道或尿道损伤。

4. 尿道中预先置入导丝或输尿管导管,进入膀胱后,沿导丝或输尿管导管置入尿管。

5. 膀胱造瘘。

（四）熟练掌握膀胱造瘘的适应证、禁忌证及其操作要点

1. 膀胱造瘘的适应证

（1）急性尿潴留患者，尿道失败者。

（2）膀胱排空障碍所致的慢性尿潴留。

（3）阴茎、尿道损伤，尿道整形，尿道吻合手术以及膀胱手术后的患者，留置导尿会影响局部愈合，为确保尿路的愈合行此手术。

（4）插入导尿管后，引起剧烈疼痛，使用解痉止痛药物无法缓解疼痛者。

（5）尿路有严重感染的患者。

2. 膀胱造瘘的禁忌证

（1）有严重凝血功能障碍的患者。

（2）右下腹部及盆腔手术史致局部组织器官粘连严重者。

（3）盆腔巨大肿瘤致膀胱受压无法完成穿刺者。

（4）下腹部皮肤软组织有严重感染性疾病。

（5）膀胱癌合并尿潴留患者。

3. 膀胱造瘘操作步骤

（1）核对患者基本信息、七步洗手法洗手。

（2）解释操作目的、取得知情同意。

（3）检查物品完好齐全、有效期。

（4）协助患者取仰卧位，充分暴露穿刺部位。

（5）腹部查体，确认膀胱上界位于耻骨联合上 4 横指。

（6）标记穿刺点，为耻骨联合上 1 横指。

（7）以穿刺点为中心消毒皮肤 3 遍，正确佩戴无菌手套，铺无菌洞巾。

（8）双人核对局麻药，逐层浸润麻醉，初步判断穿刺深度。

（9）尖刀片于定位点处纵行划开皮肤 0.5~1.0cm 至腹直肌前鞘。

（10）正确安装穿刺套件，手掌抵住针芯末端，穿刺进入膀胱，见尿液流出后，将外鞘继续向内推送 1~2cm，拔出针芯与内鞘，迅速将准备好的尿管经外鞘置入膀胱。

（11）尿管见尿液流出后，尽量多插入一些，球囊内注水 10ml，拔出外鞘，适当向外牵拉使球囊贴于膀胱壁，连接引流尿袋。

（12）皮肤切口缝合 1 针，固定造瘘管。

（13）伤口辅料覆盖。

（14）交代患者术后注意事项。

（五）案例总结参考

急性尿潴留是泌尿外科常见急症之一，起病急骤，常需急诊处理，最常用的方法即为导尿。导尿为临床医师应熟练掌握的操作之一，但临床案例也存在一部分困难导尿患者，对于导尿困难的患者，可有多种解决方式。但耻骨上膀胱穿刺造瘘作为常见处理方式，也应当熟练掌握。膀胱穿刺造瘘前必须确认膀胱呈过度充盈状态，否则容易引起肠道损伤等并发症。穿刺造瘘前通常取耻骨联合上 1 横指，穿刺到位后留置造瘘管行尿液引流。

四、相关知识拓展

（一）急性尿潴留的病因

常见原因为各种器质性病变造成尿道或膀胱出口的机械性梗阻,如尿道病变有炎症、狭窄、异物、肿瘤、损伤、结石以及先天性尿道畸形等;膀胱颈梗阻性病变有膀胱颈挛缩、纤维化、肿瘤、急性前列腺炎或脓肿、前列腺增生、前列腺肿瘤等;此外,尿潴留的其他病因还有盆腔肿瘤、妊娠的子宫以及由于排尿动力障碍所致的动力性梗阻,动力性梗阻的常见原因是中枢和周围神经系统病变,如脊髓或马尾损伤、肿瘤,盆腔手术损伤支配膀胱的神经以及糖尿病等,造成神经性膀胱功能障碍。阿托品、东莨菪碱、溴丙胺太林等松弛平滑肌的药物也会引起尿潴留。

（二）急性尿潴留的临床表现

急性尿潴留发病突然,膀胱内充满尿液不能排出,主要表现为膀胱部胀痛难忍,辗转不安,精神焦虑,有时从尿道溢出部分尿液,但下腹部疼痛仍不能减轻。

（三）急性尿潴留的治疗

治疗原则是解除病因,恢复排尿。若短时间内不能确定病因,或一时难以解除梗阻,应先解除病痛,做导尿或耻骨上膀胱造瘘引流膀胱尿液,然后做进一步检查明确病因。若经耻骨上膀胱区热敷或针刺等治疗仍不能排尿,可行导尿术。短时间不能恢复正常排尿者,应留置导尿管持续导尿,视情况拔除。急性尿潴留患者若插入导尿管失败,行耻骨上膀胱穿刺造瘘,若无膀胱穿刺针,可手术行耻骨上膀胱造口术。如果梗阻病因无法解除,可永久引流尿液,定期更换造瘘管。

急性尿潴留放置导尿管或膀胱穿刺造瘘引流尿液时,应间歇缓慢放出尿液,每次 500~800ml,避免快速排空膀胱,使得膀胱内压骤然降低而引起膀胱内大出血。

（钱 健）

第十五节 股骨颈骨折的诊治

股骨颈骨折是指由股骨头下至股骨颈基底部之间的骨折,是老年人常见的骨折之一,尤以老年女性较多。由于老年人股骨颈骨质疏松,脆性增加,且承受应力较大,所以只需很小的旋转外力,就能引起骨折。老年人的股骨颈骨折几乎全由间接暴力引起,主要为外旋暴力,如平地跌倒、下肢突然扭转等皆可引起骨折。少数青壮年的股骨颈骨折,则由强大的直接暴力致伤,如车辆撞击或高处坠落造成骨折,甚至同时有多发性损伤。

一、案例相关知识

1. 掌握股骨颈骨折的诊断方法。

2. 与相关疾病的鉴别诊断。

3. 股骨颈骨折的专科体格检查。

4. 股骨颈骨折的治疗方法。

二、案例内容介绍

（一）情景模拟用物准备清单

1. **模拟诊疗室** 检查床,座椅。
2. **基础医疗物品** 直尺、卷尺、关节量角器、记号笔。
3. **SP**

（二）场景介绍

【场景 3-25】

患者齐某,女,70 岁,入院前 3h 走平路时不慎跌倒,导致右髋部着地,当即感右髋部剧烈疼痛,不能活动,于原地休息后疼痛稍缓解。他人搀扶起身站立后,自觉右髋部剧烈疼痛,活动后明显,无法行走,遂由他人背送至我院急诊就诊。平素体健,无传染病史。

请根据以上信息,对患者进行一般与专科体格检查。

备注 1:在考生正确完成查体动作后,给出对应查体信息:T 36.8℃、R 20 次/min、P 72 次/min、BP 140/80mmHg。

专科情况:

视诊:右髋部局部肿胀,皮肤未见明显破溃,无窦道,皮肤无潮红,右下肢外旋 45°畸形。

触诊:右髋部压痛明显,右足底纵向叩击痛(+)。右髋部皮肤感觉未及明显异常,足背动脉搏动可触及。

动诊:右髋关节各向主动活动受限,被动活动疼痛剧烈,右膝踝及足部关节主动被动活动均可,右下肢感觉正常,血运良好。

量诊:双下肢等粗,右下肢较健侧短缩约 1cm。

【场景 3-26】

请结合必要的辅助检查,给出初步诊断。

备注 2:如要求患者行 X 线检查,给出图 3-26。

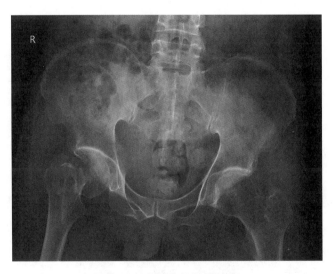

图 3-26 右侧髋部 X 线检查

（三）参考评分表（表3-27）

表3-27 参考评分表

判断标准	满分	实际得分	备注
1. 检查患者基本生命体征,观察患者神志是否清晰,分析是否存在合并伤。	4		
2. 视诊:观察下肢有无局部肿胀。	4		
3. 视诊:观察皮肤的完整性及损伤部位。	4		
4. 视诊:观察出血的量和颜色。	4		
5. 视诊:观察下肢畸形的程度。	4		
6. 视诊:观察肢体青紫瘀斑的部位和范围。	5		
7. 视诊:观察肢体远端的皮肤颜色。	4		
8. 触诊:压痛的部位和范围。	4		
9. 触诊:是否有纵向叩击痛(慎)。	4		
10. 触诊:是否存在假关节运动(慎)。	4		
11. 触诊:是否有骨擦音及骨擦感(慎)。	4		
12. 触诊:足背动脉搏动情况。	4		
13. 触诊:足趾的皮肤温度。	3		
14. 动诊:骨盆分离挤压试验。	3		
15. 动诊:髋关节的主动和被动活动度(慎);屈,130°~150°;伸,15°~30°;收,20°~40°;展,40°~60°;内旋,40°;外旋,60°。	5		
16. 动诊:受伤部位以外肢体的活动情况。	5		
17. 量诊:下肢外旋角度。	5		
18. 量诊:下肢的长度测量,髂前上棘—内收肌结节—内踝尖。	5		
19. 量诊:大转子上移征,如Bryton三角、Nelaton线、Kaplan交点。	5		
20. 口述进行影像学检查,进行X线结果判读。	5		
21. 给出初步诊断——股骨颈骨折。	10		
22. 操作熟练、美观。	3		
23. 人文关怀、共情观念。	2		
总分	100		

评分者签名: 日期:

三、引导性反馈要点

（一）股骨头的血液供给

股骨头的血液供给有三个来源:①圆韧带支:圆韧带内小动脉,来自闭孔动脉,供应头内下小部分血运,又称内上骺动脉,在老年人此动脉逐渐退变而闭锁;②骨干滋养动脉升支,对股骨颈血液供给很少,仅及股骨颈基部;③关节囊支:来自旋股内、外侧动脉的分支,是主要血液供给来源。旋股内侧动脉来自股深动脉,在股骨颈基部关节囊滑膜反折处,分成三组血管进入股骨头,即骺外侧动脉、干骺端上侧动脉及干骺端下侧动脉分别由上下方距离股骨头边缘下 0.5cm 处进入股骨头,在股骨头内互相交通,骺外侧动脉供应股骨头 4/5~2/3 区域血运。旋股外侧动脉也来自股深动脉,它的血供量少于旋股内侧动脉。旋股内、外侧动脉的分支在股骨颈基底组成一个动脉环。旋股内侧动脉损伤是导致股骨头缺血性坏死的主要因素。所以股骨颈骨折,必须尽早解剖复位,良好的固定,才有可能从股骨颈基部重建骨内血液循环,使股骨头颈连接,恢复股骨头内血液供给,减少创伤后股骨头缺血性坏死的发生。

(二)股骨颈骨折的诊断方法及鉴别诊断

1. 典型病史及症状 老年人跌倒后诉髋部疼痛,不敢站立和走路,应首先想到股骨颈骨折的可能。

2. 体征

(1)畸形:患肢常有屈髋、屈膝和外旋等畸形。

(2)疼痛:髋部剧烈疼痛,局部压痛较明显,活动时患肢疼痛加重,嵌插型骨折疼痛不明显。

(3)肿胀:股骨颈骨折多系囊内骨折,因为有关节囊和丰厚肌群的包围,因此,外观上局部肿胀不明显。

(4)患肢短缩:在移位骨折,远段受肌群牵引而向上移位,导致患肢变短。

3. 其他检查方法 患侧大粗隆升高,表现在:①大粗隆在髂-坐骨结节联线之上(Nelaton线)。②大粗隆与髂前上棘间的水平距离缩短,短于健侧(Bryton 三角)。③左、右大转子尖经同侧髂前上棘各做一条延长线,正常情况下,两线在脐上相交。如一侧大转子因股骨颈骨折或髋关节脱位而向上移位时,此交点则移至脐下,并偏向健侧(Kaplan 交点)。④X 线片能明确诊断,特别是髋关节正、侧位片,可确定骨折类型、部位、移位情况以及治疗方法的选择。

4. 股骨颈骨折的鉴别诊断

(1)股骨转子间骨折:受伤机制与本病相似,但患者年龄常更大,局部肿胀明显,压痛在股骨为粗隆部,皮肤一般可见瘀斑;X 线片可助鉴别。

(2)髋关节后脱位:常见于青壮年,有强大暴力损伤史。患肢弹性固定于屈髋、屈膝、内收、内旋位,在臀后可扪及脱出的股骨头。X 线检查可鉴别。

(三)股骨颈骨折患者的体格检查

1. 股骨颈骨折移位患者 通常主诉腹股沟区域,大腿疼痛,无法活动下肢,查体可见下肢有外旋和缩短畸形;注意外旋度数(与粗隆间骨折的鉴别)。

需要注意的是,对嵌插型或者应力性股骨颈骨折的患者,查体时可能不存在明显的畸形,并可以有限负重。

2. 老年患者 应重点询问病史,如受伤原因,受伤前是否有意识丧失,是否有胸痛,损伤前是否存在腹股沟区域疼痛(病理性骨折)等。

(1)局部皮肤情况:瘀斑、肿胀等。

(2)畸形:患肢大多有外旋、屈膝、屈髋畸形。

(3)疼痛:髋部疼痛,活动时加剧,患肢纵向叩击痛。

(4)试验:骨盆分离挤压试验、下肢滚动试验。

(5)血管:皮肤温暖、弹性好,毛细血管再充盈时间、足背动脉、腘动脉、胫后动脉搏动情况。

(6)神经:皮肤感觉情况。

（7）对侧肢体情况：是否见明显异常。

（四）案例总结参考

股骨颈骨折一般多见于伴有骨质疏松的老年人，儿童及青壮年较少见，女性略多于男性。其主要临床表现为伤后髋部疼痛，活动受限，外旋畸形、下肢短缩。嵌插型骨折临床症状不明显应特别注意。X线可明确骨折部位，必要时结合CT等其他影像学检查。股骨颈骨折并发症较多，如股骨头坏死、骨折不愈合等。保守治疗和手术治疗的选择需根据患者的具体情况制订具体的治疗方案，现今随着人工假体的材料及手术技术的进步，对于老年患者，更加积极采取手术治疗，以获得早期的功能恢复，预防卧床相关并发症的发生。

四、相关知识拓展

（一）股骨颈骨折的分型方法

股骨颈骨折大多数是外旋暴力所引起的螺旋形骨折或斜形骨折。随着受伤姿式、外力方向及程度不同，在X线投影上出现不同部位、角度和移位。股骨颈骨折可区分为三种类型，与治疗和预后有较密切的关系。

1. 按骨折部位分类法 ①头下型：全部骨折线均位于头颈交界处，股骨颈均在骨折远端，此型较少见；②头颈型：又称股骨颈斜行骨折，此型骨折难以复位，预后差，此型最多见；③经颈型：骨折线完全通过股骨颈，此型更为少见，有学者认为几乎不存在这种类型；④基底型：骨折线位于股骨颈基底。头下型、头颈型、经颈型均位于髋关节囊内，称为囊内骨折；基底型位于囊外，称为囊外骨折。

2. Pauwels 分类法 依骨折线与股骨干垂直线所成的角度分为：①Ⅰ型：<30°；②Ⅱ型：30°~50°；③Ⅲ型：>50°。角度越大，骨折端受到的剪式应力越大，骨折越不稳定。但此角度的测量应将骨折远端置于内旋位，消除前倾角之后，才能准确测量，故在复位前应用价值不大。

3. Garden 分类法 依损伤程度分为：①Ⅰ型：不完全骨折；②Ⅱ型：完全骨折并无移位；③Ⅲ型：骨折部分移位，股骨头外展，股骨颈段轻度外旋及上移；④Ⅳ型：骨折完全移位，股骨颈段明显外旋和上移。

（二）股骨颈骨折的治疗

在选择治疗方法之前，首先要了解伤者的全身情况，特别是老年人要注意全面检查，血压、心、肺、肝、肾等主要脏器功能，结合骨折全面考虑。股骨颈骨折有以下几种治疗方法。

1. 人工关节置换术 对有明显移位的股骨颈骨折或者老年人的股骨颈骨折，人工全髋关节置换术是良好的选择。目前人工全髋关节摩擦界面有金属对高分子聚乙烯、陶瓷对高分子聚乙烯、陶瓷对陶瓷可以选择。

2. 外固定 适用于外展型和中间型骨折，一般多采用患肢牵引或抗足外旋鞋8~12周，防止患肢外旋和内收，需3~4个月愈合，极少发生不愈合或股骨头坏死。但骨折在早期有错位的可能，有学者主张应采用内固定。外固定适用范围较小，对于较小的儿童可用石膏外固定。

3. 内固定 闭合复位内固定需在电视X线机的配合下进行，若无X线机设备或者闭合复位困难，则采用开放复位内固定。手法复位需在内固定术之前进行，只有在证实骨折断端解剖复位后，才可行内固定术。内固定的形式主要包括以下几种类型：①Smith-Petersen 三刃钉内固定：由 Smith-Petersen 在 1929 年首创，对于股骨颈骨折有较好的治疗效果，至今仍为常用的内固定方法之一。②滑动式内固定：目前压缩钉或针种类众多。当骨折线两侧有吸收时，钉通过向套筒内滑动缩短的方式来保持骨折端密切接触，早期承重更利于骨折端的嵌插。③加压式内固定：通过压缩装置，能使骨折端互相嵌紧以促进愈合。常用的有 Charnley 带有弹簧的压缩螺丝钉和 Siffert 使用的螺丝栓（Corkscrew Bolt）等。④多针（或钉）内固定：根据股骨上端骨结构和生物力学原则分别插入 2～4 根螺丝钉或钢钉，优势在于固定牢靠以及可减少对股骨头的损伤，如空心加压螺钉、Moore 或 Hagia 针等。

4. 内固定同时植骨　适用于愈合较困难或陈旧性骨折，在内固定同时植骨来促进愈合，植骨方法有两种：①游离植骨：如取腓骨或胫骨条由大转子下插入股骨头，或用松质骨填充骨缺损等。②带蒂植骨：较常用的是缝匠肌蒂骨瓣植骨术。随着显微外科技术的进展，已开展带血管蒂植骨术，如旋髂深动脉骨瓣的骨移植术。

5. 截骨术　适用于愈合较为困难或一些陈旧骨折，如转子间截骨术或转子下截骨术。截骨术优势在于手术操作易，患肢缩短少，有利于骨折愈合和功能恢复等。

（三）股骨颈骨折的愈后

1. 股骨颈骨折的愈合　股骨颈骨折愈合慢，一般需 5～6 个月，而且骨折不愈合率高达 15% 左右。影响骨折愈合的因素包括年龄、骨折部位、骨折类型、移位程度以及复位质量等。

股骨颈骨折不愈合在临床上表现为患部疼痛，患肢无力和不敢负重。在 X 线上则有下列表现：①骨折线清晰可见；②骨折线两边骨质内有囊性改变；③部分患者虽然看不见骨折线，但可通过连续照片，发现股骨颈逐渐吸收变短，导致三翼钉向内突入髋臼或尾部向外退出；④股骨头逐渐变位，股骨颈内倾角逐渐增加。

对于难以愈合患者可通过限制患肢负重，减少患肢活动等，增加骨折愈合可能。

2. 股骨头缺血性坏死　股骨头缺血性坏死，目前仍然尚无一种方法能彻底治愈。无论骨折是否愈合，均可发生坏死，坏死率 20%～35%。坏死的范围可能包括累及股骨头的大部或一小部分。初期多发生在股骨头的外上方，其他坏死区的骨质则保持相对致密，或因受压而变扁塌陷，甚至碎裂。股骨头坏死最早出现在伤后 2～3 个月，最迟可达 5 年，一般认为术后继续观察的时间不得少于 2 年。

股骨头是否会发生缺血性坏死，主要由股骨头血管的破坏程度，和侧支循环的代偿能力（经过圆韧带内骺动脉的代偿作用）决定。即使股骨干滋养血管中断，但因来自关节囊的血运存在，也不易发生坏死。但是在头下及头颈骨折移位较多的患者中，以上两条血管均被破坏，因此坏死率较高。

3. 股骨颈骨折功能恢复　股骨颈骨折功能恢复情况较不理想。对于大部分患者来说，经完善的治疗后，功能恢复较为理想（走路方便、不痛、蹲坐自如）约为 50%；骨折不愈合约为 15%；股骨头发生坏死为 20%～35%；部分患者伤后出现髋关节创伤性关节炎的改变。

（宋黄鹤）

第十六节　肩关节脱位的诊治

肩关节脱位是临床常见的一种多由于外伤引起的关节脱位，约占全身关节脱位的一半以上,主要跟肩部关节的解剖结构有关系:关节盂浅薄,关节囊松弛,周围韧带组织薄弱,当受到外力时,可牵拉引起肩关节脱位。肩关节脱位同时可伴有周围韧带损伤、撕脱性骨折、周围神经血管的损伤。好发人群主要集中在青年人群,男性的发病率要高于女性。临床症状主要以肩部疼痛、活动受限为主,临床常见肩关节前脱位。

一、案例相关知识

1. 肩关节脱位的诊断方法。
2. 相关疾病的鉴别诊断。
3. 手法复位及外固定的操作方法。
4. 复发性肩关节脱位的治疗方法。

二、案例内容介绍

(一)情景模拟用物准备清单

1. **模拟诊疗室** 治疗床,座椅。
2. **基础医疗物品** 石膏绷带、绷带、三角巾、剪刀、温水。
3. **SP、肩关节脱位手法复位模型**

(二)场景介绍

【场景 3-27】

患者李某,男,25 岁,1h 前因骑车时不慎滑倒,右手掌撑地,当时即感右肩关节异响,疼痛剧烈,右肩关节畸形,弹性固定,不能活动。

查体示 T 37.5℃、P 78 次/min、R 18 次/min、BP 110/75mmHg,右侧肩关节明显肿胀,局部压痛明显,弹性固定,右肩关节呈"方肩"畸形。右侧各指关节运动感觉正常,余各关节活动正常。平素体健,无传染病史。否认有其他外伤史。

请根据以上信息给出初步诊断,并对拟诊行相应的检查操作确认。

备注 1:如要求患者行 X 线检查,给出图 3-27。

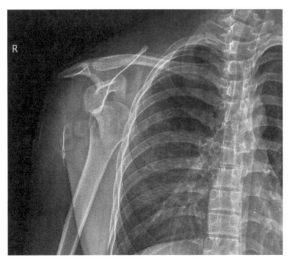

图 3-27 肩关节 X 线检查

（三）参考评分表（表 3-28）

表 3-28 参考评分表

判断标准	满分	实际得分	备注
1. 给出初步诊断——肩关节脱位。	10		
2. 手法复位的准备:患者仰卧位,暴露患侧肩关节。	5		
3. 石膏的准备:以患肢或健肢的比例测定石膏长度(大于实际长度10%)。石膏的选用:合适规格的石膏(中号)。石膏层数:8~12 层。	10		
4. 手法复位。	15		
5. 手法复位成功的标准:搭肩试验阴性。	10		
6. 石膏固定:石膏放温水内,待气泡出尽,手捏两端,轻轻挤去水分(4)。以手掌均匀用力将石膏铺平后托放在前臂掌侧及背侧(2),绷带由远端向近端缠,每层绷带覆盖上一层的 1/3 或 1/2(2),绷带缠绕过程中不能拉紧再缠,绷带缠绕过程中不能翻转(2)。	10		
7. 患肢抬高,石膏上注明操作日期。	5		
8. 检查肩关节的位置。	5		
9. 肩关节固定于功能位,石膏松紧度合适。	5		
10. 患肢足趾、膝关节屈伸无明显受限。	5		
11. 拆除石膏见石膏内无明显突起压迫组织。	5		
12. 嘱咐患者注意患肢末梢血运,如感患肢肿痛、青紫、麻木,速来院就诊,石膏松动来院就诊,抬高患肢适当功能锻炼。	5		
13. 术后医嘱:建议复查肩关节 CT、MRI。	3		
14. 操作完成后整理患者衣物。	2		
15. 操作熟练、美观。	2		
16. 人文关怀。	3		
总分	100		

评分者签名: 日期:

三、引导性反馈要点

（一）掌握肩关节脱位的诊断

1. **病史** 明确上肢外展外旋或后伸着地的外伤史,肩部肿痛、畸形、功能障碍。

2. **临床表现** 患者常健侧手托着伤肢,伤肩低于健肩,头颈部向伤侧倾斜。肩关节疼痛、肩峰下空虚,肩关节弹性固定,方肩畸形,无骨擦感。Dugas 征阳性:患侧肘部紧贴胸部时,手掌触不到健侧肩部,或手掌搭在健侧肩部时,肘部无法贴近胸壁;又称搭肩试验。

3. **辅助检查** X 线检查、CT 检查等。

（二）掌握肩关节脱位的常见分型

1. **盂下型** 肱骨头位于关节盂下方,患侧上肢长于健侧,腋窝可触到圆滑的肱骨头。

2. **冈下型** 肱骨头位于肩胛冈下,此类少见。

3. **肩峰下型** 肱骨头仍位于肩峰下,但关节面朝后,位于肩胛盂后方,此类最常见。

4. **喙突下型** 在喙突下可触摸到肱骨头。

（三）熟练掌握肩关节脱位手法复位术操作

1. **Hippocratic 复位法** Hippocratic 描述了最早的肩关节脱位复位方法。术者在将足部抵在患侧腋窝,对患者进行纵向牵引的同时交替内外旋转肱骨头。该方法目前较少使用,因为其存在较高风险的臂丛神经牵拉损伤。

2. **牵引-对抗牵引复位法** 牵引-回旋的方法是采用纵向牵引的方法解除肱骨头的卡压。患者仰卧,用布单从腋窝部绕过胸部由助手对抗牵引,术者向下向外45°牵拉患肢。

3. **椅子复位法** 另一种以牵引为基础的复位方法。患者侧坐在椅子上,患肢绕过椅背,临床医师旋后位握持前臂,患者慢慢站起。

4. **Kocher 复位法** Kocher 复位法在1870年被首次报道。患者取仰卧位或坐位,术者握持患肢并使患肘屈曲90°。患者外展患肢并主动外旋肩关节70°~80°直至出现阻力。术者前屈患肢,通常肱骨头可以获得复位。文献报道的该方法的复位成功率在81%~100%之间。

对于肩关节脱位,脱位后应尽快复位,以减少对肩关节周围神经血管组织的损伤,并选择适当麻醉,使肌肉松弛并使复位在无痛下进行。对于肩关节前脱位,推荐采用关节内注射麻醉作为第一线的麻醉方法,对于复位失败的患者也应采用关节内注射麻醉。

（四）案例总结参考

肩关节由关节盂和肱骨头以及周围的肩关节囊和韧带组成,因为其生理和解剖特点如肱骨头大,关节盂浅小,关节囊和韧带等松弛,所以遭受外伤时肩关节很容易脱位。正常情况下肱骨头在关节盂内,当外伤造成肱骨头脱出关节盂即为肩关节脱位,临床上根据肱骨头脱位的方向将其分为肩关节前脱位,肩关节后脱位,肩关节脱位合并肱骨大结节撕脱骨折、肩关节脱位合并肱骨外科颈骨折、陈旧性肩关节脱位及习惯性肩关节脱位。

肩关节脱位的复位过程中,关节周围肌肉的痉挛可以卡住肱骨头,因此这时需要麻醉下完成复位。肩关节复位后,应用石膏固定或吊带来保护肩关节。术后早期行功能锻炼有助于患者恢复关节活动度。对复发性脱位患者建议行手术治疗。

四、相关知识拓展

（一）肩关节周围炎

又称冻结肩,是一种慢性的肩部软组织的退行性炎症。本病的好发年龄在50岁左右的中老年人,女性多于男性。临床表现多以肩部周围疼痛,夜间为甚,活动功能受限而且日益加重为主。早期以剧烈疼痛为主,中晚期以功能障碍为主,达到某种程度后逐渐缓解,直至最后完全复原,主要表现为肩关节囊及其周围韧带、肌腱和滑囊的慢性特异性炎症。

（二）复发性肩关节脱位

同一肩关节如果发生了两次以上的脱位,称为复发性肩关节脱位。20岁以下的人群在首次肩关节脱位后,大部分会出现再次脱位,年龄越小越容易发生再脱位。首次脱位时导致保持肩关节稳定性的前下盂唇韧带复合体从关节盂上撕脱。由于关节囊撕裂或撕脱和软骨盂唇及盂缘损伤没有得到良好修复,肱骨头后外侧凹陷骨折等病理改变,使得关节不稳定。以后在轻微外力下或做某些动作时,如上肢外展外旋和后伸动作时可反复发生脱位。

(三) 冈上肌腱断裂

关节镜观察肩关节脱位病例显示,约30%伴有肩袖损伤,其中16%为肩袖全撕裂,14%为肩袖部分撕裂。并且年龄越大,肩袖撕裂发生率越高。因此对老年人的肩关节脱位术后需要复查肩关节磁共振,特别是对轻微力量就导致肩关节脱位患者很可能是冈上肌腱断裂后导致的肩关节不稳。

(郭敦明)

第十七节　髋关节后脱位的诊治

构成髋关节的髋臼与股骨头紧密结合,髋关节囊前壁有较强的髂股韧带,内上壁有耻骨囊韧带,后上壁有坐骨囊韧带加强。但内下壁和后下壁缺乏韧带,较为薄弱,容易从这两处发生脱位。不合并髋臼骨折的单纯性髋关节脱位只有前、后两种。临床上以后脱位最为常见,占85%~90%。髋关节后脱位大部分发生于交通事故。坐于汽车内的人处于屈膝或髋关节屈曲内收位,股骨轻度内旋,当膝部受到撞击时,股骨头从髋关节囊的后下壁薄弱区脱出。

一、案例相关知识

1. 髋关节后脱位的分类。
2. 髋关节后脱位的临床表现与诊断。
3. 髋关节后脱位的治疗。
4. 髋关节后脱位的鉴别。

二、案例内容介绍

(一) 场景模拟用物准备清单

1. **模拟诊疗室**　检查床,座椅。
2. **基础医疗物品**　直尺、卷尺、记号笔、叩诊锤。
3. SP

(二) 场景介绍

【场景3-28】

患者刘某,男性,40岁,右髋外伤后疼痛,不能活动4h。4h前患者乘公共汽车,左下肢搭于右下肢上,突然急刹车,右膝顶撞于前座椅背上,即感右髋部剧痛,不能活动。遂来院诊治。患者身体素健。无特殊疾病,无特殊嗜好。

请根据以上信息对拟诊行相应的检查及操作确认,并给出初步诊断。

备注1:如考生要求行一般生命体征及专科检查,则给出提示:查体示 T 37.5℃、P 78

次/min、R 18 次/min、BP 110/75mmHg,全身情况良好,心肺腹未见异常。骨科情况:仰卧位,右下肢短缩,右髋呈屈曲内收内旋畸形。各项活动均受限。右大粗隆上移。右膝、踝及足部关节主动被动活动均可,右下肢感觉正常。

备注2:如考生要求行髋部 X 线检查,给出图 3-28。

备注3:如要求行骨盆 CT 检查,给出图 3-29。

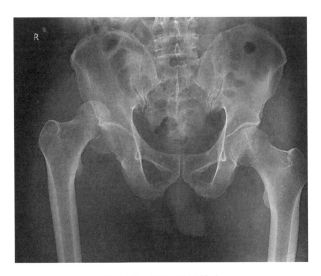

图 3-28　髋部 X 线检查

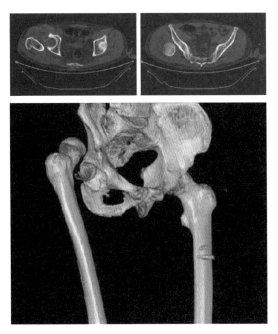

图 3-29　骨盆 CT

（三）参考评分表（表3-29）

表3-29 参考评分表

判断标准	满分	实际得分	备注
1. 着装整洁、戴口罩帽子、准备检查用具(笔、尺子、叩诊锤)。	1		
2. 核对患者信息,介绍自己及将要进行的检查,取得合作。	1		
3. 协助患者取仰卧位,双侧广泛暴露。	2		
4. 检查者位置:站在患者右侧。	1		
5. 观察患者站立姿势、行走步态有无异常,患肢是否有畸形、萎缩,左右肢体是否对称等。	3		
6. 患髋局部有无肿胀,皮肤有无红肿、窦道等,如有伤口或包块,需进一步具体描述。	2		
7. 局部有无压痛:部位、深度、范围、程度和性质。	5		
8. 局部有无包块:部位、大小、硬度、活动度、与邻近组织的关系、有无波动感。	3		
9. 局部皮肤的温度和湿度有无异常;局部触诊有无异常活动和骨擦感。	2		
10. 直接叩痛检查,如大转子叩击痛。	5		
11. 间接叩痛检查,下肢纵向叩击痛。	5		
12. 有无髋关节弹响及骨擦音(在动诊过程中有描述即可)。	5		
13. 先让患者主动活动(屈伸)并目测活动幅度,注意分析活动和疼痛关系。	3		
14. 被动活动髋关节(屈伸、内收外展、内旋外旋),并目测活动幅度,注意分析活动和疼痛关系。	5		
15. 测量髋关节各方向肌力。	2		
16. 直腿抬高试验检查(排除腰椎病变)。	5		
17. Thomas 征检查。	5		
18. "4"字征(Patrick 征)或床边试验(Gaenslen 征)或伸髋试验(Yeoman 试验)检查(根据患者个体情况选做)。	5		
19. 下肢长度测量。下肢对线测量,是否有成角与旋转畸形。大腿周径测量。	10		
20. 大转子上移征:Nelaton 线,Shoemaker 线,Bryant 三角测量(根据患者个体情况选做)。	5		
21. 两侧对比,广泛暴露;按先健侧后患侧,先主动后被动原则。	5		
22. 给出初步诊断——髋关节后脱位。	10		
23. 操作熟练,人文关怀。	10		
总分	100		

评分者签名: 日期:

三、引导性反馈要点

(一) 掌握髋关节后脱位的分类(表 3-30)

表 3-30　Epstein 法髋关节后脱位分类

分型	临床特点
Ⅰ 型	单纯脱位或伴有髋臼后壁小骨折片
Ⅱ 型	股骨头脱位,合并髋臼后壁大块骨折
Ⅲ 型	股骨头脱位,合并髋臼后壁粉碎骨折
Ⅳ 型	股骨头脱位,合并髋臼后壁或顶部骨折
Ⅴ 型	股骨头脱位,合并股骨头骨折

(二) 掌握髋关节后脱位的诊断

1. 病史　有明显的外伤史,通常暴力很大,例如车祸或高出坠落。

2. 症状与体征

(1) 有明显的疼痛,髋关节不能自主活动。

(2) 患肢短缩,髋关节呈屈曲、内收、内旋畸形。

(3) 可以在臀部摸到脱出的股骨头,大转子明显上移。

3. 髋关节后脱位合并坐骨神经损伤　其发生率约为 10%。合并坐骨神经损伤者,多表现为以腓总神经损伤为主的体征,出现足下垂、足趾背伸无力和足背外侧感觉神经障碍等。多为神经受牵拉引起的暂时性功能障碍,或受到股骨头、髋臼骨折块的轻度挫伤所致,大多数患者可于伤后逐渐恢复,经 2~3 个月无明显恢复迹象者,再考虑手术探查。

4. 影像学检查　X 线检查可了解脱位情况及有无骨折,必要时行 CT 检查了解骨折移位情况。

(三) 掌握髋关节后脱位的治疗

1. Ⅰ 型损伤的治疗

(1) 复位:髋关节后脱位复位时需肌肉松弛,必须在全身麻醉或椎管内麻醉下行手法复位,复位宜早,最初 24~48h 是复位的黄金时期,应尽可能在 24h 内复位完毕,48~72h 后再行复位十分困难,并发症增多,关节功能亦明显减退。常用的复位方法为 Allis 法,即提拉法。患者仰卧于地上,助手蹲下用双手按住髂嵴以固定骨盆。术者面对患者站立,先使髋关节及膝关节各屈曲至 90°,然后以双手握住患者的腘窝作持续牵引,也可以用前臂的上段拉住腘窝作牵引,待肌肉松弛后,略作外旋,即可使股骨头还纳至髋臼内。可以感到明显的弹跳与响声,提示复位成功。复位后畸形消失,髋关节活动亦恢复。本法简便、安全,最为常用。

(2) 固定、功能锻炼:复位后用绷带将双踝暂时捆在一起,于髋关节伸直位下将患者搬运至床上,患肢作皮肤牵引或穿钉子鞋 2~3 周。卧床期间作股四头肌收缩动作。2~3 周后开始活动关节。4 周后扶双拐下地活动。3 个月后可完全承重。

2. Ⅱ~Ⅴ型损伤的治疗　对复杂性后脱位病例,目前在治疗方面还有争论,但考虑到合并有关节内骨折,引起创伤性骨关节炎的机会明显增多,因此主张早期切开复位与内固定。

（四）髋关节后脱位的鉴别诊断

主要与髋关节前脱位进行鉴别。髋关节后脱位时，后脱位患肢处于内收、内旋、短缩弹性固定体位，前脱位患者处于外展、外旋、屈髋弹性固定体位，髋关节后脱位大粗隆脱位至 Nelaton 线之上，髋关节前脱位至 Nelaton 线以下。二者根据平片上小转子显影大小也可以得到鉴别，前脱位患肢常处于外旋、外展及轻度屈曲位，有时较健肢稍长，影像表现为小转子投影增加。而后脱位患肢常处于屈曲、内收、内旋及短缩畸形，影像表现为小转子投影减少。

（五）案例总结参考

髋关节后脱位多因间接暴力引起，当髋关节及膝关节处于屈曲、内收、内旋位时，股骨头转向后方，如遇到强大暴力时造成髋关节后脱位。髋关节后脱位的临床表现为髋关节部疼痛、关节活动障碍、肌肉痉挛及外侧臀部隆起等，严重者可并发创伤性关节炎、股骨头缺血性坏死及坐骨神经损伤。髋关节后脱位的主要病因是车祸、高处坠落及重物压砸等，好发人群是出租车司机和建筑工人。其中不恰当按摩也可诱发该病。典型的症状一般为髋关节部疼痛，关节活动障碍和外侧臀部隆起。一般来说，当患者出现髋关节部疼痛、关节活动障碍及外侧臀部隆起时，应立即去医院就诊。向医师详细交代病情，医师通过体格检查和影像学检查可明确诊断，该病需与髋关节前脱位鉴别。髋关节后脱位的治疗原则是在保证患者生命安全的前提下，尽可能在 6h 内复位。根据脱位复杂程度来选择手法复位或手术复位，辅以药物治疗来抗炎止痛。常用药物有布洛芬、双氯芬酸及塞来昔布等，都是为了防止并发症的发生。

四、相关知识拓展

（一）髋关节后脱位的并发症

1. 坐骨神经损伤 在髋关节后脱位中，有 10%~15% 并发坐骨神经损伤。髋关节后脱位导致坐骨神经损伤的致伤原因有以下几种。

（1）后脱位的股骨头或移位的骨折块撞击、压迫或刺伤坐骨神经。

（2）牵拉致伤。

（3）神经及周围软组织挫伤、肿胀出血和压迫；或出血机化，大量瘢痕和纤维组织增殖、粘连；或骨折区大量骨痂形成，压迫神经，引起迟发性坐骨神经损害，这些情况少见。一般的牵拉伤或挫伤，经髋关节脱位复位，3 个月内可逐渐恢复。如属严重粘连，可采用手术松解，预后一般良好。如果严重损伤，如断离或撕裂伤，则预后不良。臀部坐骨神经损伤是髋关节后脱位的严重并发症之一，及时复位脱位、必要时探查、松解神经等有利于神经功能的恢复。

2. 股骨颈骨折 由于强大直接暴力，或伴有股骨干扭转暴力，或继发于不适当的整复。如在无麻醉情况下，肌肉不松弛，强行复位，即可发生股骨颈骨折。尤其老年体弱或骨质明显疏松者，更易发生。合并股骨颈骨折的特点是股骨头留于髂骨翼后方，后期股骨头坏死率几乎达 100%。

3. 股骨头骨折 当膝关节屈曲，股骨处于内收、内旋位，暴力经膝关节作用于臀部，股骨头顶压髋臼后缘，可导致股骨头骨折继而脱位，或髋臼后缘骨折股骨头骨折脱位。由于髋关节脱位后，股骨头骨折失去了骨折的专有体征，临床上易出现漏诊漏治。

4. 髋臼骨折 当髋关节内收角度较小的情况下，股骨头与髋臼后缘直接撞击所引起。

5. 股骨干骨折 常因先后遭受两种不同的暴力引起。

6. 后交叉韧带损伤 髋关节后脱位并膝关节后交叉韧带损伤临床上少见。当髋关节和膝关节同时处于屈曲位时,强烈的暴力自前方作用于胫骨上端,损伤后交叉韧带后,暴力沿股骨干继续作用于髋关节,导致髋关节后脱位。

（二）髋关节脱位切开复位术

髋关节脱位大部分可以通过手法复位,再以牵引维持髋关节的复位状态,直至髋关节康复,但是某些特定情况下需要进行切开复位术:①关节周围有肌腱或者关节囊的交锁,关节无法完全复位,这时必须做髋关节的切开复位术;②髋关节脱位导致周围的神经和血管受到挤压,如果强行复位会引起周围肌肉和血管的进一步损伤,造成严重的后果,这种情况下需要进行髋关节的切开复位;③由于髋关节本身有开放性的伤口,如果不进行彻底清创和关节清理,会造成关节的进一步感染,这时需要手术进行关节的切开复位和固定,这样才能恢复患者的关节解剖关系。

（三）髋关节后脱位的诊治难点

1. 髋关节后脱位与前脱位的鉴别 阅片时根据股骨头的位置判断是前脱位或后脱位,有时存在困难。解剖学上小转子位于股骨近端后内侧,当 X 线正位片显示小转子显影清晰,表示患肢处于外旋位,此时可以确定为前脱位,当小转子显影不清或无显影时,患肢处于内旋位,此时可以确定为后脱位。当髋关节后脱位合并股骨颈、股骨粗隆间骨折时,单从一张正位片有时由于影像重叠,可以出现一些骨折伪影,此时应拍摄侧位片和进行详细的查体进行鉴别。髋关节后脱位合并同侧股骨干骨折或后交叉韧带断裂容易漏诊,原因可能是:①医者对此类合并损伤重视不够;②此类患者多合并创伤性休克等严重并发症,因此,临床上对于髋关节后脱位的患者进行详细的体格检查,仔细的阅片,避免误诊漏诊的出现。

2. 治疗 不管是单纯髋关节后脱位或合并损伤,都存在股骨头坏死和发生创伤性关节炎可能,这也是此类患者最严重的并发症,创伤性股骨头坏死是由于股骨头周围的血运破坏造成。因此,为了尽量降低这些并发症,要求对于那些复位困难的患者,尽量不要反复的复位,对于采取切开复位的患者,手术过程中要保护股骨头周围的血供,尽量减少医源性创伤,这就要求此类手术需要有经验的医师进行。

3. 术后康复 临床医师要对髋关节脱位患者的术后康复有足够的重视,应向患者讲述合理功能锻炼的重要性,引起患者足够的重视,同时尽量减少康复不当引起的并发症。

（崔维顶　任筱寒）

第十八节　腰椎间盘突出的诊治

腰椎间盘突出症(lumbar intervertebral disc herniation)是指腰椎间盘发生退行性改变以后,在外力作用下,纤维环部分或全部破裂,单独或者连同髓核、软骨终板向外突出,刺激或压迫窦椎神经和神经根引起的以腰腿痛为主要症状的一种病变。

一、案例相关知识

1. 掌握腰椎间盘突出症的诊断。
2. 掌握腰椎间盘突出症的专科体检。
3. 掌握腰椎间盘突出症的鉴别诊断。

4. 了解腰椎间盘突出症的治疗。

二、案例内容介绍

（一）情景模拟用物准备清单

1. **模拟诊疗室** 检查床,座椅。

2. **基础医疗物品** 检查手套、棉签、叩诊锤、皮卷尺。

3. SP

（二）场景介绍

【场景3-29】

患者罗某,男,35岁,长期弯腰劳动,两年开始出现腰痛,时好时坏,2个月前出现左下肢疼痛。疼痛从左臀部后方放射至左小腿,站立时加重,平卧休息后可缓解。患者一般情况可,无头痛、头晕,无心慌、胸闷,食纳睡眠可,大小便正常。

请根据以上信息进行一般与专科体格检查。

备注1:在考生正确完成查体动作后,给出相应的查体信息。生命体征:T 36.5℃、P 78次/min、R 18次/min、BP 121/79mmHg。专科体检:视诊:腰椎生理弯曲存在;双下肢无肌萎缩、无水肿;触诊:L_5/S_1左侧椎旁有压痛、叩击痛,疼痛向左下肢放射;左侧小腿后方及左侧足底皮肤浅感觉减弱;动诊:左下肢直腿抬高试验30°（＋）、直腿抬高加强试验（＋）,右下肢直腿抬高试验（－）;左足趾跖骨屈肌力减弱,肌力等级为3级（肌力分0～5级,正常为5级。3级肌力较正常减弱,能对抗重力,但不能对抗阻力）;双侧膝反射正常,左侧踝反射减弱,右侧踝反射正常;双侧巴宾斯基征（－）;量诊:双下肢等长等粗。

【场景3-30】

请结合相应的辅助检查给出初步诊断。

备注2:如考生要求行腰椎MR检查,则给出图3-30并判读影像。

备注3:提问:"严格卧床休息多久可以下床活动?"

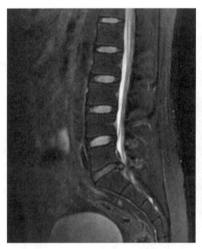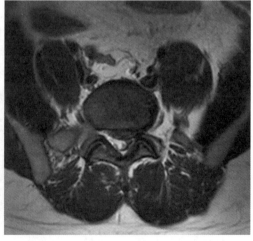

图3-30 腰椎MR图像

（三）参考评分表（表3-31）

表3-31 参考评分表

评分标准	满分	实际得分	备注
1. 检查所需物品齐全，协助患者采取合适体位。	5		
2. 视诊：观察腰椎生理弯曲，双下肢有无肌萎缩、水肿。	5		
3. 触诊：检查腰椎的椎旁有无压痛和叩击痛，疼痛是否向下肢放射。	10		
4. 触诊：检查双下肢皮肤感觉是否存在异常。	10		
5. 动诊：双下肢直腿抬高试验和直腿抬高加强试验的检查（图3-31）。	10		
6. 动诊：双下肢主要肌群肌力的检查（肌力分0～5级，0级为无肌力，5级为正常肌力，3级肌力较正常减弱，能对抗重力，但不能对抗阻力）。	10		
7. 动诊：双侧膝反射与踝反射的检查。	10		
8. 动诊：双侧巴宾斯基征的检查。	5		
9. 量诊：双下肢长度和周径的检查。	5		
10. 给出影像学判读——L_5/S_1椎间盘中央偏左侧突出。	10		
11. 给出初步诊断——腰椎间盘突出。	10		
12. 操作熟练、美观。	5		
13. 人文关怀、爱伤观念。	5		
总分	100		

评分者签名：　　　　　　　　　　日期：

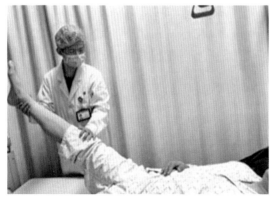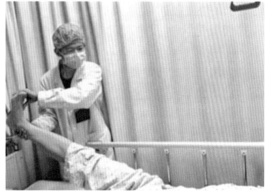

图3-31 直腿抬高试验和直腿抬高加强试验

三、引导性反馈要点

（一）腰椎间盘突出症的诊断

1. **病史**　腰椎间盘突出症患者多有弯腰劳动或长期坐位工作史。

2. **症状**

（1）腰痛：常为首发症状，腰痛并发腿痛，也可先于腿痛或在其之后出现。主要原因是由于椎间盘突出挤压外层纤维环及后纵韧带中的窦椎神经纤维。

（2）坐骨神经痛：坐骨神经痛多为放射性，逐渐加重，向臀部、大腿后外侧、小腿外侧至足跟部或足背放射。打喷嚏或咳嗽时腹压增加可使疼痛加剧。

（3）马尾综合征：中央型的腰椎间盘突出可压迫马尾神经，出现大小便障碍，鞍区感觉异常等。急性发病时应作为急症手术的指征。

3. **体征**

（1）腰椎侧凸：是一种姿势性代偿畸形，可减轻疼痛并具有辅助诊断价值。如髓核突出在神经根的肩部，上身向健侧弯曲，腰椎凸向患侧可松弛受压的神经根；当突出髓核在神经根腋部时，上身向患侧弯曲，腰椎凸向健侧可缓解疼痛。

（2）腰部活动受限：几乎所有患者都有不同程度的腰部活动受限，其中以前屈受限最明显，是由于前屈位时进一步促使髓核向后移位并增加对受压神经根的牵拉。

（3）压痛及骶棘肌痉挛：大部分患者在病变间隙的棘突间或椎旁有压痛，按压椎旁可出现沿坐骨神经的放射痛。约 1/3 患者有腰部骶棘肌痉挛，使腰部固定于强迫体位。

（4）直腿抬高试验及加强试验：患者仰卧，伸膝，被动抬高患肢，正常人神经根有一定的滑动度，下肢抬高到 $60°\sim70°$ 始感腘窝不适。本症患者神经根受压或粘连使滑动度减少或消失，抬高在 $60°$ 以内即可出现坐骨神经痛，称为直腿抬高试验阳性。在直腿抬高试验阳性时，缓慢降低患肢高度，待放射痛消失，再被动背屈踝关节以牵拉坐骨神经，如又出现放射痛，称为加强试验阳性。

（5）神经系统表现：①感觉异常：多数人有感觉异常，脊神经根受累的部位不同出现的感觉异常也不同，如 L_5 神经根受累者，小腿外侧和足背痛、触觉减退，S_1 神经根受压时，外踝附近及足外侧痛、触觉减退。②肌力下降：若神经受压严重或时间较长，患者可有肌力下降。L_5 神经根受累时，足拇趾背伸肌力下降；S_1 神经根受累时，足趾跖屈肌力减弱。③反射异常：根据受累神经不同，患者常出现相应的反射异常，S_1 神经根受累时踝反射减弱或消失；L_4 神经根受累时膝跳反射障碍。

4. **影像学及其他检查**

（1）X 线平片：通常作为常规检查，一般摄腰椎正、侧位片，若怀疑脊椎不稳可以加照屈、伸动力位片和双斜位片。腰椎间盘突出症的患者，腰椎平片的表现可以完全正常，但很多患者也会有一些阳性发现，在正位片上可见腰椎侧弯，在侧位片上可见生理前凸减少或消失、椎间隙狭窄。

（2）造影检查：脊髓造影、硬膜外造影、椎间盘造影等方法可间接显示有无椎间盘突出及突出程度。由于这些方法为有创操作，有的存在并发症，有的技术复杂，所以目前临床应用较少，只在一般的诊断方法不能明确时才慎重进行。

（3）CT 检查：能更好地显示脊柱骨性结构的细节。腰椎间盘突出症在 CT 上的表现有椎间盘后缘变形突出、硬脊膜囊受压变形、硬膜外脂肪移位、硬膜外间隙中软组织密度影及神经根鞘受压移位等,CT还能观察椎间小关节和黄韧带的情况。

(4) MRI:能清楚地显示出人体解剖结构的图像,对于腰椎间盘突出的诊断有极大帮助。MRI可以全面地观察各椎间盘退变情况,也可以了解髓核突出的程度和位置,并鉴别是否存在椎管内其他占位性病变。在读片时需注意矢状位片和横断面片要对比观察,方能准确定位。

(5) 其他:肌电图等电生理检查有助于腰椎间盘突出的诊断,并可以推断神经受损的节段。

(二) 腰椎间盘突出症的鉴别诊断

1. **腰肌劳损** 多见于中年人,主要临床表现为慢性疼痛、酸胀痛,休息后可缓解。有固定的压痛点,叩击压痛点,疼痛减轻。直腿抬高试验阴性,下肢无神经受累表现。多采用痛点局部封闭治疗。

2. **第三腰椎横突综合征** 主要表现为腰痛,少数可沿骶棘肌向下放射。检查见骶棘肌痉挛,第三腰椎横突尖压痛,无神经受累体征。局部封闭有很好的近期疗效。

3. **梨状肌综合征** 主要临床表现为臀部和下肢疼痛,常与活动有关,休息可明显缓解。直腿抬高试验阳性,并且神经定位体征模糊,可见臀肌萎缩,臀部深压痛等。髋关节外展、外旋位抗阻力时可诱发症状。

4. **腰椎管狭窄症** 椎管狭窄症是指多种原因所致椎管、神经根管、椎间孔的狭窄,并使相应部位的脊髓、马尾神经或神经根受压的病变。主要的临床表现为腰痛、马尾神经或腰神经受压症状以及神经源性间歇性跛行等。主诉症状多而阳性体征少,多采用CT和MRI检查进行鉴别诊断。

5. **腰椎滑脱与椎弓根峡部不连** 表现下腰痛,滑脱较重时可发生神经根症状,且常诱发椎间盘退变、突出。腰椎侧位片可以了解滑脱的程度,斜位片可以了解有无峡部不连。MRI检查可明确脊髓和神经受压情况。

6. **腰椎结核** 有结核病史或接触史。常有午后低热、乏力等全身中毒症状,血沉快。X线平片上有明显的骨破坏,受累的椎体间隙变窄,病灶旁有寒性脓肿阴影。

7. **脊柱肿瘤** 患者呈进行性加重的腰痛,平卧不能减轻。恶性肿瘤有贫血和恶病质,血沉快,碱性或酸性磷酸酶升高。X线平片显示骨破坏,CT和MRI均可用与椎间盘突出相鉴别。

8. **椎管内肿瘤** 病程缓慢,进行性加重。由足部的麻木开始,自下而上发展,感觉、运动障碍,反射减弱,并且不局限于某一神经的支配区。括约肌功能障碍日渐加重。鉴别可用脑脊液检查及MRI检查。

9. **盆腔疾病** 早期盆腔的炎症、肿瘤等,当其本身症状尚未充分表现时,可刺激腰骶神经根而出现腰骶部疼痛,或伴有下肢痛。超声、CT和MRI等检查可以协助诊断。

10. **下肢血管病变** 单纯腿痛的患者须注意与血管病变相鉴别。检查时注意肢体的皮温、皮色、血管搏动等情况,必要时行超声或DSA检查明确诊断。

(三) 案例总结参考

腰椎间盘突出症是骨科的常见病和多发病,是引起腰腿痛的最常见原因。患者通常有典型的坐骨神经痛,疼痛为放射性,由腰骶部放射至大腿后外侧、小腿外侧至足跟部或足背。

查体直腿抬高试验阳性时要高度怀疑腰椎间盘突出症,此时可进一步予影像学检查。MRI对于腰椎间盘突出是最佳辅助检查,既能明确诊断,也可以了解髓核突出的程度和位置,并有利于鉴别诊断。病史、查体与辅助检查相结合,一般不难做出诊断。通常腰椎间盘突出可采取保守治疗,但有明显神经受累的患者往往需要手术治疗。

四、相关知识拓展

(一) 腰椎间盘突出症的分型

腰椎间盘突出症的分型方法较多,各有其根据及侧重面。根据其突出程度及影像学特征,结合治疗方法可做如下分型。

1. **膨隆型** 纤维环表层完整,但有部分破裂,此时髓核虽表面光滑,但因压力向椎管内局限性隆起。这一类型非手术治疗大多可缓解或治愈。

2. **突出型** 纤维环完全破裂,髓核突向椎管,但后纵韧带仍然完整。此型常需手术治疗。

3. **脱出型** 髓核穿破后纵韧带,形同菜花状,但其根部仍然在椎间隙内。需手术治疗。

4. **游离型** 大块髓核组织穿破纤维环和后纵韧带,完全突入椎管,与原间盘脱离。需手术治疗。

5. **Schmorl 结节或经骨突出型** 前者指髓核经上下软骨板的发育性或后天性裂隙突入椎体松质骨内;后者是髓核沿椎体软骨终板和椎体之间的血管通道向前纵韧带方向突出,形成椎体前缘的游离骨块。这两型临床上无神经症状,无须手术治疗。

(二) 腰椎间盘突出症的治疗

1. 非手术治疗

(1) 适应证:①初次发病,病程较短的患者;②休息以后症状可以自行缓解者;③由于全身疾病或局部皮肤疾病不能施行手术者;④不同意手术者。

(2) 治疗方法:①卧床休息,一般严格卧床 3 周,3 周后可逐渐下床活动;②非甾体抗炎药物;③牵引疗法,骨盆牵引最常用;④理疗和按摩。

2. 手术治疗

(1) 适应证:①腰腿痛症状严重,反复发作,经半年以上非手术治疗无效,且病情逐渐加重,影响工作和生活者;②中央型突出有马尾神经综合征,括约肌功能障碍者,应按急诊进行手术;③有明显的神经受累表现者。

(2) 手术方法

1) 全椎板切除髓核摘除术:适合椎间盘突出合并有椎管狭窄、椎间盘向两侧突出、中央型巨大突出以及游离椎间盘突出。根据术前及术中定位,从腰背后正中入路,切除病变部位两侧椎板和黄韧带,为充分减压神经根可切除关节突的一部分。在确保神经根安全下,可探查切除突出的髓核和纤维环等。

2) 半椎板切除髓核摘除术:适合于单纯椎间盘向一侧突出者。术中切除椎间盘突出侧的椎板和黄韧带,髓核摘除时由于术野较小,须谨慎操作。

3) 显微外科腰椎间盘摘除术:适合于单纯腰椎间盘突出。手术操作在手术显微镜和显微外科器械下进行,采用小切口,经椎板间隙摘除椎间盘。此手术损伤较小,但应选择好适应证。

4）经皮腰椎间盘切除术:适合于单纯腰椎间盘突出。术前准确定位,术中经皮穿刺置入工作通道,在显示器影像的监视下切除突出的椎间盘。此术式需要术者经过专门训练,熟悉镜下操作,同时要严格掌握适应证,不可滥用。如果不能安全进入椎管或神经根粘连紧密,应果断放弃镜下操作,改为开放手术。

5）人工椎间盘置换术:是近年来临床开展的术式。人工椎间盘设计基本上分为两类,一类是替代全部或部分纤维环和髓核,另一类仅置换髓核。此手术适应证尚存在争论。选择此手术须谨慎。

（李青青）

第十九节　桡骨远端骨折的诊治

桡骨远端骨折是指发生于旋前圆肌近侧缘以远部位的骨折,通常发生于距桡腕关节面在 3cm 内的位置。桡骨干皮质骨向松质骨移行部以远部分,为解剖薄弱处,一旦遭受外力,容易骨折。桡骨远端骨折常见,约占全身骨折总数的 1/6。腕关节是人体中结构最复杂的关节,也是全身活动频率最高的重要关节。桡骨远端骨折损伤机制复杂,骨折类型多样,治疗方法灵活。如果治疗不当,容易导致腕关节慢性疼痛和僵硬,严重影响手部的功能,给患者造成不便。

一、案例相关知识

1. 掌握桡骨远端骨折的诊断方法。
2. 掌握相关疾病的鉴别诊断。
3. 掌握手法复位及石膏固定的操作方法。
4. 熟悉桡骨远端骨折的治疗方法。

二、案例内容介绍

（一）情景模拟用物准备清单
1. **模拟诊疗室**　检查床、废弃物处置箱。
2. **基础医疗物品**　治疗车、治疗盘、石膏绷带(宽、细)、盛有温水的盆、绷带、三角巾、剪刀、5ml 注射器、2%利多卡因、聚维碘酮、棉签、记号笔。
3. SP
（二）场景介绍
【场景 3-31】
患者王某,女,65 岁,1h 前因雪天路滑不慎滑倒,右手掌撑地,当时即感右前臂异响,疼痛剧烈,右侧腕关节畸形,不能活动。平素体健,无传染病史。

请根据以上信息行必要的体格检查,结合相关辅助检查后给出初步诊断。

备注 1:如考生要求检查患者生命体征及专项体检,正确完成查体动作后,给出对应查体信息:T 37.5℃、P 99 次/min、R 18 次/min、BP 110/75mmHg,右侧腕关节明显肿胀,局部压痛明显,右前臂"银叉样"畸形。右侧各指关节运动感觉正常。余各关节活动正常。

备注 2:如要求患者行 X 线检查,给出图 3-32。

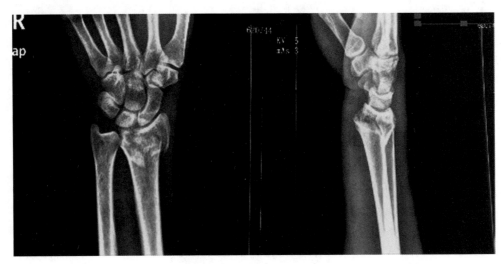

图 3-32 腕部 X 线检查

【场景 3-32】

现已对患者完成桡骨远端手法复位,拟对患者行桡骨石膏固定,请行相应操作,操作结束后请嘱咐患者相关注意事项。

(三)参考评分表(表 3-32)

表 3-32 参考评分表

判断标准	满分	实际得分	备注
1. 给出初步诊断——右桡骨远端骨折。	10		
2. 核对患者基本信息,告知操作目的,取得患者知情同意。	3		
3. 石膏的选用:合适规格的石膏(小号或者中号)。	2		
4. 以患肢或健肢的比例测定石膏长度(大于实际长度 10%)(5)。测量背侧:掌指关节至前臂中上段(5);测量掌侧:前臂掌横纹至前臂中上段(5)。	15		
5. 石膏层数:8~12 层。	5		
6. 石膏放温水内(2),待气泡出尽,手捏两端,轻轻挤去水分(3)。	5		
7. 以手掌或手指均匀用力将石膏铺平(2),托放在前臂掌侧及背侧(2),不能以指尖按压石膏(1)。	5		
8. 绷带由远端向近端缠绕。	6		
9. 每层绷带覆盖上一层的 1/3 或 1/2。	6		
10. 绷带缠绕过程中不能拉紧再缠(5),不能翻转(5)。	10		
11. 腕关节固定于掌屈尺偏位(3),抬高患肢(3)。	6		
12. 石膏上注明操作日期。	5		
13. 保证石膏松紧度合适,患者手指、肘关节屈伸无明显受限。	3		
14. 嘱咐患者相关注意事项:石膏松动来院就诊,抬高患肢,适当功能锻炼;注意患肢末端血运,如感患肢肿痛、青紫、麻木,速来院就诊。	10		
15. 操作完成后整理患者衣物。	3		
16. 操作熟练、美观。	3		
17. 人文关怀、爱伤观念。	3		
总分	100		

评分者签名: 日期:

三、引导性反馈要点

（一）掌握桡骨远端骨折的常见分型

1. **伸直型骨折（Colles 骨折）** 最常见，多为间接暴力致伤。1814 年由 A. Colles 最先描述。跌倒时腕关节处于背伸及前臂旋前位、手掌着地，暴力集中于桡骨远端松质骨处而引起骨折。骨折远端向背侧及桡侧移位。儿童可为骨骺分离；老年人由于骨质疏松，轻微外力即可造成骨折且常为粉碎骨折，骨折端因嵌压而短缩。粉碎骨折可累及关节面或合并尺骨茎突撕脱骨折及下尺桡关节脱位。

2. **屈曲型骨折（Smith 骨折）** 较少见，由 R. W. Smith 在 1874 年首次描述。骨折发生原因与伸直型骨折相反，故又称反 Colles 骨折。跌倒时手背着地，骨折远端向掌侧及尺侧移位。

3. **巴尔通骨折（Barton 骨折）** 由 J. R. Barton 在 1838 年首次描述。系指桡骨远端关节面纵斜型骨折，伴有腕关节脱位者。跌倒时手掌或手背着地，暴力向上传递，通过近排腕骨的撞击引起桡骨关节面骨折，在桡骨下端掌侧或背侧形成一带关节面软骨的骨折块，骨块常向近侧移位，并腕关节脱位或半脱位。

（二）桡骨远端骨折的诊断及鉴别诊断

1. **临床表现**

（1）外伤史明确。

（2）患者伤后出现腕关节疼痛、活动受限。骨折移位明显时，桡骨远端骨折可出现典型的"餐叉手""枪刺手"畸形。

（3）体格检查可发现腕部肿胀，有明显压痛，腕关节活动明显受限，皮下可出现瘀斑，尺桡骨茎突关系异常，则提示桡骨远端骨折。如果腕部有骨擦音、异常活动，不要反复尝试诱发骨擦音，以免引起神经和血管损伤。

（4）腕部神经、血管肌腱损伤发生率不高，但需充分重视。骨折向掌侧移位可能导致正中神经、桡动脉等损伤。骨折向背侧移位可能导致伸肌腱卡压。

2. **影像学评估**

（1）X 线检查：评估桡骨远端损伤的首选检查。多数骨折、脱位、力线不良、静态不稳定等，都很容易从标准的 X 线检查鉴别。标准的前后位及侧位 X 线可测量出桡骨远端的掌倾角、尺偏角和桡骨高度等重要参数。

（2）CT 检查：CT 检查尤其是三维 CT 检查，可以明确骨折块的移位方向、角度，明确关节面的塌陷程度，发现隐蔽的腕骨骨折，特别是普通 X 线难以诊断的涉及舟骨窝、月骨窝的桡骨远端骨折，对于桡骨远端骨折的诊断起着重要作用，可以提高诊断的准确率。而且 CT 检查对于桡骨远端三柱理论的应用，尤其是传统 X 线检查容易疏漏的中间柱损伤，包括月骨关节面损伤的诊断具有重要意义。

（3）MRI 检查：在桡骨远端骨折的应用中也不可替代。MRI 检查是评估桡腕骨间韧带撕裂、三角纤维软骨（TFCC）损伤、软骨损伤以及肌腱损伤的最准确评估手段。此外，MRI 还对于腕关节创伤性或非创伤性疼痛、炎症性疾病、腕骨骨折、缺血性坏死等伤病的诊断均起至关重要的作用。

3. **鉴别诊断**

（1）桡骨颈骨折：并不多见，常与桡骨头骨折伴发，亦可单发。

（2）桡骨头骨折：是常见的肘部损伤，占全身骨折的0.8%，约有1/3患者合并关节其他部位损伤。桡骨小头骨折是关节内骨折，如果有移位，应切开复位内固定，恢复解剖位置，早期活动，以恢复肘关节伸屈和前臂旋转功能。

（3）桡骨干骨折：单独桡骨干骨折，仅占前臂骨折总数的12%，以青壮年人居多。

（三）熟练掌握石膏固定术操作

1. 操作前准备与评估

（1）核对医嘱：患者床号、姓名、诊断。

（2）健康史和相关因素

1）一般情况：年龄、目前的病情、治疗护理、患者的意识合作能力及相关的影像学检查。

2）受伤情况：了解受伤的原因、部位、时间、体位、方式等。

（3）身体及心理状况

1）局部情况：石膏固定部位及边缘皮肤有无伤口、感染、温度及颜色的改变。

2）全身及心理状况：患者的意识、生命体征，有无焦虑、恐惧等情况。

（4）评估环境：环境宽敞、明亮、清洁、舒适、安全，屏风遮挡，温度、湿度适宜。

（5）评估物品：根据病情、年龄、固定部位选择固定的种类及合适的石膏固定，用物准备齐全，摆放符合操作要求。

2. 操作准备

（1）操作者自身准备：着装整齐、洗手、戴口罩。

（2）用物准备：石膏材料、棉垫、油布、手套、普通绷带若干卷、石膏剪等。

3. 操作实施

（1）备齐用物，推至床旁，核对患者床号、姓名。

（2）清洁固定部位肢体于功能位，多毛者剃尽毛发并洗净，有伤口者予以换药并包扎固定。

（3）将患者套上弹力护套，确保超过固定边界3~5cm，接着裹上一层衬垫，注意保护骨性突出，需要抗湿或抗潮的部位，可使用合成的防水骨科衬垫。

（4）打开石膏绷带卷，戴上手套，防止树脂贴在皮肤上而引起过敏，将绷带在水中浸2~5s，挤2~4次以加速凝固。

（5）确保肢体位置正确，右手握住石膏绷带卷，左手将石膏绷带卷的开端部位抚贴在患者肢体上，两手交替，右手将石膏绷带卷围绕肢体迅速包扎，从肢体近侧向远侧，缠绕绷带时每圈卷有下一圈的一半，在踝、肘、膝关节以"8"字缠绕，使绷带保持平整；与肢体外形贴敷，在缠绕最后一层时，将弹力护套顶端反折，确保树脂石膏没有夹角和硬的边缘，避免发生皮肤损伤。

（6）在最外层暂时用绷带加固，可使用厚的棉或纱布绷带。

（7）自然风干约7min，待石膏干燥硬固后用记号笔在石膏外注明打石膏日期及预定拆石膏的日期，有伤口可将其位置标明或将开窗位置标示出来。

（8）耐心倾听患者主诉，避免压疮的发生。

（9）石膏拆除前指导患者行肌肉舒缩锻炼防止肌肉萎缩。

（10）石膏拆除后指导患者行关节屈伸运动防止关节僵硬。

4. 操作评价

(1) 操作熟练、动作轻稳、患者合作。

(2) 石膏固定有效,无皮肤揉伤、松紧适宜,肢端血运良好。

(3) 无牵引并发症发生,如肌肉萎缩、关节僵硬、下肢静脉血栓、皮肤损伤、压疮、石膏综合征等。

(4) 患者能逐步掌握功能锻炼和康复知识。

5. 注意事项

(1) 对石膏固定的患者,应进行床旁交接班,每班观察患肢血液循环及肢体活动情况。观察项目包括肢端皮肤颜色、皮肤度、桡动脉或足背动脉搏动、毛细血管充盈情况、有无疼痛、麻木的感觉等。

(2) 嘱咐患者抬高患肢,预防和减轻水肿。

(3) 保持石膏的清洁及干燥。尽量不要搬动患者,若患者需变换体位,应给予适当支持,石膏干固前用手掌平托石膏固定的肢体,不可用手指压迫石膏表面。

(4) 四肢石膏绷带应将手指或足趾露出,以便观察肢体末端的血液循环、感觉和运动。同时便于功能锻炼。

(5) 嘱咐患者大小便后保持局部清洁,注意勿污染石膏部位,勿将石膏内衬垫取出,每次翻身时要扫去床上的石膏渣,保持床面的清洁平整。

(6) 在冬季暴露肢体可穿袜套或棉腿套保护,以防冻伤。

(7) 加强功能锻炼,指导患者早期对固定部位进行肌肉内等长收缩,未固定部位活动其关节,以循序渐进为原则。

(四) 案例总结参考

桡骨远端骨折常见于外伤后,多见于老年妇女,青壮年发生均为外伤暴力较大者。伸直型桡骨远端骨折最常见,多为间接暴力致伤。跌倒时腕关节处于背伸及前臂旋前位、手掌着地,暴力集中于桡骨远端松质骨处而引起骨折。骨折远端向背侧及桡侧移位。可以出现腕部肿胀、压痛明显,手和腕部活动受限。伸直型骨折有典型的餐叉状和枪刺样畸形,尺桡骨茎突在同一平面,直尺试验阳性。屈曲型骨折畸形与伸直型相反。

X线结合其他影像学检查方法可以明确诊断。需注意有无合并正中神经及其他神经损伤。对于骨折非粉碎性、未累及关节面及腕关节功能要求相对不高者,可以尝试手法复位结合石膏外固定。定期复查骨折对位对线及愈合情况。对于粉碎性骨折、累及腕关节面、腕关节功能要求高及保守治疗失败者,应考虑行切开复位内固定术。

四、相关知识拓展

(一) 桡骨远端骨折的 AO 分型

AO 分型主要将桡骨远端骨折分为 3 种基本类型:①A 型,即关节外骨折,又可分为 3 组:A1,孤立的尺骨远端骨折;A2,桡骨远端骨折,无粉碎、嵌插;A3,桡骨远端骨折、粉碎、嵌插;②B 型,即简单或部分关节内骨折,又可分为 3 组:B1,桡骨远端矢状面骨折;B2,桡骨远端背侧缘骨折(背侧 Barton 骨折);B3,桡骨远端掌侧缘骨折(掌侧 Barton 骨折);③C 型,即复杂关节内骨折,又可分为 3 组:C1,关节内简单骨折(2 块),无干骺端粉碎;C2,关节内简单骨折(2 块),合并干骺端粉碎;C3,粉碎的关节内骨折。

（二）桡骨远端骨折的治疗

1. **治疗原则** 治疗目的是使腕关节能获得充分的无痛运动及稳定性,恢复正常工作和日常活动,而且将来不会有退行性变倾向。

（1）治疗方法的选择:对于桡骨远端骨折的治疗,目前仍然存在一些争议,保守治疗及手术治疗对于桡骨远端骨折的预后并非呈现相关关系。多数桡骨远端骨折通过非手术治疗可以获得良好的功能恢复。对部分关节内明显移位骨折及手法复位失败的患者,手术治疗的目的是要精确重建关节面、坚强内固定及术后早期功能锻炼。关节外骨折要求恢复掌倾角、尺偏角及桡骨高度,以减少骨折继发移位的可能。任何对位对线不良均可导致功能受限、载荷分布变化、中排腕骨不稳,以及桡腕关节骨性关节炎的风险。

（2）满意复位的标准:桡骨短缩小于2~3mm,桡骨远端关节面为掌倾而非背倾,尺偏角恢复接近或达到20°,无粉碎性骨折片和关节面不平整。

2. **治疗方法**

（1）非手术治疗:手法复位外固定为主要的治疗方法。现以桡骨远端伸直型骨折为例进行介绍:在局部麻醉下,肩外展90°,助手一手握住拇指,另一手握住其余手指,沿前臂纵轴,向远端持续牵引,另一助手握住肘上方作反牵引。待克服重叠畸形后,术者双手握住腕部,拇指压住骨折远端向远侧推挤,2~5指顶住骨折近端,加大屈腕角度,取消成角,然后向尺侧挤压,缓慢放松牵引,在屈腕、尺偏位检查骨折对位对线及稳定情况。在屈腕、尺偏位用超腕关节石膏托固定2周,水肿消退后,在腕关节中立位继续用前臂石膏托或石膏管型外固定2周。

桡骨远端屈曲型骨折复位手法与伸直型骨折相反。由于复位后维持复位位置较困难,因此宜在前臂旋后位用长臂石膏屈肘90°固定5~6周。复位后若极不稳定,外固定不能维持复位者,则需行切开复位钢板或钢针内固定。

（2）手术治疗:手术治疗的目的是恢复下尺桡关节的正常解剖关系,恢复桡骨下端关节面的完整性。

1）手术适应证:①严重粉碎骨折,移位明显,桡骨远端关节面破坏;②不稳定骨折。手法复位失败,或复位成功,外固定不能维持复位以及嵌插骨折,导致尺、桡骨远端关节面显著不平衡者。

2）手术方法:桡骨远端骨折的手术治疗方法主要包括:经皮克氏针固定、有限内固定联合外固定架固定以及切开复位钢板螺钉内固定。

切开复位内固定的手术入路选择主要有:掌侧入路、背侧入路以及掌背侧联合入路。不同的手术方式及手术入路适用于不同的骨折类型及个体情况,其各有优缺点。对于复位后骨缺损严重关节面无以支撑者,可考虑行自体骨、异体骨或人工骨植骨。需要指出的是,桡骨远端的骨折类型、骨折的复位程度、内固定材料与固定方式、手术时机、患者年龄、性别、内科疾病及其他部位的合并损伤均会对手术疗效产生影响。

（3）康复治疗:无论手法复位或切开复位,术后均应早期进行手指屈伸活动。保守治疗者外固定后每1~2周需复查X线片了解骨折是否再发生移位。如果未再移位,则继续石膏外固定;如果出现移位,则需要再次手法复位或进行手术复位。4~6周后可去除外固定后再复查X线片,逐渐开始腕关节活动。手术内固定稳妥者术后可不必再行外固定,早期进行腕关节的主动屈伸活动训练。

骨折愈合后,桡骨远端因骨痂生长,或由于骨折对位不良,使桡骨背侧面变得不平滑,拇长伸肌腱在不平滑的骨面反复摩擦,导致慢性损伤,可发生自发性肌腱断裂,需做肌腱转移术修复。若骨折短缩畸形未能纠正,使尺骨长度相对增加,尺、桡下端关节面不平衡,常是后期腕关节疼痛及旋转障碍的原因,可作尺骨短缩术。

(三)桡骨远端骨折的并发症

1. **腕部神经损伤** 桡骨远端骨折可累及位于腕关节周围的正中神经、尺神经和桡神经感觉支。其中桡骨远端骨折畸形引起的腕管压迫,出现正中神经损伤是桡骨远端骨折常见的并发症之一,桡神经感觉支损伤常引起剧烈疼痛,正中神经损伤除支配区感觉迟钝外还可伴有鱼际肌萎缩,拇指外展功能受限。急性损伤可因过度腕背伸的牵拉,向掌侧成角骨折端的挤压,以及直接外力的碾挫及切割损伤,还可因局部血肿,水肿,骨折移位和游离骨块的刺激和压迫;闭合整复后固定于腕关节极度掌屈位也可能出现,应注意避免。

及时复位骨折有利于减轻局部压力,常可在几天内缓解症状。如果症状加重可行腕管减压术或骨块切开复位术。慢性正中神经病变可由瘢痕粘连,压迫所致。一般观察3个月,必要时可行探查松解术和骨块切除术。

2. **反射性交感神经营养不良(Sudeck 骨萎缩)** 桡骨远端骨折有时会引起反射性交感神经营养不良,又称 Sudeck 骨萎缩。

(1)临床表现:患者早期表现为患手感觉过敏、疼痛、肿胀。手指皮肤色暗,多汗,皮温稍低,但关节活动不受限。X 线片有时可见点状脱钙。继续发展,皮肤变硬、发亮,色青紫;疼痛加重,特别是运动时;关节出现固定挛缩,韧带及掌腱膜增厚。X 线片表现骨质疏松。晚期,皮肤变薄、变干、冰凉、色苍白、感觉减退。疼痛扩散,手各关节僵硬。X 线片可见骨质严重疏松,皮质骨菲薄。

(2)治疗:①积极鼓励患者尽早进行功能训练;②理疗,配合功能锻炼,可以更好的改善关节和肌肉的状态;③控制疼痛,药物治疗可给予止疼剂、镇静剂、血管扩张剂等。经皮电神经刺激疗法、周围神经阻滞、交感神经节封闭、交感神经切断术都是可选择的方法,但需在有条件的医院或疼痛中心进行。

3. **肌腱损伤** 肌腱损伤可分为原始损伤和继发损伤。原始损伤见于肌腱嵌夹、断裂。腕部的肌腱有时可嵌夹在桡骨远端骨折移位的骨块之间,因此而导致骨折复位失败、骨折畸形愈合、局部肌腱粘连而屈伸功能受限,以伸拇长肌腱发生的概率最高。单根肌腱断裂因协同肌的作用和疼痛等因素干扰不易判断,需仔细检查。肌腱断裂应尽可能一期修复,条件不允许时可考虑延期治疗。

继发损伤多见于桡骨远端骨折后瘢痕组织的粘连及外伤对肌腱周围血运、营养的影响,使肌腱活动度下降,营养不良;骨折畸形或局部增生形成骨突,肌腱沟不平滑,造成肌腱断裂。Lister 结节骨折造成伸拇长肌腱断裂最多见。

4. **肩手综合征** 多见于老年患者。主要是由于长期用颈腕吊带固定,石膏固定或术后疼痛功能锻炼不便,引起肩关节及手部僵硬,活动明显受限。治疗过程中首先应向患者讲明伤情,消除害怕心理,鼓励患者在医师指导下尽早开始关节和肌肉的功能训练,必要时还辅以理疗治疗。

5. **创伤性骨性关节炎** 各种原因造成复位不良或复位后再移位未能纠正,常导致腕关节创伤性关节炎。这是桡骨远端骨折远期并发症主要原因之一,也是骨折后腕关节疼痛的主要原因。因此,复位后应每1~2周复查1次 X 线片,判断并调整复位情况。

6. **桡骨远端骨折畸形愈合** 常见于不稳定的桡骨远端骨折。手法复位后发生再移位未能及时发现并纠正或手法复位不满意,当时又不具备手术条件;严重粉碎性骨折、骨质疏松、内固定未能达到足够的强度,不适当的功能训练等因素都可引起骨折畸形愈合。骨折畸形愈合的治疗比较复杂,需根据畸形的程度及对功能的影响来制订治疗计划。治疗原则是最大限度地恢复桡腕关节的功能,减轻疼痛症状。畸形不严重,桡腕关节和下尺桡关节结构关系基本正常者,可通过正确的康复治疗来恢复腕关节的功能;畸形严重,影响腕关节功能恢复者,应及时手术治疗,有利于功能早日恢复。桡骨远端截骨楔形植骨矫形术、尺骨小头切除术、尺骨短缩术等均是可行的方法。

(宋黄鹤 左 强)

第二十节 脊髓损伤的急救与转运

脊柱骨折是临床中一种较严重且复杂的创伤,其发病率占全身骨折的 5% ~ 6%。脊髓损伤常常是脊柱骨折的严重并发症,常导致截瘫,造成患者终生残疾,还会继发其他系统并发症,危及患者生命。脊髓损伤(spinal cord injury,SCI)的治疗至今仍是医学界的难题之一,据报道,其年发病率为(20~40)/100 万。目前因脊髓损伤造成的劳动能力丧失、生活不能自理、并发症等严重问题日益困扰整个社会。

脊柱脊髓损伤有时合并严重的颅脑损伤、胸部或腹部脏器损伤、四肢血管伤,危及患者生命安全时应首先抢救。凡疑有脊髓损伤或合并脊柱骨折者,科学地进行急救与搬运,是合理救治的关键一环。

一、案例相关知识

1. 脊髓损伤的临床表现。
2. 脊髓损伤的诊断及与相关疾病的鉴别诊断。
3. 脊髓损伤患者的搬运方法。
4. 脊髓损伤的外科治疗原则。

二、案例内容介绍

（一）情景模拟用物准备清单
1. **模拟诊疗室** 检查床。
2. **基础医疗物品** 木板床/硬质平板担架、3 条配套的约束带、颈托、头部固定器。
3. SP

（二）场景介绍
【场景3-33】
患者杨某,男,55 岁,30min 前横穿马路被汽车撞倒,头颈部着地。路人拨打 120 急救。

你作为随车医师,到达第一现场后,请根据以上信息行必要的体格检查,给出初步诊断,并转运患者。

备注 1:如考生要求检查患者生命体征,在其正确完成查体动作后,提供如下信息:
T 36.6℃、P 95 次/min、R 18 次/min、BP 130/85mmHg。患者意识尚清楚,感颈部疼痛、四肢麻木、活动不利。

备注 2:在考生搬运患者前提问:"脊柱损伤患者的搬运原则? 两位助手的双手发力点在哪里?"

【场景3-34】

患者转运无误,顺利抵达医院就诊。

请进行必要的体格检查,选择合适的辅助检查并判读结果。

备注3:正确完成查体动作后,提供如下信息,颈部活动障碍,双手、双下肢、胸部以下的躯干部位痛觉、温度觉消失,双手、双下肢肌力0级。小便不能自解。

备注4:如要求患者行颈部X线检查,则提供图3-33。

备注5:如要求患者行颈部MR检查,则提供图3-34。

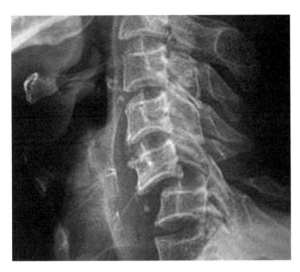

图3-33 颈部X线检查

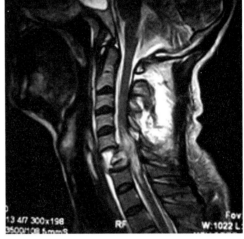

图3-34 颈部MR检查

（三）参考评分表（表3-33）

表3-33 参考评分表

判断标准	满分	实际得分	备注
1. 询问患者相关信息,简单的体格检查,评估患者全身情况。	5		
2. 给出初步诊断——脊柱损伤。	10		
3. 正确叙述脊柱损伤搬运原则:保持脊柱伸直位,严禁弯屈;应使脊柱在无旋转外力的情况下,三人用手同时抬平放至木板上。	10		
4. 就地取材:木板床或硬质平板担架;搬运操作方法正确:用木板或门板搬运(10);在伤处垫一薄枕,使此处脊柱向上略凸起,然后用几条固定带把患者固定在木板或硬质平板上,使患者不能左右转动(10)。	20		
5. 搬运时必须保持脊柱伸直位不能屈曲或扭转,三人或四人施以平托法使模拟人平稳移到木板上。	10		
6. 专科体格检查准确、熟练。	15		
7. 选择颈椎X线检查方法并正确判读报告。	10		
8. 选择颈椎MR检查方法并正确判读报告。	10		
9. 操作熟练、美观。	5		
10. 人文关怀、爱伤观念。	5		
总分	100		

评分者签名: 日期:

三、引导性反馈要点

（一）掌握脊柱骨折及脊髓损伤的临床表现

1. 脊柱骨折

（1）有严重外伤史,如高空落下、重物打击头颈或肩背部、塌方事故、交通事故等。

（2）患者感受伤处局部疼痛,颈部活动障碍,腰背部肌肉痉挛,不能翻身起立。骨折局部可扪及局限性后突畸形。

（3）由于腹膜后血肿对自主神经刺激,肠蠕动减慢,常出现腹胀、腹痛等症状,有时需与腹腔脏器损伤相鉴别。

2. 合并脊髓和神经根损伤 脊髓损伤后,在损伤平面以下的运动、感觉、反射及括约肌和自主神经功能受到损害。

（1）感觉障碍:损伤平面以下的痛觉、温度觉、触觉及本体觉减弱或消失。

（2）运动障碍:脊髓休克期,脊髓损伤节段以下表现为软瘫,反射消失。休克期过后若是脊髓横断伤则出现上运动神经元性瘫痪,肌张力增高,腱反射亢进,出现髌阵挛和踝阵挛及病理反射。

（3）括约肌功能障碍:脊髓休克期表现为尿潴留,系膀胱逼尿肌麻痹形成无张力性膀胱所致。休克期过后,若脊髓损伤在骶髓平面以上,可形成自动反射膀胱,残余尿少于100ml,但不能随意排尿。若脊髓损伤平面在圆锥部或骶髓或骶神经根损伤,则出现尿失禁,膀胱的排空需通过增加腹压(用手挤压腹部)或用导尿管来排空尿液。

（4）不完全性脊髓损伤:损伤平面远侧脊髓运动或感觉仍有部分保存时称之为不完全性脊髓损伤,临床上有以下几型。

1）脊髓前部损伤:表现为损伤平面以下的自主运动和痛觉消失。由于脊髓后柱无损伤,患者的触觉、位置觉、震动觉、运动觉和深压觉完好。

2）脊髓中央性损伤:在颈髓损伤时多见。表现上肢运动丧失,但下肢运动功能存在或上肢运动功能丧失明显比下肢严重。损伤平面的腱反射消失而损伤平面以下的腱反射亢进。

3）脊髓半侧损伤综合征(Brown-Séquard syndrome):表现损伤平面以下的对侧痛温觉消失,同侧的运动功能、位置觉、运动觉和两点辨觉丧失。

4）脊髓后部损伤:表现损伤平面以下的深感觉、深压觉、位置觉丧失,而痛温觉和运动功能完全正常,多见于椎板骨折患者。

（二）脊髓损伤/合并脊柱骨折的诊断方法及鉴别诊断

1. 病史 有严重外伤史,如高空落下、重物打击头颈或肩背部、塌方事故、交通事故等。

2. 临床表现及查体 同上述。

3. 影像学检查 颈部正侧位片、颈部CT及MR可帮助明确诊断。

（1）X线检查:常规摄脊柱正侧位、必要时摄斜位片。阅片时测量椎体前部和后部的高度与上下邻椎相比较;测量椎弓根间距和椎体宽度;测量棘突间距及椎间盘间隙宽度并与上下邻近椎间隙相比较。测量正侧位上椎弓根高度。X片基本可确定骨折部位及类型。

（2）CT检查:有利于判定移位骨折块侵犯椎管程度和发现突入椎管的骨块或椎间盘。

（3）MRI检查:对判定脊髓损伤状况极有价值。MRI可显示脊髓损伤早期的水肿、出血,并可显示脊髓损伤的各种病理变化,脊髓受压、脊髓横断、脊髓不完全性损伤、脊髓萎缩或囊性变等。

4. **鉴别诊断**　结合外伤、患者症状体征和影像学检查,一般不难诊断脊髓损伤合并脊柱骨折。但应注意需与无骨折脱位的脊髓损伤及椎管内出血等压迫性病变的鉴别,影像学检查可以帮助明确。

(三) 熟练掌握脊髓损伤患者的搬运操作

1. 术者准备、检查物品,与患者沟通,迅速介绍自己并核对患者姓名、性别等,同时嘱咐搬运操作前注意事项,以避免搬动过程中对患者造成不必要的二度损伤。

2. 患者在第一现场由救护车送到医院时,根据其受伤部位分别给予上颈托、腰围等,应用脊柱板进行搬运。搬运前向患者及家属说明方法。

3. 移动时由 3~4 人用手同时将患者平托至脊柱板上,禁止搂抱或 2 人上下各抬患者一端,导致患者脊柱屈曲扭转。怀疑颈椎损伤的患者,应由专人在患者头侧进行头颈部固定后,沿纵轴略加牵引力,使颈部保持中立位再进行搬运。保持头、颈、躯干呈一条直线。患者置木板上后用砂袋或折好的衣物放在头颈的两侧,防止头部转动,并保持呼吸道通畅(图 3-35)。

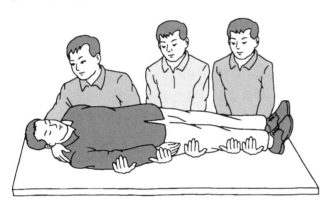

图 3-35　颈髓损伤患者的搬运

4. 移动前后均要询问患者双下肢感觉有无差异,肌力有无变化。

5. 至医院急诊室,进行必要的对症处理,快速行 X 线摄片、CT、MR 等检查。作检查移动时,同样要采用脊髓损伤正确的搬运方法,以免加重损伤。

(四) 案例总结参考

脊髓损伤常常是脊柱骨折的严重并发症,常导致截瘫,造成患者终生残疾,还会继发其他系统并发症,危及患者生命。脊髓损伤后,在损伤平面以下的运动、感觉、反射及括约肌和自主神经功能受到损害。在本案例中,应根据患者的外伤病史,临床表现及查体情况,结合影像学检查,如颈椎正侧位片、颈椎 CT、颈椎 MR 进行明确诊断。脊髓损伤患者进行搬运时,应根据其受伤部位分别给予上颈托、腰围等,应用脊柱板进行搬运。采用专人固定头颈部(颈椎损伤时),借助脊柱板,使用三人平托法进行搬运,保持头、颈、躯干呈一条直线。脊髓损伤的外科治疗包括减压、内固定、重建等。手术目的主要是恢复脊柱正常轴线,恢复椎管内径,直接或间接地解除骨折块或脱位对脊髓神经根的压迫,通过内固定加植骨融合稳定脊柱。

四、相关知识拓展

(一) 脊髓损伤外科手术治疗原则

外科手术治疗脊髓损伤的方法主要有内固定、减压和缝合等 3 种。由于神经细胞在受伤 6~8h 后即开始崩解,故一般认为伤后 6~8h(即"金标准手术时间")施行手术外科治疗效果最佳。但临床实践表明,外科手术的减压作用仅局限于Ⅱ～Ⅲ级脊髓损伤类型。在一项对 50 例脊髓损伤患者进行的回顾性分析资料显示,接受早期手术(伤后<24h)治疗的患者

运动功能改善程度明显优于晚期手术(伤后>24h)者,亦有少数患者其手术时机的早晚对运动功能的改善无显著差异,但早期手术患者的监护及住院时间缩短。

外科手术治疗的目的主要是通过减压等方法改善受损伤脊髓节段的外环境,恢复脊髓的残存功能,稳定脊柱和限制脊髓的继发性损伤,并且为康复训练奠定良好的基础。但外科手术并不能完全预防和逆转脊髓损伤后的继发性损伤,目前对原发性脊髓损伤尚无有效的治疗手段,仍需非手术方法予以治疗。

(二)脊髓损伤的手术治疗

1. 手术目的 恢复脊柱正常轴线,恢复椎管内径,直接或间接地解除骨折块或脱位对脊髓神经根的压迫,通过内固定加植骨融合稳定脊柱。

2. 手术方法

(1)颈椎前路减压植骨融合术:对颈3以下的颈椎骨折可行牵引复位,前路减压或次全椎体切除、植骨融合术,用钛板螺钉内固定或颈围外固定。

(2)颈椎后路手术:脱位为主者牵引复位后,行后路减压螺钉内固定植骨融合术,必要时可使用金属夹内固定。若骨折脱位明显,为增加复位及固定的稳定性,必要时可以前后联合入路手术(图3-36)。

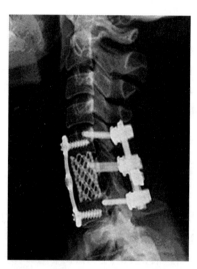

图3-36 颈椎骨折脱位合并颈髓损伤前后联合入路手术术后复查

(3)胸腰段骨折前路手术:对胸腰段椎体爆裂性或粉碎性骨折,多行前路减压、植骨支撑融合、钢板螺钉内固定术。对陈旧性骨折可行侧前方减压术。

(4)胸腰段骨折后路手术:后路手术包括椎板切除减压、用椎弓根螺钉复位内固定,必要时行植骨融合术。某些情况下,亦可采用前后联合入路行减压、固定及重建。

(三)脊髓损伤常见并发症

常见的脊髓损伤并发症有:①压疮;②泌尿系统感染;③关节僵硬和畸形;④呼吸道感染的防治;⑤自主神经系统功能紊乱;⑥便秘。

(四)脊髓损伤治疗的进展

尽管目前临床对于脊髓损伤的疗效尚不尽如人意,但对其损伤机制和再生修复的深入研究必将改变治疗现状。随着基因工程技术的迅猛发展,脊髓损伤再生与基因组织工程技术的结合将更加紧密,通过体外构建组织细胞并利用基因技术对其进行多种改造,使其适应生物体内营养环境及生物力学因素刺激,并使移植物与受体组织界面发生良好的重塑,促进受损伤脊髓的再生,为脊髓损伤的治疗带来新的希望。由于脊髓损伤的复杂性,企图通过一种药物或方法明显改善预后是不切实际的,唯有遵循多阶段、多种机制联合治疗的原则,才能找到脊髓损伤治疗的突破口,并提高其疗效。

(周 炜)

第四章 高 阶 案 例

第一节 基底节区脑出血的诊治

基底节区出血是最常见的高血压脑出血,常见于中老年患者,有长期高血压病史,现已有年轻化的趋势。典型的临床表现可见三偏体征(病灶对侧偏瘫、偏身感觉缺失和偏盲等),大量出血可出现意识障碍,也可穿破脑组织进入脑室,出现血性脑脊液,直接穿破皮质者不常见。基底节区出血患者未达到手术指征时常予以保守治疗;一旦出现手术适应证,应当早期积极手术治疗。

一、案例相关知识

1. 基底节区脑出血的临床表现、诊断方法及处理原则。
2. 神经系统专科查体。
3. 基底节脑出血的手术指征。

二、案例内容介绍

(一)情景模拟用物准备清单

1. **模拟诊疗室** 检查床、废弃物处置箱。
2. **基础医疗物品** 治疗车、治疗盘、无菌套、心电监护仪、电极片、瞳孔笔。
3. SP

(二)场景介绍

【场景 4-1】

患者李某,男性,33 岁,平时嗜好抽烟、喝酒,工作压力大。患高血压已 5 年多,从未经正规治疗。昨晚应酬喝酒后,感觉右半边身体活动不利,今晨发现自己右侧肢体不能活动。遂至医院急诊就诊。

请根据以上信息行必要的体格检查以及辅助检查后给出初步诊断,并给出初步治疗方案。

备注 1:如要求检查患者的一般情况及专科情况,提供如下信息:T 37.5℃、P 100 次/min、R 18 次/min、BP 180/110mmHg,神志清楚,双侧瞳孔等大等圆,光反射敏感,右侧肢体肌力Ⅲ级,右侧偏身感觉减退。

备注 2:如要求患者行头颅 CT 检查,给出图 4-1(左侧基底节区脑出血)。

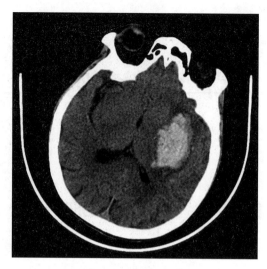

图 4-1 头颅 CT

（三）参考评分表（表 4-1）

表 4-1 参考评分表

判断标准	满分	实际得分	备注
1. 给出初步诊断——左侧基底节区脑出血、高血压。	10		
2. 给出初步处理方案:监测生命体征变化,予脱水降颅压,减轻脑水肿等对症处理;调整血压;防止继续出血;向患者家属交代病情、治疗方案和预后。	10		
3. 核对患者基本信息(2)、七步洗手法洗手(2)。	4		
4. 解释检查目的(2)、取得知情同意(2)。	4		
5. 精神状态查体:意识(GCS 评分)、语言、情感等。	5		
6. 脑神经查体:12 对脑神经查体。	5		
7. 瞳孔的查体:大小、形状、直接反射、间接反射。	4		
8. 感觉功能检查:浅感觉(2)与深感觉(2)。	4		
9. 运动功能检查:肌力与肌张力(2),共济运动(2),不自主运动(2)。	6		
10. 神经反射:浅反射:腹壁反射(1),提睾反射(1),趾反射(1),肛门反射(1)。	4		
11. 神经反射:深反射:肱二头肌反射(2),肱三头肌反射(2),桡反射(2),膝反射(2),跟腱反射(2)。	10		
12. 神经反射:阵挛,如踝阵挛(2),髌阵挛(2)。	4		
13. 病理反射:Babinskin 征(3),Chaddock 征(2),Oppenheim 征(2),Gordon 征(2),Shaeffer 征(2),Gonda 征(2),Hoffmann 征(2)。	15		
14. 脑膜刺激征:颈项强直(3),Kernig 征(3),Brudzinski 征(3)。	9		
15. 操作熟练、美观。	3		
16. 人文关怀、爱伤观念。	3		
总分	100		

评分者签名: 日期:

三、引导性反馈要点

（一）基底节区脑出血的临床表现

1. 典型症状 可见三偏体征（病灶对侧偏瘫、偏身感觉缺失和偏盲），大量出血可出现意识障碍。

2. 壳核出血 主要是豆纹动脉外侧支破裂，通常引起运动功能缺损，持续性同向性偏盲，可出现双眼向病灶对侧凝视不能，主侧半球可有失语。

3. 丘脑出血 由丘脑膝状体动脉和丘脑穿通动脉破裂所致，产生较明显感觉障碍。如出血量大使壳核和丘脑均受累，难以区分出血起始部位，称为基底节区出血。

4. 尾状核头出血 较少见，表现为头痛、呕吐及轻度脑膜刺激征，无明显瘫痪，颇似蛛网膜下腔出血，有时可见对侧中枢性面舌瘫，临床常易忽略，偶因头痛在 CT 检查时发现。

（二）基底节的组成

基底节是指从胚胎端脑神经节小丘发育而来的神经核团，是大脑的中心灰质核团，包括杏仁核、纹状体和屏状核。纹状体又分为：尾状核和豆状核。豆状核又可分为：壳核和苍白球。壳核和尾状核合称为新纹状体，苍白球为旧纹状体。壳核是高血压脑出血好发部位。

（三）脑出血的诊断和治疗原则

1. 诊断 根据病史，结合突然发病，迅速出现局灶性神经功能缺损症状以及头痛、呕吐等颅高压症状应考虑脑出血的可能，结合头颅 CT 检查，可以迅速明确诊断。

2. 治疗原则 治疗原则为安静卧床、脱水降颅压、调整血压、防治继续出血和加强护理防治并发症，以挽救生命，降低死亡率、残疾率，减少复发。

（1）一般应卧床休息 2~4 周，保持安静，避免情绪激动和血压升高。严密观察体温、脉搏、呼吸和血压等生命体征，注意瞳孔变化和意识改变。

（2）保持呼吸道通畅，清理呼吸道分泌物或吸入物。必要时及时行气管插管或切开术。

（3）保持水、电解质平衡和营养供给。

（4）血糖过高或过低者，应及时纠正，维持血糖水平在 6~9mmol/L 之间。

（5）明显头痛、过度烦躁不安者，可酌情适当给予镇静止痛剂；便秘可选用缓泻剂。

（6）脑出血后脑水肿约在 48h 达到高峰，维持 3~5d 后逐渐消退，可持续 2~3 周或更长。脑水肿可使颅内压增高，并致脑疝形成，是影响脑出血死亡率及功能恢复的主要因素。积极控制脑水肿、降低颅内压是脑出血急性期治疗的重要环节。

（7）病情危重致颅内压过高、内科保守治疗效果不佳时，应及时进行外科手术治疗。

（8）脑出血后，只要患者的生命体征平稳、病情不再进展，宜尽早进行康复治疗。早期分阶段综合康复治疗对恢复患者的神经功能、提高生活质量有益。

（四）脑出血的手术指征

1. 幕上出血≥30ml，幕下出血≥10ml。

2. 脑中线结构移位≥1cm。

3. 脑室、脑池受压变形或消失的，尤以环池、第四脑室更须注意。

4. 出现双侧瞳孔不等大，瞳孔光反射迟钝，甚至瞳孔散大、反射消失的。

5. 患者出现意识状态转差，如躁动不安、嗜睡甚至昏迷的。

以上 1、2、3 条为头颅 CT 所得结果，4、5 条为症状和体征；满足条件 1，再具备 2~3 条中的任意一条,即为绝对手术指征。

(五) 案例总结参考

基底节区脑出血常见于中老年患者,有长期高血压病史,现已有年轻化的趋势。常于活动中或情绪激动时突然起病,血压常明显升高,出现头痛、恶心呕吐等颅内压升高的表现,典型可见三偏症状,大量出血可有意识障碍。头部 CT 有助于明确诊断。患者意识清楚,未达到手术指征时常予以保守治疗。基本治疗原则:脱水降颅压,减轻脑水肿;调整血压;防止继续出血;保护血肿周围脑组织;促进神经功能恢复;防治并发症。一旦出现手术适应证,应当早期积极手术治疗。

四、相关知识拓展

(一) 年轻人高血压现状

现在的高血压患病群体逐渐年轻化。原因主要有以下几种。

1. 饮食习惯 随着生活水平的提高,饮食结构的变化很大,青年人大多喜欢高脂、高热量的快餐,膳食搭配不合理,易患高脂血症、高胆固醇血症,是高血压病的高危因素。

2. 作息习惯 青年人工作压力大,生活不规律,平时锻炼与运动时间较少,也是罹患高血压病的重要原因。

3. 健康意识 青年人往往缺乏健康意识,不重视体检,即使确诊高血压病,大多也未常规服药加以控制。

4. 其他因素 青年人生活中暴露于高危环境,如情绪激动、饮酒、吸烟、熬夜及长时间高强度工作等。

(二) 肢体活动不利的可能原因

单侧肢体活动不利主要考虑中枢神经系统有关,如脑出血(高血压、动脉瘤、血管畸形等)、脑肿瘤、脑外伤、脑梗死、脊髓病变等。

(三) 大脑血管的组成与豆纹动脉的解剖特点

1. 脑组织的血液供应 由 4 条大动脉完成,即两条颈总动脉构成的颈内动脉系统和两条椎动脉构成的椎-基底动脉系统。颈内动脉供应大脑半球所需血流量的 3/5。基底动脉环:前交通动脉、两侧大脑前动脉、两侧颈内动脉、两侧后交通动脉、两侧大脑后动脉相互结合,形成基底动脉环。使得大脑前、中、后动脉相互吻合,颈内动脉系统和椎-基底动脉系统这两组大动脉系统连通。

2. 豆纹动脉 大脑中动脉的分支血管,供应内囊与基底节。由于豆纹动脉从大脑中动脉发出时呈直角状,而大脑中动脉是颈内动脉的直接延续,其内压力高,冲击力大,所以才易发生破裂出血。因此豆纹动脉又称出血动脉。

(吴 伟 任筱寒)

第二节 主动脉夹层的诊治

主动脉夹层(aortic dissection,AD)是一种致死率极高的主动脉凶险病变,其发生发展和人体内外因素作用下导致的主动脉结构破坏密切相关。主动脉壁结构从内向外依次为内膜、中膜和外膜,正常情况下主动脉三层膜贴相互紧贴,共同承受血流冲击血管的压力。当内膜因各种生理病理因素出现裂口时,血液的冲击将进一步撕扯扩张缺口,形成动脉壁的真假腔分离,继而形成主动脉夹层。在临床工作中,主动脉夹层的误诊率极高,良好的诊疗思维和娴熟的技能操作有助于尽早发现该病并及时处置,从而挽救患者的生命。

一、案例相关知识

1. 主动脉夹层的诊断方法。
2. 相关疾病的鉴别诊断。
3. 中心静脉置管的操作方法。
4. 主动脉夹层的治疗方法。

二、案例内容介绍

(一)情景模拟用物准备清单

1. **模拟诊疗室**　检查床、废弃物处置箱。

2. **基础医疗物品**　治疗车、治疗盘、血压计、CVC换药包、外科缝合包、缝线、10ml注射器、生理盐水、肝素盐水、利器盒、输液接头(正压)、胶布、签字笔、聚维碘酮棉球、无菌纱布、无菌手套、手术衣、口罩、手术帽。

3. **SP、中心静脉置管模型**

(二)场景介绍

【场景4-2】

患者张某,男,37岁,因突发性背部剧烈疼痛4h急诊入院,4h前无明显诱因出现颈背部疼痛不适,呈阵发性、撕裂样疼痛,伴一过性昏迷,无呕吐,无胸闷胸痛,无气促。

查体:T 36.5℃、P 96次/min、R 20次/min、BP 160/100mmHg,精神差,表情痛苦,神志清楚,面色苍白,口唇发绀,肺部呼吸音清晰,未闻及明显干湿性啰音,未闻及病理性杂音,肝脾未及,神经系统检查阴性。

患者既往有高血压病史3年,最高190/110mmHg,近半年未规律服用降压药,血压未予监测。

请根据以上信息行必要的体格检查以及辅助检查,给出初步诊断。

备注1: 如要求对患者行四肢血压检查,正确操作后给出提示:右上肢160/100mmHg,左上肢140/90mmHg,左下肢121/85mmHg,右下肢128/90mmHg。

备注2: 如要求对患者行心电图检查,给出图4-2。

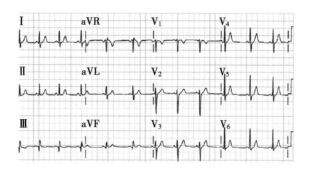

图4-2　心电图检查

备注3：如要求对患者行胸部增强CT检查,给出图4-3。

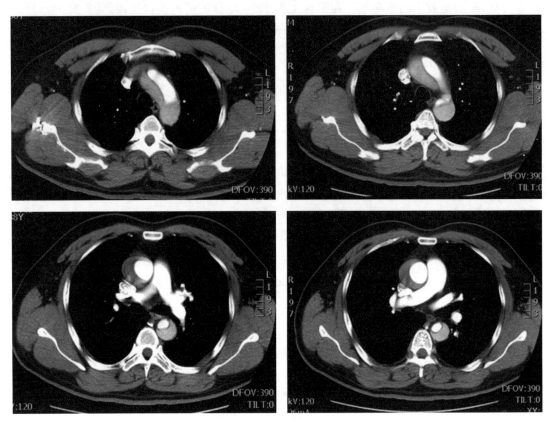

图4-3 胸部增强CT

【场景4-3】

影像学检查确诊患者为主动脉夹层,现拟行中心静脉置管(经颈内静脉)用于大量输液、输血及静脉压监测,请进行操作。

(三) 参考评分表(表4-2)

表4-2 参考评分表

判断标准	满分	实际得分	备注
1. 给出初步诊断——胸痛待查:急性主动脉夹层?	5		
2. 核对患者基本信息(3)、七步洗手法洗手(2)。	5		
3. 解释操作目的(3)、取得知情同意(2)。	5		
4. 按穿刺部位正确摆放患者体位(仰卧位)。	5		
5. 穿戴手术衣、口罩、帽子、手套(5),选择合适范围进行消毒,铺巾(5)。	10		
6. 手持穿刺针方式正确(3),穿刺角度、方向正确(3),穿刺方法正确,动作娴熟(3),穿刺成功(6)。	15		
7. 确定穿刺深静脉成功,置入引导丝,深度适宜。	5		

续表

判断标准	满分	实际得分	备注
8. 沿引导丝置入深静脉导管,深度适宜(5),置管后拔除引导丝(5)。	10		
9. 再次确认导管在深静脉内,用肝素盐水封管。	5		
10. 缝合固定深静脉导管(5),盖无菌敷料(5)。	10		
11. 穿刺后正确摆放患者体位(4),穿刺物品归位(3),处理锐器(3)。	10		
12. 无菌观念。	5		
13. 操作熟练、美观。	5		
14. 人文关怀、爱伤观念。	5		
总分	100		

评分者签名： 日期：

三、引导性反馈要点

(一) 掌握主动脉夹层的分类

主动脉夹层最常用的两种分型方法是 Stanford 分型和 Debakey 分型,其中 Stanford 分型以主动脉夹层发生的近端破口位置为依据。

1. **Stanford A 型** 夹层其内膜破口位于升主动脉,对应 Debakey Ⅰ 型、Debakey Ⅱ 型,二者不同在于 Debakey Ⅰ 型夹层可发生于全主动脉,而 Debakey Ⅱ 型夹层范围仅限于升主动脉。

2. **Stanford B 型** 夹层内膜破口位于降主动脉,其分型对应 Debakey Ⅲa 型和 Debakey Ⅲb 型(图 4-4)。

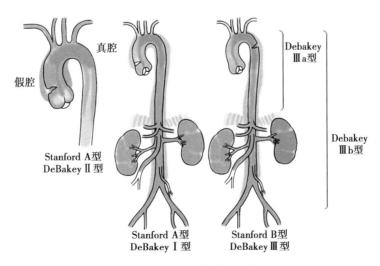

图 4-4 主动脉夹层的分型

(二) 掌握主动脉夹层的临床表现、诊断方法及鉴别诊断

1. **临床表现** 患者第一感觉是疼痛,常将其描述为"突发、急起、剧烈"的呈"撕裂样"或"刀割样"胸痛,持续不缓解,与急性心肌梗死时胸痛表现为进行性加重不同,主动脉夹层的

疼痛往往有迁移的特征,提示夹层进展。疼痛范围非常广泛,可放射到背部、腹部、下肢及头颈部等。

早期症状可为卒中症状、晕厥等,也会出现类似休克症状,表现为面色苍白、大汗、皮肤湿冷,严重休克见于夹层破入胸膜腔内大量出血时。低血压多数由心脏压塞或者急性主动脉瓣关闭不全所致。当两侧肢体血压及脉搏不对称或下肢血压降低时,常高度提示本病。

此外,由于主动脉正常血流动力学的改变,有时可见其他心血管系统受累表现:①夹层累及冠脉开口可致急性心肌梗死或左心衰;②夹层累及无名动脉或左颈总动脉可致中枢神经系统症状,若影响脊髓动脉灌注,可引起下肢轻瘫或截瘫;③夹层累及一侧或双侧肾动脉可有血尿、无尿和严重高血压,甚至急性肾衰竭;④夹层累及腹腔动脉、肠系膜上、下动脉可表现为急腹症和肠坏死,偶可引起肝脏梗死或脾梗死;⑤夹层累及下肢动脉可出现急性下肢缺血症状,如无脉、疼痛、感知麻痹等。

2. 诊断方法

(1) X线:少数病例可以在胸片上见到纵隔增宽或主动脉增宽。

(2) 超声心动图:可在床边进行,对病情较重或血流动力学不稳定的临床可疑主动脉夹层患者进行检查,也可同时评价心脏及瓣膜功能,尤其是经食管超声心动图(TEE)检查更为准确。

(3) CT血管造影(CTA):主动脉CT血管造影是主动脉夹层主要的影像学诊断手段。结合造影剂,其检查效果具有高清晰度和强特征性,可显示血管腔、血管壁和血管周围结构。可明确内膜破口位置、夹层累及范围、分支血管受累情况以及有无心包积液、胸腔积液等,对于主动脉夹层的诊断具有很强的敏感性和特异性。

3. 鉴别诊断 本病需与急性冠脉综合征、肺栓塞等疾病相鉴别,一般通过CTA检查可确诊。

(三) 熟练掌握经颈内静脉穿刺置管操作

1. 操作步骤

(1) 穿刺器械准备:穿刺包、消毒包、聚维酮碘、5ml注射器、单腔、双腔或三腔深静脉导管、肝素、利多卡因、无菌敷贴、肝素帽。

(2) 体位:仰卧,头颈后仰20°~30°(需要去枕或肩下垫中单),头转向对侧。此体位可以使中心静脉压升高,颈内静脉处于充盈状态,增加内径从而提高穿刺的成功率。

(3) 穿刺点选择:胸锁乳突肌后缘的中点,或胸锁乳突肌前缘的中点,或颈静脉三角的顶端。

(4) 消毒麻醉:穿刺前应严格消毒防止感染。穿刺点周围旁开15cm范围消毒,铺无菌洞巾。1%利多卡因穿刺点局部浸润麻醉。

(5) 试穿:使用麻醉针头作试探性穿刺,即由穿刺点向下后方刺入(指向同侧乳头),边进针边抽吸,见有明显回血,即表示已进入颈内静脉。

(6) 穿刺置管:保持试穿针的指引方向,再使用标准穿刺针沿其方向和深度进针,同时回抽注射器。见暗红色血液后表示针尖进入颈内静脉,左手固定穿刺针,使针尖保持在颈内静脉内,针尾放置导丝,沿导丝置入深静脉导管,置入适宜深度,置管后拔除导丝。

(7) 缝合固定:再次确认导管在深静脉内,用肝素盐水封管,缝合固定深静脉导管,盖无菌敷料。

（8）术后处置：穿刺后正确摆放患者体位，整理用品，处理锐器。

2. 注意事项

（1）严格掌握适应证，操作前评估凝血状态、血栓风险等。

（2）物品准备充分，避免物品遗漏影响操作。穿刺前导丝放在手边，避免见到回血后转身取导丝导致针尖脱出。

（3）连续三次穿刺失败，应考虑备选方案（换人、换部位、借助超声引导等），避免反复穿刺造成更大损伤。

（4）沿导丝推送导管时，导丝从导管末端露出后捏住导丝再继续推进导管，避免导丝全部滑进血管。

（5）颈内静脉穿刺时可能引发迷走反射，表现为突发心率、血压下降以及意识障碍，此时应立即停止操作，必要时使用阿托品及球囊面罩进行抢救。

（四）案例总结参考

主动脉夹层是一种主动脉急症，未经外科手术治疗急性期死亡率极高。由于主动脉夹层患者常以急性胸痛入院，患者病情急迫，不允许进行全面、系统的体格检查，因此需要根据患者的临床表现有针对性地行相关检查。当怀疑患者有主动脉夹层时，首先监测生命体征，尤其注意四肢血压，出现剧烈胸痛伴两侧血压、脉搏不对称时要考虑主动脉夹层可能。结合体格检查结果，应尽快行针对性的辅助检查，如心电图检查排除急性冠脉综合征，而 CTA、心脏超声心动图检查可进一步明确主动脉夹层的诊断。待诊断明确后，能够熟练地运用中心静脉置管技术，预先为患者的进一步救治创造宝贵的静脉通路。急性主动脉夹层患者常需要急诊手术治疗，在明确诊断和初步支持治疗处理后，应尽快转上级医院或相关科室行进一步手术治疗。

在该模拟案例中，除了掌握主动脉夹层的临床判断与经颈内静脉穿刺置管操作，还应关注学员是否具备急症抢救意识。主动脉夹层、急性心肌梗死、脑卒中等疾病的发生迅速而凶险，在短时间内患者的疾病进展就能发生巨大变化，医师及团队能否及时分辨急症、作出医疗反应以及争分夺秒实现医疗目标，对于患者利益和疾病结局起着决定性作用。在较短时间内完成模拟、精神高度集中的学员与缺乏紧迫意识、用时过久的学员之间的表现是存在差距的。因此，学员在模拟过程中的抢救意识和行为表现能否匹配临床真实情况，也是教师需考核和总结的方面。

四、相关知识拓展

（一）主动脉夹层的病因

1. 先天性心脏病 主动脉瓣叶畸形、结缔组织病、主动脉狭窄、Ehlers-Danlos 综合征、家族性动脉环发育异常、家族性动脉夹层、马方综合征等。

2. 主动脉疾病 Behcet 病、巨细胞性动脉炎、梅毒性主动脉炎、多发性大动脉炎等。

3. 获得性血管性疾病 动脉粥样硬化、糖尿病、脂质代谢异常、肾脏疾病等。

4. 医源性因素 心导管检查、主动脉或瓣膜手术等。

5. 其他因素 高血压未经控制、吸毒、长期吸烟、妊娠等。

（二）主动脉夹层的治疗

1. 紧急处理 高度怀疑及确诊急性主动脉夹层的患者必须加强监护,稳定血流动力学,控制血压和心率,减轻患者疼痛。可放置中心静脉导管,用于大量输血、输液及静脉压监测。

2. 内科治疗 核心是缓解疼痛、降低血压,减小主动脉壁所承受的压力,其次是减小血压的波动范围,降低脉压和左心室搏动性张力。为缓解胸痛可静脉缓慢注射吗啡 5mg,必要时给予冬眠疗法治疗。对于血压重度升高的需静脉联合应用 β 受体阻滞剂与硝普钠以控制血压和降低心率,将收缩压控制在 100~120mmHg,心率降低至 60~80 次/min 或能保持重要脏器灌注的最低水平。如患者表现为严重低血压,可能存在心脏压塞或主动脉破裂,须快速处理心脏压塞或扩容。同时尽快行床边心脏超声和 CTA 检查,明确诊断分型,为急诊或择期外科手术做准备。

3. 外科治疗 手术治疗的原则主要是处理近端主动脉病变,使胸降主动脉或腹主动脉残余假腔闭塞和逐渐血栓化,并最终完全血栓化或消失。外科手术主要目的是防止和避免急性心脏压塞、主动脉破裂出血和严重脏器缺血导致的患者死亡。对于已经破裂或即将破裂的主动脉夹层进行假腔切除术、内膜撕裂口修补术或人工血管置换术,并最大限度地恢复主动脉及其主要分支血管的血流。

（郑翔翔）

第三节 乳腺癌的诊治

乳腺由 15~20 个腺叶组成,每个腺叶可分成很多腺小叶,腺小叶由小乳管和腺泡组成,是乳腺的基本单位。每一腺叶有其单独的导管即乳腺管,腺叶和乳腺管均以乳头为中心呈放射状排列。乳腺癌是起源于乳腺上皮组织的恶性肿瘤,其具体病因尚不明确,与遗传、环境影响等多方面因素有关。根据流行病学数据,乳腺癌发病率在我国女性恶性肿瘤中居于首位,也是全球最常见的女性癌症疾病,且在部分地区呈逐年上升趋势,是名副其实的"粉红杀手"。

一、案例相关知识

1. 乳腺穿刺的操作方法。
2. 乳腺癌的诊断方法。
3. 乳腺癌的治疗原则。
4. 乳腺与其他疾病的鉴别诊断。

二、案例内容介绍

（一）情景模拟用物准备清单

1. 模拟诊疗室 检查床、废弃物处置箱。

2. 基础医疗物品 治疗车、治疗盘、B 超机、穿刺枪、记号笔、一次性穿刺针、2%利多卡因、生理盐水、10ml 注射器、聚维碘酮棉球、无菌纱布、无菌手套、标本袋。

3. SP、乳腺穿刺模型

(二) 场景介绍

【场景 4-4】

患者李某,女,42 岁,3 个月前发现右乳内下象限局部肿胀,自服抗生素后症状未有好转,查乳腺 B 超:右侧乳腺内下片状稍低回声,内见点状强回声。右侧腋窝淋巴结肿大。患者既往体健,近日无感染发热史。

查体示:T 36.9℃、P 72 次/min、R 18 次/min、BP 132/79mmHg。左乳内下象限腺体增厚明显,范围约 4cm×5cm,无明显边界,活动度差。皮肤未见明显红肿破溃,未及波动感。

请根据以上信息行必要的体格检查及辅助检查,给出初步诊断。

备注 1:如要求患者行乳腺钼靶检查,给出图 4-5(双乳腺体密度符合 ACR d,右乳内下钙化灶,BI-RADS 4C。双乳头后方点状钙化,考虑 BI-RADS 2。双侧腋下副乳。双侧腋下小淋巴结,BI-RADS 3)。

备注 2:如要求患者行乳腺 MR 检查,给出图 4-6(双乳背景实质早期强化程度:轻度。右乳内下及外下象限肿块,BI-RADS 5。左乳 2 点方向结节,BI-RADS 3。左乳散在小结节影,BI-RADS 2)。

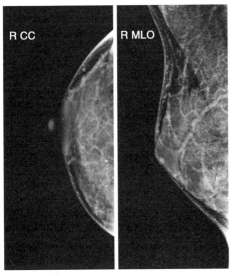

图 4-5 乳腺钼靶

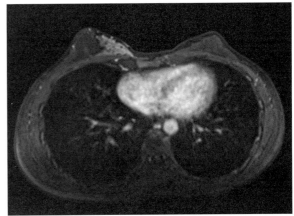

图 4-6 乳腺 MR

【场景 4-5】

影像学检查怀疑患者为乳腺癌,拟行乳腺肿块穿刺活检,请进行操作。

(三) 参考评分表(表 4-3)

表 4-3 参考评分表

判断标准	满分	实际得分	备注
1. 给出初步诊断——非哺乳期乳腺炎? 乳腺癌待排。	5		
2. 核对患者基本信息(3)、七步洗手法洗手(2)。	5		
3. 进行完整正确的乳腺专科体格检查。	5		

续表

判断标准	满分	实际得分	备注
4. 解释操作目的(2)、取得患者知情同意(1)。	3		
5. 检查物品完整性(1)、核对物品有效期(2)。	3		
6. 协助患者采取舒适体位。	2		
7. 充分暴露操作部位(2),注意保护患者隐私,如设置屏风等(1)。	3		
8. 正确安装穿刺枪。	2		
9. B超引导下定位肿块(3),画出进针点(2)。	5		
10. 正确穿戴无菌手套(2),穿刺点位置消毒(3)。	5		
11. 局部浸润麻醉并用纱布按摩稀释麻药(2),穿刺点刀片破口(2),贴无菌贴膜(2)。	6		
12. 嘱咐患者穿刺时候会产生声音,避免患者受到惊吓。	2		
13. 一手持穿刺针进入乳腺组织(2),另一手控制B超探头置于肿块上方(3)。	5		
14. B超引导下穿刺针与肿块位于同一截面(5),针靠近肿块(2),发射穿刺枪取一条组织(5),取出穿刺针,标本置于湿润的纱布上(3)。	15		
15. 重复发射穿刺枪,肿块内多个角度取材。	10		
16. 撕掉贴膜(2),再次消毒(2),进针点覆盖无菌纱布并加压包扎(4)。	8		
17. 嘱咐患者保护创口、洗浴事宜。	3		
18. 无菌观念。	5		
19. 操作熟练、美观。	3		
20. 人文关怀、爱伤观念。	5		
总分	100		

评分者签名：　　　　　　　　　　　　日期：

三、引导性反馈要点

（一）掌握乳腺癌的病理分型

1. 非浸润性癌（non-invasive cancer）

（1）非浸润性导管癌:也称导管内癌、导管原位癌,病理特征为癌细胞未突破导管壁基底膜。

（2）非浸润性小叶癌:也称小叶原位癌,病理特征为癌细胞未突破末梢乳管或腺泡基底膜。

（3）佩吉特病:也称乳头 Paget 病,预后较好。

2. 微小浸润性乳腺癌（microinvasive breast carcinoma）　在原位癌的基础上,在非特化的小叶间间质内出现一个或几个镜下明确分离的微小浸润性灶,浸润深度小于 1mm。

3. 浸润性癌（invasive cancer）　病理特征为癌细胞突破基底膜浸润间质。

（1）浸润性非特殊癌：最为多见，占 80% 左右，包括浸润性导管癌（临床上最多见的病理类型）、浸润性小叶癌、硬癌、腺癌等。

（2）浸润性特殊癌：包括乳头状癌、髓样癌、小管癌、腺样囊性癌等。

（二）掌握乳腺癌的诊断方法及鉴别诊断

1. 诊断方法

（1）病史：患者有可触及的乳腺局部肿块或乳头血性溢液，部分可无明显病史，经常由体检发现。

（2）临床表现：患者主诉为触及乳腺局部肿块或者乳头处的溢液。乳房皮肤或者乳头的局部凹陷，炎性乳癌可表现为表皮的红肿。"橘皮样改变"是其特征性表现，多为浅表淋巴管被癌肿堵塞后局部皮肤出现淋巴性水肿所致。

（3）体格检查：多表现为一侧乳房无痛性肿块，质硬，活动度差，边缘不光整；部分患者乳头处可挤出暗红色血性溢液；少部分表现为局部的腺体增厚，没有明显的肿块边界，但与另一侧乳房相同象限触诊明显不同。

（4）放射学与影像学检查：采用美国放射学会推荐的乳腺影像报告和数据系统（breast imaging reporting and data system，BI-RADS）分类标准对乳腺病变进行描述，该标准分为以下 0~6 类。

0 类：评估不完全，需进一步评估比较。

1 类：阴性，恶性可能性为 0。

2 类：良性病变，如囊肿、金属异物等，恶性可能性为 0。

3 类：几乎可以确认的良性病变，恶性可能性为 0~2%。推荐短期随访。

4 类：可疑异常，考虑组织病理学活检。进一步细分为 4A、4B、4C，恶性可能性分别为 2%~10%、10%~50%、50%~95%。

5 类：高度怀疑恶性，恶性可能性≥95%，需进行组织病理学活检明确病变性质。

6 类：活检证实为恶性。

1）乳腺 B 超：超声检查具有适用人群广泛、无放射线、无绝对禁忌证等优点，已作为我国乳腺癌初筛的重要手段。超声肿块内部以低回声多见，且不均匀，少数呈等回声或高回声，部分肿块内可见钙化灶，即高回声团。瘤体内血流增多，有点条状血流信号。肿块境界不清，边缘不规则，无包膜，典型时呈"蟹足样"改变，可以想象成一滴墨从高处坠落四散的形象。

2）乳腺钼靶：乳腺癌的 X 线表现为密度增高的肿块影，边界不规则或呈"毛刺征"。有时可见钙化点，颗粒细小、密集。钼靶对乳腺癌早期病变如细小钙化及结构扭曲观察更为敏感，是 B 超检查的重要补充。一般情况下，腺体以外或者全在肿块影内的钙化多为良性，而肿块内、外组织均有者多为恶性。钙化点的数目、形态愈多，大小愈不一致，密度愈不均匀，则恶性可能愈大。

2. 鉴别诊断

（1）乳腺纤维腺瘤：常见于青年妇女，肿瘤大多为圆形或椭圆形，边界清楚，活动度大，发展缓慢，易于诊断。但 40 岁以后的妇女不要轻易诊断为纤维腺瘤，必须排除恶性肿瘤的可能。

（2）乳腺腺病：多见于中年妇女，特点是乳房胀痛，肿块可呈周期性，与月经周期有关。

肿块部乳腺增厚与周围乳腺组织分界不明显。腺病在 B 超上常常难以鉴别,需结合钼靶、MR,必要时穿刺活检。

(3)浆细胞性乳腺炎:是乳腺组织的特异性炎症,炎性细胞以浆细胞为主。炎症可表现为急慢性炎症,初期炎症表现不明显时部分可与不典型乳腺癌难以鉴别,需谨慎结合临床表现,综合影像学评估,穿刺予以确诊。

(三)掌握乳腺肿块穿刺操作及注意事项

1. 术前准备 患者取仰卧位或健侧卧位,常规对乳腺进行全面超声扫查,观察肿块的位置、形态、边界及血流情况,测量肿块大小,拟进针角度。

2. 标记范围 标出拟定的保乳切口线。对坚持不保乳的患者,穿刺点可适当远离肿块。

3. 标记进针点 在保乳切口线上标记拟行穿刺的进针点。

4. 消毒与麻醉 常规消毒、局部浸润麻醉。注意避免注射针头刺入肿块。

5. 贴敷料 在穿刺点周围贴好透明敷料,注意保护穿刺点,遵守无菌原则。

6. 穿刺 除去穿刺点对侧的贴膜边,然后掀起穿刺点侧贴膜,用破皮刀或尖刀片在穿刺点上戳一大小约 2mm 的小口,进针。

7. 取样 在实时 B 超引导下跟踪针尖到达预定靶点后,告知患者将听到响声,击发活检枪后迅速拔针,B 超探头压紧针道。取出组织条送病理组织学检查,肿块条件允许应取 2 条以上组织。

8. 术后处置 穿刺结束后,取下贴膜,消毒,纱布覆盖,压迫止血 20min 左右。注意嘱患者保护创口与禁洗浴一天事项。

(四)案例总结参考

乳腺癌是女性最常见的恶性肿瘤,近年来发病率日趋上升,患病年龄也倾向于年轻化,早发现、早诊断、早治疗是治疗乳腺癌的关键。熟练掌握超声、钼靶、磁共振等多种影像资料的判读,争取对乳腺癌的早期诊断,结合病史与炎症、腺病等疾病进行鉴别,这是该模拟案例需要着重掌握的部分。对于绝大部分肿块,通过超声能常规判断其良恶性,而对于一些特别早期的病变或者非典型表现的乳腺癌,常常需要结合钼靶和 MR。通常炎症患者有局部红肿热痛,超声提示内部血流不丰富,粗针穿刺病理活检是确定其良恶性的"金标准"。诊断明确后根据肿瘤分期情况进行相应治疗。

在进行乳房肿块穿刺时,关键在于操作前及操作中借助 B 超准确判断并定位病灶,这对于较少接触 B 超技术的临床医学生来说是一个难点,因此应该针对性的勤加练习,最终做到独立完成操作。另外,随着网络平台的发达与网络信息的普及,患者的隐私意识与维权意识逐渐提高,对于女性隐私部位的检查与操作的规范性,是临床医师应日常诊疗过程中当在注意的问题。学员在为模拟人进行操作时,是否全程具备保护隐私、言行得体、爱伤关怀的意识,也应当作为重点环节纳入考核与整体评估中。

四、相关知识拓展

(一)乳腺 MR 检查

乳腺 MR 检查在临床的应用日益普及,由于其更强大的成像方式、更丰富的参数和影像,使乳腺癌诊断的敏感性和准确性得到很大提升。乳腺癌在 T_1 图像上多为低信号,肿块边缘多不规则,可呈"毛刺"或"蟹足样"改变,在 T_2 上,肿块信号通常不均匀,其信号强度取决于肿块内的组织成分,生长过快可发生缺血坏死,偶伴钙化,所以其内信号不均匀。MRI对病变内的钙化显示不直观,需结合钼靶。增强扫描时,因恶性肿瘤内血供较丰富,可使病灶显示更加清楚,肿块边缘多呈"蟹足样"改变,信号强度在早期迅速升高随即又迅速下降,时间-信号曲线呈"流出型"。MRI对于浸润性癌的敏感性高于导管原位癌。对于乳腺良恶性病变的诊断主要从两个方面:一方面依据病变的形态学,比如非浸润性导管原位癌,由于其沿导管分布、少血供、多发生钙化等特点,其形态学表现为沿导管走行的连续不断的点、线或段性强化,而动态增强曲线可能并不呈恶性特点;另一方面依据病变动态增强后血流动力学改变,它对于浸润性癌的诊断价值较高。

(二) 乳腺癌的治疗方法

1. **手术治疗** 手术仍为乳腺癌的主要治疗手段,术式的发展趋势是尽量减少破坏,保护功能,在条件允许、达到治疗目的的前提下,对早期乳腺癌尽力保留乳房外形,避免腋窝清扫。

(1) 乳腺癌根治术(radical mastectomy):是乳腺癌的经典手术方式,现已不常用。手术范围应包括整个乳房、胸大肌、胸小肌、腋窝及锁骨下淋巴结。有多种切口设计方法,可采取横或纵行棱形切口,皮肤切除范围一般距肿瘤3cm,手术范围上至锁骨,下至腹直肌上段,外至背阔肌前缘,内至胸骨旁或中线。该术式可清除腋下组(胸小肌外侧)、中组(胸小肌深面)及上组(胸小肌内侧)三组淋巴结。

(2) 乳腺癌扩大根治术(extensive radical mastectomy):乳癌扩大根治术包括乳癌根治术及内乳淋巴结清除术。

(3) 乳腺癌改良根治术(modified radical mastectomy):有两种术式:①Patey手术:是保留胸大肌切除胸小肌加腋窝淋巴结清扫;②Auchincloss手术:保留胸大、小肌、清扫除腋上组淋巴以外的各组淋巴结。现第二种手术方式广泛应用于临床。

(4) 乳房单纯切除术(total mastectomy):手术必须切除整个乳腺,包括腋尾部及胸大肌筋膜。该术式适宜于原位癌、微小癌及年迈体弱不宜作根治术者。目前随着前哨淋巴结活检的推广,乳房单纯切除+前哨淋巴活检越来越多的应用于早期乳腺癌的手术治疗当中。

(5) 保留乳房的乳腺癌切除术(lumpectomy and axillary dissection):随着放射治疗技术以及诊断技术的进步,以及社会经济发展和患者生存质量的要求提高,保乳手术越来越成为乳腺外科的基本要求和主流。肿块切除要求肿块周围组织切缘无肿瘤细胞,术后辅以放疗,可以和全切达到同样的局部控制,近年来术中同步放疗也有所发展。

(6) 乳癌根治术后乳房重建术(radical mastectomy and breast reconstruction):包括即刻和延期乳房重建,可采用自体组织(背阔肌皮瓣、腹直肌皮瓣、臀大肌肌皮瓣等)、人造材料(乳房假体或联合重建)。乳房重建适用于没有保乳条件的患者。

2. **化疗** 乳腺癌是一种全身性的疾病,外科手术可将局限性的病变完整切除,但是对于血液中或者淋巴管网中的肿瘤细胞无能为力,化疗作用于全身,是乳腺癌治疗的重要组成部分。

化疗分辅助化疗和新辅助化疗,辅助化疗是指手术去除了肿瘤负荷后,使用规律性的化学抗癌药物如蒽环类、紫杉醇类药物,达到杀灭残存的肿瘤细胞的作用,辅助化疗应于术后早期应用。

新辅助化疗(neoadjuvant chemotherapy)是指乳腺癌术前化疗,最初目的是为局部晚期不可手术的乳腺癌争取手术机会,在疗效评估和临床研究中也占据重要地位。根据目的的不同,其适应证一直有所争议,目前主流的参考为:①肿块较大(>5cm);②腋窝淋巴结转移;③HER-2 阳性;④三阴性;⑤有保乳意愿,但肿瘤大小与乳房体积比例大难以保乳者。新辅助化疗可评估肿瘤对药物的敏感性,局部的降级降期,一般要求在术前完成辅助化疗的全部疗程,术后多数情况下不追加化疗。

3. 内分泌治疗 辅助内分泌治疗适用于所有雌激素受体(ER)和/或 PR 阳性的乳腺癌患者,主要又分为绝经前和绝经后两个方面的治疗。目前一线治疗以激素受体调节剂和芳香化酶抑制剂为主,对于高危因素的绝经前患者联合卵巢功能抑制。

激素受体调节剂他莫昔芬是非甾体激素的抗雌激素药物,其结构式与雌激素相似,可在靶器官内与雌二醇争夺 ER,却不进行下游 DNA 基因转录的信号通路的激活,从而抑制肿瘤细胞生长。临床应用表明该药可降低乳腺癌患者术后复发及转移,同时可减少对侧乳腺癌的发生率。

芳香化酶是雄激素转化为雌激素的限速酶,绝经后女性雌激素主要来源的脂肪中芳香化酶的转化。芳香化酶抑制剂(AI)中断了这一过程,减少了内源性雌激素的产生。绝经后乳腺癌患者的 AI 疗效优于他莫昔芬,临床常见 AI 主要包括来曲唑、阿那曲唑和依西美坦等。

4. 放射治疗 放射治疗是乳腺癌综合治疗的重要组成部分。NSABP B-06 试验结果表明保乳术后加行放疗可降低同侧乳腺内复发。因此在保留乳房的乳腺癌手术后,应于肿块局部广泛切除后给予较高剂量的放射治疗。切除乳房的手术是否放疗则应考虑局部危险因素,如腋窝淋巴结转移阳性或者肿瘤较大者(大于5cm),累及皮肤、胸壁等情况可考虑加行放疗治疗。

5. 靶向治疗 靶向治疗是近年来乳腺癌领域迅速发展的治疗。HER-2 基因是目前乳腺癌靶向治疗的最主要靶点。当 HER-2 过表达时,肿瘤细胞因过度信号刺激而造成快速生长增殖。曲妥珠单抗是一种重组 DNA 衍生的人源化单克隆抗体,能特异性结合 HER-2 受体,阻止细胞膜上二聚体的形成,阻断信号传递。近年来,新的乳腺癌靶向治疗新药不断涌现,如帕妥珠单抗、T-DM1、索拉非尼等,显著提高了 HER-2 扩增型乳腺癌患者的疗效,不断改变临床实践。

(周文斌 凌立君)

第四节 甲状腺癌的诊治

甲状腺癌是比较常见的恶性肿瘤,约占全身恶性肿瘤的1%,女性发病率明显高于男性,高发年龄为30~45岁,男女发病率比约为1:(3~4)。甲状腺癌的病因尚不完全清楚,离子辐射是唯一较确定的环境因素,儿童对辐射更敏感;另外,流行病学调查显示,高碘或低碘地区甲状腺癌的发病率增高。临床最常见的为分化型甲状腺癌,主要包括甲状腺乳头状癌(papillary thyroid cancer)和滤泡状癌(follicular thyroid cancer),起源于甲状腺滤泡上皮细胞,分化较好,二者占所有甲状腺癌的90%以上。

一、案例相关知识

1. 掌握颈部体格检查。
2. 掌握甲状腺癌的诊断要点。
3. 掌握甲状腺癌的治疗原则。

二、案例内容介绍

（一）场景模拟用物准备清单

1. **模拟诊疗室**　检查椅。
2. **基础医疗物品**　听诊器、纸杯、清水、A4纸、签字笔。

（二）场景介绍

【场景4-6】

患者王某，男，56岁，发现颈部肿块一年余，近2个月增大明显。患者一年前触及右颈侧区2枚肿块，约"花生米"大小，不伴疼痛。近2个月，自觉右侧颈部肿块增大明显，伴轻度胀痛，余无不适。患者平素体健，无特殊病史。

请对患者进行头颈部体格检查。

【场景4-7】

请根据以上信息行必要的辅助检查，给出初步诊断及进一步治疗措施。

备注1：如要求患者行颈部B超检查，给出图4-7（右侧甲状腺上极结节，TI-RADS 5级；余双侧甲状腺结节，TI-RADS 3级；双侧颈部Ⅲ、Ⅳ、Ⅵ区淋巴结，考虑转移）。

备注2：如要求患者行甲状腺功能检查，给出表4-4。

备注3：如要求患者行甲状腺CT检查，给出图4-8（右侧甲状腺上极结节，甲状腺癌可能，双侧Ⅲ、Ⅳ、Ⅵ区数枚淋巴结，转移不除外）。

备注4：如要求患者行甲状腺穿刺检查，给出提示：（右侧甲状腺穿刺）考虑为甲状腺乳头状癌；*Braf* 基因V600E突变检测为突变型。

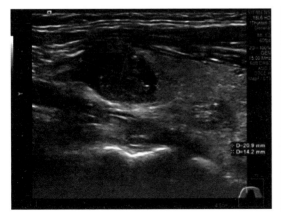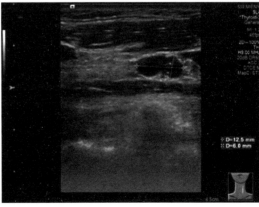

图4-7　甲状腺及颈部淋巴结B超

表 4-4 甲状腺功能检查

简称	项目名称	结果	参考值	单位
FT$_3$	游离三碘甲状腺素	5.14	3.10~6.80	pmol/L
FT$_4$	游离甲状腺素	14.69	12.0~22.0	pmol/L
TSH	促甲状腺激素	3.130	0.270~4.200	mIU/L
TPOAb	抗甲状腺过氧化物酶	12.3	<34.0	IU/ml
TGAb	抗甲状腺球蛋白抗体	10.0	<115.0	IU/ml

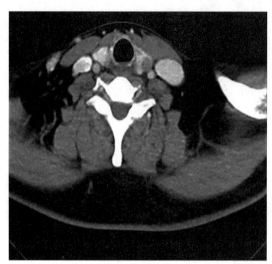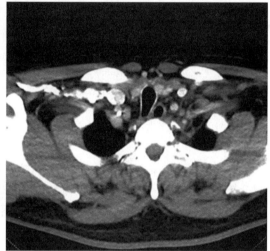

图 4-8 颈部增强 CT

(三) 参考评分表(表 4-5)

表 4-5 参考评分表

判断标准	满分	实际得分	备注
1. 让患者取舒适坐位,使颈部处于自然正中位置。	2		
2. 定位峡部:(前部触诊)右手拇指自胸骨上切迹向上触摸;(后部触诊)右手示指、中指自胸骨上切迹向上触摸。	5		
3. 以左叶触诊为例:(前部触诊)左手拇指自甲状软骨下,将气管向左侧轻推(2),右手示指、中指和环指自左胸锁乳突肌后缘向前轻推(3);(后部触诊)右手示指、中指和环指自甲状软骨下,将气管向左侧轻推(2),左手拇指自左胸锁乳突肌后缘向前轻推(3)。	5		
4. (前部触诊)右手拇指在气管旁(2),拇指滑动来确定甲状腺的轮廓、大小及有无肿块和震颤(3);(后部触诊)左手示指、中指和环指在气管旁(2),三指滑动确定甲状腺的轮廓、大小及有无肿块和震颤(3)。	5		

判断标准	满分	实际得分	备注
5. 同法检查右叶。	5		
6. 若甲状腺肿大,须将听诊器放在肿大的甲状腺上。听诊内容:注意有无连续性静脉"嗡鸣音"或收缩期动脉杂音。	2		
7. 在触诊甲状腺侧叶过程中请患者饮水,配合做吞咽动作。	3		
8. 将示指与环指分别置于胸锁关节上,然后将中指置于气管与两侧胸锁乳突肌之间的间隙(2),根据两侧间隙是否等宽判断气管有无偏移(3)。	5		
9. 触诊头颈部淋巴结(顺序错不得分):耳前→耳后→枕部→颌下→颏下→颈前三角→颈后三角→锁骨上窝。	5		
10. 站在患者身后,用双手指滑动触诊耳前、耳后淋巴结。	3		
11. 请受检者将头转向右侧(2),用右手指触诊枕骨下区的枕后淋巴结(3)。	5		
12. 请受检者头稍低向左侧,检查者左手扶住头部(2),右手指尖触摸左颌下淋巴结(3)。	5		
13. 请受检者头稍低向右侧,检查者右手扶住头部(2),左手指尖触摸右颌下淋巴结(3)。	5		
14. 请受检者头部稍向前屈(2),触摸颏下淋巴结(3)。	5		
15. 双手在颈前三角区(2),沿胸锁乳突肌前缘触诊(3);双手指尖在颈后三角区(2),沿斜方肌前缘和胸锁乳突肌后缘触诊(3)。	10		
16. 请受检者头部稍向前屈(2),用双手指尖在锁骨上窝内由浅部逐渐触摸至深部,检查锁骨上淋巴结(3)。	5		
17. 描述内容:部位、大小、数目、硬度、压痛、粘连、有无红肿、瘢痕、瘘管等。	5		
18. 给出初步诊断:甲状腺癌。	5		
19. 给出进一步治疗措施:行甲状腺叶切除术+颈部淋巴结清扫术。	10		
20. 人文关怀,爱伤观念。	5		
总分	100		

评分者签名:　　　　　　　　　　　　日期:

三、引导性反馈要点

(一)掌握甲状腺癌的分类

不同病理类型的甲状腺癌,其生物学特性、临床表现、诊断、治疗及预后均有所不同(表4-6)。

表 4-6 甲状腺癌的分类

	类型	占比	好发年龄/性别	转移途径	预后
分化型	乳头状癌	70%~80%	21~40 岁,女性多发	早期发生淋巴转移	非常好,生长缓慢
	滤泡状癌	15%	50 岁左右,女性多发	血行转移(90%) 淋巴结转移(10%)	较好
髓样癌		少见	任何年龄	血行转移 淋巴道转移	较差
未分化癌		5%~10%	70 岁以上老年人	早期发生淋巴转移及血行转移	极差

(二) 掌握甲状腺癌的诊断及鉴别诊断

1. **临床表现** 患者可有颈部辐射史,或者直系亲属中有甲状腺癌病史。

(1) 甲状腺癌早期:多无明显症状,很多经体检 B 超发现。乳头状癌可因早期出现淋巴结转移,患者发现颈淋巴结肿大而就医。随着病程进展,肿块逐渐增大,特点为质硬、吞咽时肿块移动度低。髓样癌除有颈部肿块外,由于癌肿产生 5-羟色胺和降钙素,患者可出现腹泻、心悸、面色潮红和血钙降低等症状。未分化癌侵袭性强,症状发展迅速,早期侵犯周围组织出现呼吸、吞咽困难等症状。

(2) 甲状腺癌晚期:因肿瘤侵犯或压迫周围组织可产生声音嘶哑、呼吸困难、吞咽困难等症状。颈交感神经节受压,可产生 Horner 综合征。颈丛浅支受侵犯时,患者可有耳、枕、肩等处疼痛。可有颈淋巴结转移及远处脏器转移。

2. **体格检查** 甲状腺癌肿块质地硬、表面不光滑、与周围组织分界不清;晚期肿块固定不可推动。颈部淋巴结肿大,开始为同侧、单个淋巴结肿大,可活动,以后淋巴结可融合成团,固定不动,或双侧淋巴结肿大。

3. **甲状腺功能测定** 通过检测血清 T_3、T_4(FT_3、FT_4)和 TSH,了解甲状腺功能状况,在甲状腺癌的诊断中用于排除甲亢以及作为术后用药的参考。TGAb 和 TPOAb 这两个抗体用于诊断甲状腺自身免疫性疾病,慢性淋巴细胞性甲状腺炎及原发性甲亢均可见升高。

4. **降钙素测定** 血清降钙素的水平对于髓样癌的诊断和随访有重要意义。

5. **B 超** 随着高频超声的广泛应用,甲状腺结节的检出率越来越高,甲状腺超声检查已成为甲状腺外科及内分泌科临床医师评估疾病严重程度及预后的重要辅助手段之一。超声用于确定肿块大小、部位和颈部淋巴结受累状况,甲状腺癌的超声图形表现为肿块边缘不清,或肿块不规则,或有密集细小的钙化点等。

6. **CT 检查** CT 对肿块的浸润范围、对周围组织的压迫和侵犯有直观清晰的表现,尤其增强 CT 可清晰地展现颈部淋巴结的情况及肿瘤与血管的关系。

7. **同位素扫描** 利用正常甲状腺组织摄取、浓集碘的特性,通过 ^{131}I 扫描或 ^{99m}Tc 扫描,可以显示甲状腺的大小、形态、位置及放射范围。结节处显影剂浓度略高于正常甲状腺组织时,表示结节有正常吸 ^{131}I 功能,呈现为"温结节"。而甲状腺癌的正常滤泡组织消失,摄碘能力降低,同位素扫描呈"冷结节"。但冷结节不都是恶性,实质性肿块表现为冷结节者才有意义。

8. **细针穿刺细胞学检查(fine needle aspiration biopsy,FNAB)** 利用细针(22~25G)对甲状腺结节进行穿刺,通过细胞学诊断来实现对目标病灶性质的判断。是最有效的术前辅助诊断措施,国外报道准确性与冷冻切片相当,达到 95%~98%,可作为甲状腺癌诊断的"金标准"。

（三）掌握甲状腺癌的治疗原则

手术是除未分化癌以外各型甲状腺癌的基本治疗方法,并辅助应用放射性核素、甲状腺激素等治疗。病理类型不同则治疗方案有所不同。分化型甲状腺癌(乳头状癌和滤泡状癌)其治疗原则基本相同;髓样癌侵袭性高于分化型甲状腺癌,手术策略更为积极。未分化癌恶性程度高,治疗效果差,预后极差。

1. 手术治疗　甲状腺癌的手术治疗包括甲状腺和颈部淋巴结手术。

甲状腺切除范围目前尚有争议,多数人主张患侧甲状腺腺叶及峡部切除,根据肿瘤及对侧腺叶情况决定是否需要行甲状腺全切除。对于 1cm 以下的微小癌、颈部无放射史等其他高危因素者行甲状腺腺叶切除是没有争议的。

分化型甲状腺癌淋巴结清扫目前观点较趋于一致,即不主张预防性颈淋巴结清扫手术。颈淋巴结清扫术包括经典根治术、改良根治术和中央区淋巴结切除。

2. 内分泌治疗　适用于 TSH 依赖的分化型甲状腺癌,口服甲状腺激素,包括甲状腺干制剂 80~160mg/d 或左旋甲状腺素 100~200μg/d。动态监测 TSH 水平,以无甲亢症状、TSH 为正常值低界以下为佳。

3. 同位素治疗　其潜在的危害尚不明了,因此并不主张常规使用。分化型甲状腺癌同位素治疗的适应证有:①有远处转移;②肿瘤未完全切除;③有下列高危因素:年龄小于 16 岁或大于 45 岁,伴有广泛包膜浸润或分化差的滤泡状癌,或肿块大伴有腺体外浸润者;④手术后 TG 持续升高 3 个月以上者。同位素治疗不适用于髓样癌和未分化癌。

4. 化疗或放疗　分化型甲状腺癌对化疗和放疗不敏感,仅用于局部不能完全切除、有肿瘤残留者。未分化癌化疗和放疗后生存期延长无改善,但有益于改善局部症状。

（四）案例总结参考

甲状腺癌作为一种人体常见的恶性肿瘤疾病,发病率在当代社会日益增加,且发病年龄有年轻化趋势,患者以女性居多。甲状腺癌早期症状不明显,绝大多数患者以颈部肿块为主要症状前往医院就诊,对于颈部肿块提示的可能疾病的鉴别诊断,是接诊的临床医师必须思考的问题,对于学员的诊疗思维具有很好的锻炼效果。颈部触诊及甲状腺触诊作为一项基础体格检查,是医师对患者情况下初步判断的依据,熟练、富有经验的触诊能够在诊疗早期提供大量有价值信息,节省医疗资源,维护患者利益。因此,临床实习医师应当熟练准确地掌握甲状腺触诊与其他颈部触诊检查;进一步的诊断可结合甲状腺功能检测、颈部 B 超与增强 CT 以及肿块穿刺活检确定,同时根据甲状腺癌的病理分型,选择合适、经济、安全的个体化治疗方案。

值得一提的是,甲状腺癌中最常见的类型是乳头状癌,是为数不多预后非常好的恶性肿瘤。因此,在模拟案例中也要关注学员是否具有共情意识,及时对 SP 进行安慰与鼓励,普及医学知识,打消其顾虑,让患者明白并非所有"癌"都难以攻克,在诊疗过程中做到医治与科普并重。

四、相关知识拓展

1. 2016 年第 8 版恶性肿瘤分化型甲状腺癌 TNM 分期,见表 4-7。

表 4-7 甲状腺癌 TNM 分期

	T-原发肿瘤
Tx	原发肿瘤无法评估
T0	无原发肿瘤的证据
T1	肿瘤最大直径≤2cm,局限于甲状腺内
T1a	肿瘤最大直径≤1cm,局限于甲状腺内
T1b	1cm < 肿瘤直径≤2cm,局限于甲状腺内
T2	2cm < 肿瘤直径≤4cm,局限于甲状腺内
T3	肿瘤直径 > 4cm,局限于甲状腺内或肉眼上有腺外侵犯(仅限于胸骨舌骨肌、胸骨甲状肌、肩胛舌骨肌)
T3a	肿瘤直径 > 4cm,局限于甲状腺内
T3b	任何肿瘤体积,肉眼上可见腺外肌肉侵犯(仅限于胸骨舌骨肌、胸骨甲状肌、肩胛舌骨肌)
T4a	肿瘤扩散至甲状腺被膜以外,并有以下任何一项受累(皮下软组织、喉、气管、食管、喉返神经)
T4b	肿瘤侵犯椎前筋膜或纵隔血管,或包绕颈动脉

	N-区域淋巴结
Nx	区域淋巴结无法评估
N0	无区域淋巴结转移
N1	有区域淋巴结转移
N1a	转移至Ⅵ区淋巴结(气管前淋巴结、气管旁淋巴结、喉前淋巴结)或上纵隔淋巴结
N1b	转移至其他单侧、双侧或对侧颈部淋巴结(Ⅰ、Ⅱ、Ⅲ、Ⅳ或Ⅴ区)或咽后淋巴结

	M-远处转移
M0	无远处转移
M1	有远处转移

肿瘤分期		
甲状腺乳头状癌、滤泡癌、髓样癌、未分化癌实行单独分级		

甲状腺乳头状癌和滤泡癌;年龄 < 55 岁		
Ⅰ 期	任何 T	任何 N	M0
Ⅱ 期	任何 T	任何 N	M1

甲状腺乳头状癌和滤泡癌;年龄≥55 岁		
Ⅰ 期	T1a,T1b,T2	N0	M0
Ⅱ 期	T3	N0	M0
	T1,T2,T3	N1	M0
Ⅲ 期	T4a	任何 N	M0

续表

ⅣA 期	T4b	任何 N	M0
ⅣB 期	任何 T	任何 N	M1
甲状腺髓样癌			
Ⅰ 期	T1a,T1b	N0	M0
Ⅱ 期	T2,T3	N0	M0
Ⅲ 期	T1,T2,T3	N1a	M0
ⅣA 期	T1,T2,T3	N1b	M0
	T4a	任何 N	M0
ⅣB 期	T4b	任何 N	M0
ⅣC 期	任何 T	任何 N	M1
未分化癌			
ⅣA 期	T1,T2,T3a	N0	M0
ⅣB 期	T1,T2,T3a	N1	M0
	T3b,T4a,T4b	N0,N1	M0
ⅣC 期	任何 T	任何 N	M1

2. **甲状腺超声影像报告与数据系统**(thyroid imaging reporting and data system,TI-RADS) 依据甲状腺结节五个恶性特征进行分级:实性结节、低回声或极低回声、分叶或边缘不规则、砂砾样钙化、纵横比≥1(表 4-8)。

表 4-8 TI-RADS 分级

分级	意义	特点
0 级	资料不全,需结合其他检查再评估	
1 级	阴性,正常超声表现,常规体检	
2 级	良性病变,恶性可能为 0	无回声(囊性)为主,界清,回声可均匀或不均匀,内可伴点状高回声,可有血流,如囊肿,海绵状结节,腺瘤囊性变等
3 级	可能良性病变(<5%恶性)	边缘光整,实性为主,可伴有蛋壳样钙化或粗大钙化,如桥本甲状腺炎、腺瘤等
4 级	可疑恶性(5%~80%恶性)	4A:实性为主结节,形态规则或不规则,边界清或不清,无微钙化,如腺瘤、亚甲炎等 4B:实性为主结节,边界不清,伴有微钙化,如乳头状癌、滤泡状癌
5 级	高度怀疑恶性(>80%恶性)	实性结节,形态不规则,边界不清,血流丰富,微钙化,如乳头状癌、髓样癌等
6 级	活检证实为恶性	

(斯 岩)

第五节 腹痛待查的诊治

急腹症是指一组以急发性腹痛为主要表现的疾病,在门诊、急诊中常见。急腹症种类很多,表现多样,但有一个共同的特点,即变化大、进展快,若延误时间就会给患者带来严重的后果,在临床诊治中应当引起重视。其中,急性梗阻性化脓性胆管炎(acute obstructive suppurative cholangitis,AOSC)是急性胆管炎的严重阶段,也称急性重症胆管炎(acute cholangitis of severe type,ACST)。该病起病急骤,病情进展较快,除了具有一般胆道感染的 Charcot 三联征(腹痛、黄疸及高热)外,还可以出现休克、中枢神经系统受抑制的表现,即 Reynolds 五联征。

一、案例相关知识

1. 无菌术操作方法。
2. 急腹症的鉴别诊断。
3. 急性梗阻性化脓性胆管炎的诊断方法。
4. 急性梗阻性化脓性胆管炎的治疗方法。

二、案例内容介绍

（一）情景模拟用物准备清单
1. **模拟诊疗室** 检查床、手术台、废弃物处置箱。
2. **基础医疗物品** 血压计、手术消毒包(无菌治疗碗、无菌纱布、卵圆钳 2 把)、无菌单包(治疗巾 4 块、中单 2 块、大单 1 块)、聚维碘酮、无菌手套、无菌手术衣。
3. SP、无菌术消毒模型

（二）场景介绍
【场景 4-8】

患者陈某,女,46 岁,反复上腹部疼痛 2 年。1d 前,患者无诱因下再次出现上腹部疼痛,以右上腹部为主,呈持续性绞痛,伴恶心、呕吐,同时伴有畏寒、发热,体温最高 39℃,随之出现皮肤巩膜黄染,伴有出冷汗,精神差,排尿减少。患者平素体健,无传染病史。

请根据以上信息行必要的体格检查以及辅助检查,给出初步诊断及治疗方案。

备注 1:正确完成相应查体操作后,提示查体要点:①T 39.8℃、P 112 次/min、R 28 次/min、BP 90/60mmHg,脉搏快而弱;②急性面容,神志淡漠,四肢厥冷,皮肤巩膜明显黄染;③上腹部剑突下压痛,局部肌紧张,Murphy 征阳性。

备注 2:如要求患者行腹部 B 超检查,给出图 4-9。

备注 3:如要求患者行腹部 CT 检查,给出图 4-10(肝内胆管扩张,胆囊结石,胆总管结石)。

备注 4:如要求患者行腹部 MRI 检查,给出图 4-11(肝内胆管扩张,胆囊结石,胆总管结石)。

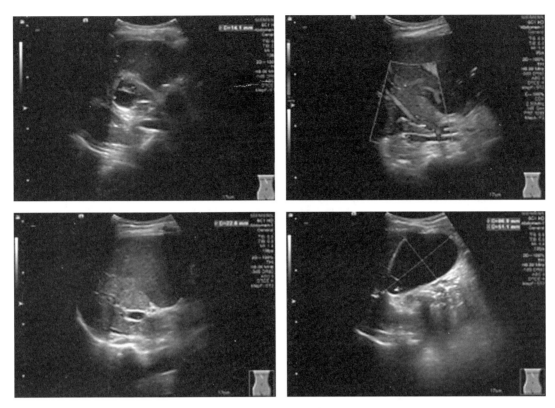

图 4-9 腹部 B 超

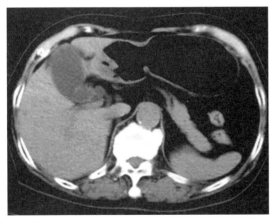

图 4-10 腹部 CT

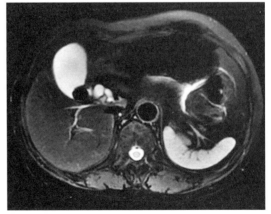

图 4-11 腹部 MRI

【场景 4-9】

患者及其家属拒绝住院及急诊手术治疗,请给出处理方案。

【场景 4-10】

患者在急诊观察期间,病情进一步恶化,上级医师决定行急诊手术。现你已完成外科刷手,请进行消毒、铺巾、穿手术衣、戴无菌手套的操作。

（三）参考评分表（表4-9）

表4-9 参考评分表

判断标准	满分	实际得分	备注
1. 监测生命体征:体温、血压、心率。	5		
2. 体格检查重点:观察巩膜、全身皮肤是否有明显黄染(3),在右上腹处触诊,观察是否有压痛(3),在胆囊体表投影处进行Murphy征检查(4)。	10		
3. 给出初步诊断——①急性梗阻性化脓性胆管炎(5);②胆囊结石(5)。	10		
4. 治疗原则:紧急手术处理解除胆道梗阻,引流降低胆道压力。	10		
5. 患者家属拒绝住院后处理原则:沟通、签字、留观、监测生命体征、抗感染治疗、抗休克治疗、对症支持治疗。	5		
6. 双手要保持刷手后的姿势,先处理脐部(5),然后按照消毒原则,由内向外,叠瓦式对称消毒(5)。	10		
7. 消毒范围:上至乳头平面,下至耻骨联合平面(3),双侧至腋中线(2)。	5		
8. 消毒三遍不留白,后一遍消毒小于前一遍范围。	5		
9. 按照会阴侧→对侧、头侧→同侧的顺序(3),正确铺好四块治疗巾并用巾钳固定好(2)。	5		
10. 请器械护士协助铺好两块中单,手不能高于肩部、低于手术台,先铺足侧,再铺头侧(5)。	5		
11. 选择一个相对空旷的地方,面对手术台,展开手术衣(2);轻轻抛起手术衣并插入双臂,由助手配合穿戴(3)。	5		
12. 正确戴无菌手套,铺置大单,方向正确,孔洞对准,两侧下垂超过手术台边缘30cm。	5		
13. 无菌观念。	10		
14. 操作熟练、美观。	5		
15. 人文关怀、爱伤观念。	5		
总分	100		

评分者签名: 日期:

三、引导性反馈要点

（一）急性梗阻性化脓性胆管炎的诊断要点及鉴别诊断

1. **病史** 典型的胆绞痛发作史,突发上腹部疼痛,阵发性绞痛,伴有畏寒、高热、恶心呕吐等消化道症状。

2. **临床表现** 具有急性胆管炎的Charcot三联征表现即腹痛、高热、黄疸,还有休克、中枢神经系统受抑表现,共同称为Reynolds五联征。患者常伴有恶心、呕吐等消化道症状;循环系统有休克表现,即血压低,脉搏细弱,四肢厥冷;神经系统症状包括神情淡漠、嗜睡、神志不清甚至昏迷等。

3. **体格检查**　急性面容,神志淡漠;皮肤、巩膜黄染;右上腹部或剑突下压痛,局部肌紧张,可有腹膜刺激征。

4. **实验室检查**　血常规提示感染表现,白细胞计数升高,中性粒细胞比例升高。血气分析有酸中毒表现,PaO_2 下降,氧饱和度降低。

5. **影像学检查**　超声检查操作方便,可显示胆道梗阻部位和肝内外胆管扩张情况,有利于诊断;病情稳定时可行 CT、磁共振胆胰管成像(MRCP)检查,提示肝内外胆管扩张,胆总管结石;对于需要进行引流减压的患者可行经内镜逆行性胰胆管造影术(ERCP)检查,同时行内镜下鼻胆管引流术(ENBD)进行治疗。

6. **鉴别诊断**　应与其他引起急腹症的疾病作鉴别诊断,如急性胆囊炎、急性肠梗阻、急性胰腺炎、消化性溃疡穿孔及食管静脉曲张破裂出血等。根据典型的"五联征"表现及相应的影像学检查,做出鉴别诊断并不难。

(二) 熟练掌握消毒铺巾操作

1. 操作前准备

(1) 根据手术方式选择消毒方式:普通外科常见手术部位包括颈部(甲状腺手术)、胸部(乳腺手术)和腹部,各部位手术皮肤消毒范围不同,但总原则应包括手术切口周围 15～20cm 的区域。

(2) 根据伤口类型选择消毒方式:①离心形消毒:清洁刀口皮肤消毒应从手术野中心部位开始向周围涂擦;②向心形消毒:感染伤口或肛门、会阴部的消毒,应从手术区外周清洁部向感染伤口或肛门、会阴部涂擦。

(3) 熟悉消毒手法及其适用范围:①环形或螺旋形消毒:用于小手术野的消毒;②平行形或叠瓦形消毒:用于大手术野的消毒。

(4) 患者准备:①手术区域皮肤清洁、备皮;②摆好合适体位;③作好切口标记。

(5) 医师准备:①换好洗手衣、裤、鞋、戴口罩、帽子;②与巡回护士、麻醉师三方核对患者的基本信息、手术同意书及授权委托书,并在安全核查表上签名;③洗手。

(6) 器械准备:手术消毒包,无菌铺单包,消毒剂,污物桶。

2. 操作步骤

(1) 第一助手洗手后双手保持拱手姿势,接过器械护士手中的盛有消毒液的无菌治疗碗、消毒钳和无菌纱布。

(2) 左手持消毒碗,右手持消毒钳,消毒钳头部朝下夹住消毒纱布,浸蘸消毒液(消毒钳头部永远不能高于钳尾)。

(3) 从切口中心开始,由内向外消毒切口周围 15～20cm 范围。左右两边对称叠瓦状消毒,每次覆盖前一次的 1/3～1/2,消毒不留空白。

(4) 待第一遍消毒液晾干后,换消毒钳以同样的方式再次涂布消毒液两遍,共三遍消毒,每次范围小于前一次。

(5) 消毒结束后,消毒者双手从器械护士双手内侧接过第一块无菌巾(近切口侧的无菌巾向下反折 1/4,反折部朝外),距皮肤 10cm 以上高度自然放下,先铺会阴侧,然后铺置对侧、头侧,第 4 块无菌巾盖住铺巾者的贴身侧。

(6) 用 4 把巾钳夹住无菌巾的交叉处进行固定,或用薄膜手术巾覆盖切口。

(7) 与器械护士一起铺中单,先铺足侧,再铺器械台,后铺头侧,头侧超过麻醉架,足侧超过手术台。

（8）铺完中单后,铺巾者应再用消毒剂涂擦手臂,穿手术衣,戴无菌手套,铺大单。

（9）铺大单时洞口对准手术区,指示大单头部的标记应位于切口上方。两侧铺开后,先向上展开,盖住麻醉架,再向下展开,盖住手术托盘及床尾,遮盖除手术区以外身体所有部位。

3. 操作后处理

（1）每次消毒后,将用过的纱布放入指定医疗垃圾桶。

（2）消毒后消毒钳和治疗碗不可放回手术器械桌。

（三）熟练掌握穿手术衣及戴无菌手套操作

1. 穿半覆盖式手术衣法 ①拿起折叠好的手术衣,初步打开,确定衣领和衣服内外侧,双手提起衣领的两角,抖开手术衣,使内侧面向自己,将手术衣轻轻抛起,双手同时伸入袖内,两臂向前平举,不能向上或向两边伸展双臂。②助手(巡回护士)协助拉紧衣服,手伸出袖口,护士系好衣带。微微弯腰,使腰带下垂离开手术衣,双手在前面交叉,将腰带递给巡回护士,由护士在后面系好腰带。注意双手不要触碰手术衣。

2. 穿全覆盖式手术衣法 ①拿起折叠好的手术衣,初步打开,确定衣领和衣服内外侧,双手提起衣领的两角,抖开手术衣,使内侧面向自己,将手术衣轻轻抛起,双手同时伸入袖内,两臂向前平举,不能向上或向两边伸展双臂。②助手(巡回护士)协助拉紧衣服,手伸出袖口,护士系好衣带。操作者戴好手套,解开系在腰间的腰带,将一端交给护士(已穿手术衣、戴手套),操作者旋转一周,使衣服包绕后背,接过腰带,在腰间系好。

3. 脱手术衣 解开腰带,请助手解开衣领和衣后结,用手抓住肩部向外翻脱手术衣,再脱手套。

4. 戴无菌手套法 ①打开手套袋,两手捏住两只手套反折部,右手插入右手套,不接触手套外面;②用戴好手套的右手插入左手手套反折部内侧,助左手插入手套内,右手不能接触皮肤及左手手套内部,将手套反折部翻回手术衣袖口。

5. 脱无菌手套法 脱手套时一手捏住另一手套外面,翻转脱下,再将脱下手套的手插入另一手套内将其翻转脱下。将用过的手套放入医疗废物黄色包装袋内。

（四）案例总结参考

急性梗阻性化脓性胆管炎最常见的原因是肝内外胆管结石(70%~80%),其次为胆道蛔虫(10%~20%)和胆管狭窄(10%)。胆管及壶腹周围部肿瘤、原发性硬化性胆管炎、胆肠吻合术后吻合口狭窄、经 T 管造影或 PTC 检查后也可引起该病。致病细菌种类和一般胆道感染相同,主要为革兰氏阴性杆菌,如大肠埃希菌、变形杆菌、铜绿假单胞菌等,其中以大肠埃希菌最为多见,胆汁细菌培养的阳性率为95%~100%。厌氧性细菌感染也较多见,当有厌氧菌及需氧菌混合感染时,其临床症状加重。

解除胆道梗阻是救治急性梗阻性化脓性胆管炎患者、促使病情好转的关键措施,临床上应根据具体病情,因势利导,积极抢救,切勿耽误治疗时机。全身治疗的目的是改善患者的一般情况,并为手术治疗做准备。而手术治疗的目的应是解除梗阻和胆道引流,所以手术方式应简单、有效,常用的手术方法是切开胆总管探查并放置 T 管引流。

急腹症是多种临床常见疾病的共同表现,在模拟案例中,面对以腹痛为主诉的患者,首先要求学员层层排除、抽丝剥茧,将急性梗阻性化脓性胆管炎与其他急腹症及梗阻性黄疸相鉴别。根据病史、体格检查及实验室检查,能够做出初步诊断,但全面准确的诊断仍需借助于影像学检查,B 超、ERCP 及 MRCP 均可提供准确的梗阻部位及病变性质,这是临床医学生应着重掌握的诊断思路。

四、相关知识拓展

1. 治疗原则 紧急手术解除胆道梗阻并引流,及时有效地降低胆管内压力。临床经验证实,对于危重患者,切开胆总管排出大量脓性胆汁后,随着胆管内压力的降低,患者情况短期内即有好转,血压、脉搏渐趋平稳,说明只有解除胆管梗阻,才能控制胆道感染,制止病情发展。

2. 非手术治疗

(1) 进行重症监护:绝对卧床休息,监测血压、心率、血氧饱和度及尿量。

(2) 全身支持治疗:纠正水、电解质紊乱及酸碱平衡失调。

(3) 合理应用抗生素:联合、足量使用有效的广谱抗生素,应用对革兰氏阴性细菌敏感的抗生素如氨基糖苷类及头孢菌素类抗生素,及对厌氧菌敏感的抗生素如甲硝唑等,待得到细菌培养和药敏试验报告后再调整用药方案。

(4) 抗休克治疗:补充血容量,改善和保证组织器官的良好灌注和氧供,包括纠正休克、使用肾上腺皮质激素、维生素 C、维生素 K,必要时使用血管活性药物,如多巴胺 40~80mg 加入 250~500ml 生理盐水中静滴。

(5) 对症治疗:包括降温、吸氧、解痉、镇痛等。

非手术治疗的目的是改善患者一般情况,并为手术治疗做准备,一般应控制在 6h 以内。经上述处理后,若患者情况趋于稳定,血压保持平稳,腹痛减轻,体温下降,患者安静,全身情况好转,可择期进行手术;若经过紧急处理,病情未能改善,血压仍不能维持,腹痛症状不减轻或再发畏寒、发热,白细胞计数甚高,则应积极地行急诊手术治疗或内镜治疗。

3. 手术治疗

(1) 治疗原则:解除梗阻,通畅引流。

(2) 手术时机:伴有休克者,首先应积极抗休克、抗感染治疗,补充血容量,联合、足量应用抗生素,调整患者水电解质紊乱和酸碱平衡失调,待患者一般情况有所好转后应立即进行手术治疗;若经手术准备 2~4h 后,休克症状仍未缓解、血压不稳定也应行急诊手术,但手术宜简单有效,必须保证梗阻近端胆管充分引流;病情稳定者也可以进一步明确病因及充分的术前检查和术前准备后择期手术治疗,这样手术更彻底,手术效果更好。

(3) 手术方式:一般行胆总管切开取石加 T 管减压引流术。若患者一般情况差,不能耐受较大且时间较长的胆管取石术,可在结石上方的胆总管或肝总管切开胆管,行 T 管放置减压引流术。伴有胆囊结石、胆囊炎的患者,若病情允许可同时行胆囊切除术。患者病情稳定后行择期手术者,若发现肝内结石局限于左外叶胆管,同时合并局限性肝脏萎缩者,可在行胆总管切开取石引流的同时,行肝左外叶切除术。若肝门部胆管狭窄者,可先行胆管成形后行 Roux-en-Y 胆肠内引流术。

4. 胆道置管减压引流治疗 常用的方法有经皮经肝胆管引流术(PTCP)和经内镜鼻胆管引流术(ENBD)或经内镜胆道内引流术(ERBD),此类方法可以达到引流脓性胆汁、降低胆道高压的目的。

（1）经皮经肝穿刺胆管引流术（percutaneous transhepatic cholangial drainage，PTCD）：在 X 线或 B 超引导下，将专用 PTCD 穿刺针经皮经肝直接穿刺进入肝内胆管，退出针芯，置入导丝，然后再退出穿刺外套管，沿导丝置入引流管。

（2）经内镜鼻胆管引流术（endoscopic naso-biliary drainage，ENBD）：ERCP 明确诊断后，经造影管置入导丝，并插入胆总管内，使其尖端越过胆道梗阻处，退出造影管，再沿导丝置入引流管，其顶端超过梗阻部位放入肝总管内，最后退出十二指肠镜，将引流管经鼻腔引出并固定。

（3）经内镜胆道逆行引流术（endoscopic retrograde biliary drainage，ERBD）：应用纤维十二指肠镜先行 ERCP，明确诊断后经内镜工作通道插入导丝，沿导丝置入内置引流管。由于此为临时性引流，多置入塑料支撑管。该引流管带有倒刺，防止引流管上下移位。引流管端超过梗阻部位，到达梗阻上方，另一端游离于十二指肠腔内 1~2cm，在电视监视下，置管成功见脓性胆汁溢出后即可退出内镜。

（4）经内镜乳头括约肌切开术（endoscopic sphincterotomy，EST）：ERCP 后应用乳头切开刀切开 Oddi 括约肌，然后插入取石网篮，取出引起梗阻的结石。这样既可解除胆道梗阻，又因 Oddi 括约肌已切开，胆总管下端引流已很通畅，从而达到治疗的目的。在临床实际操作中通常同时置 ENBD 引流。

（吴　琛）

第六节　急性胰腺炎的诊治

急性胰腺炎是消化系统常见的危重疾病，发病率逐年升高。急性胰腺炎的总体病死率约为 5%，重症急性胰腺炎（SAP）患者病死率仍较高，已成为严重危及我国人民健康和生命的重大疾病之一。因此，掌握急性胰腺炎尤其是 SAP 的诊断和治疗原则是十分有必要的。

一、案例相关知识

1. 急性胰腺炎的临床表现和诊断。
2. 腹部体格检查。
3. 急性胰腺炎的外科处理。

二、案例内容介绍

（一）情景模拟用物准备清单
1. **模拟诊疗室**　检查床、废弃物处置箱。
2. **基础医疗物品**　治疗车、治疗盘、听诊器、血压计、棉签、记号笔。
3. **SP**
（二）场景介绍
【场景 4-11】
患者王某，男，37 岁。患者入院前一天晚上与同事聚餐饮酒后出现剑突下疼痛，为持续胀痛，伴有恶心呕吐，呕吐后腹痛未见缓解。当时无咳痰、发热，无胸闷胸痛、头晕头痛等不适，自服藿香正气水后稍有好转。后腹痛再次加重，并有左腰背放射性痛，伴腹泻，为黄色稀样便,量较少,无明显红色及白色黏液,无里急后重感。遂至我院急诊就诊。

请根据以上信息行必要的体格检查以及辅助检查后给出初步诊断,并给出进一步治疗方案。

备注1:如考生要求行专项体检及检查患者生命体征,在其正确完成查体动作后,给出对应查体信息:T 37.2℃、P 128 次/min、R 24 次/min、BP 126/72mmHg。体态偏胖。神清,精神差,焦虑面容,全身皮肤黏膜、巩膜无黄染。腹部外形平坦,无局部隆起或下陷;腰肋部及脐周未见瘀点瘀斑;以胸式呼吸为主。肠鸣音弱。剑突下偏左及左中上腹压痛明显,无明显反跳痛。Murphy 征(-),肝区叩击痛(+),肝脾肋下未及。

备注2:如考生要求行相关实验室检查,给出表4-10~表4-15。

备注3:如考生要求行腹部 CT 检查,给出图4-12。

表 4-10 血常规检查

简称	项目名称	结果		单位	参考范围
WBC	白细胞	15.93	↑	10^9/L	3.50~9.50
LY#	淋巴细胞计数	1.70		10^9/L	1.10~3.20
MO#	单核细胞计数	0.43		10^9/L	0.10~0.60
NE#	中性粒细胞计数	7.99		10^9/L	1.80~6.30
RBC	红细胞	4.21		10^{12}/L	3.80~5.10
HGB	血红蛋白	157	↑	g/L	115~150
PLT	血小板	195		10^9/L	100~300

表 4-11 电解质检查

简称	项目名称	结果		单位	参考范围
pH	血液酸碱度	7.345	↓		7.35~7.45
Na^+	血清钠离子	133.4	↓	mmol/L	135.0~145.0
K^+	血清钾离子	4.79		mmol/L	3.5~5.5
Cl^-	血清氯离子	94.0	↓	mmol/L	95.0~105.0
Ca^{2+}	血清钙离子	1.65	↓	mmol/L	2.25~2.75
Mg^{2+}	血清镁离子	0.98		mmol/L	0.82~1.23

表 4-12 动脉血气分析

简称	项目名称	结果		单位	参考范围
PaO_2	氧分压	68.1	↓	mmHg	98~100
$PaCO_2$	二氧化碳分压	28.0	↓	mmHg	35.0~45.0
AB	实际碳酸氢根	15.1	↓	mmol/L	21.4~27.3
SB	标准碳酸氢根	17.3	↓	mmol/L	21.3~24.8
BE	剩余碱	-8.9	↓	mmol/L	-3~+3

表 4-13　凝血功能检查

简称	项目名称	结果		单位	参考范围
PT	凝血酶原时间	14.6	↑	s	10~14.5
PTA	凝血酶原活动度	67	↓	%	70~136
INR	国际标准化比值	1.34	↑		0.8~1.2
FG	纤维蛋白原	5.3	↑	g/L	2~4
APTT	活化部分凝血活酶时间	39.4		s	24~43
TT	凝血酶时间	11.7		s	14~21

表 4-14　血脂检查

简称	项目名称	结果		单位	参考范围
TG	甘油三酯	12.6	↑	mmol/L	0.4~1.88
TC	总胆固醇	8.2	↑	mmol/L	2.8~5.7

表 4-15　血淀粉酶检查

简称	项目名称	结果		单位	参考范围
AMY	血淀粉酶	813	↑	U/L	0~110

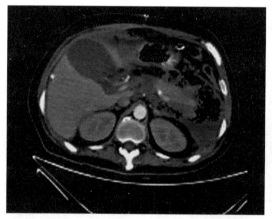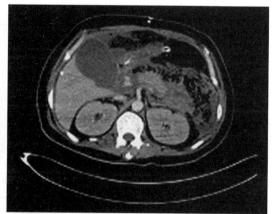

图 4-12　腹部 CT

（三）参考评分表（表 4-16）

表 4-16　参考评分表

判断标准	满分	实际得分	备注
1. 给出初步诊断——急性胰腺炎。	10		
2. 核对患者信息,七步洗手法洗手。	2		

续表

判断标准	满分	实际得分	备注
3. 站在患者右侧,告知查体注意事项,取得同意。	3		
4. 正确暴露腹部,屈膝(3),放松腹部,双上肢置于躯干两侧(2)。	5		
5. 视诊腹部外形(1)、皮肤(1)、呼吸运动(1)、腹壁静脉曲张(1)、胃肠型或蠕动波(1)。	5		
6. 听诊肠鸣音:1min。	3		
7. 听诊血管杂音:上腹中部及脐周。	2		
8. 叩诊全腹:左下腹开始,逆时针方向至右下腹,再至脐部。	4		
9. 叩诊肝上界:右锁骨中线自上向下。	3		
10. 叩诊肝下界:右锁骨中线自下向上。	3		
11. 检查肝区叩击痛。	2		
12. 检查移动性浊音:经脐平面先左后右。	5		
13. 腹部浅、深部触诊:自左下腹开始、逆时针方向。	3		
14. 训练被检查者作加深的腹式呼吸 2~3 次。	2		
15. 肝脏触诊:右锁骨中线及前正中线上双手触诊手法正确(手位、配合)。	5		
16. 检查肝颈静脉回流征(右手掌面 10s)。	2		
17. Murphy 征检查:手法正确、判断准确。	5		
18. 脾脏触诊:双手法,平卧未能触及,再行右侧卧位检查。	4		
19. 肾脏触诊:双手法,左手托腰部向上推起。	4		
20. 检查液波震颤:一手掌面贴于侧腹壁,另一手四指并拢屈曲指端叩击对侧腹壁。	4		
21. 振水音:上腹部冲击触诊法振动胃部,直接或用听诊器听诊。	4		
22. 检查上、中、下腹壁反射:从外向内。	4		
23. 给出治疗方案:留置胃管,持续胃肠减压;禁食禁水;予头孢唑肟钠、甲硝唑抗感染治疗;补充营养,维持水电平衡,输注液体。	10		
24. 操作熟练、正确。	3		
25. 人文关怀、爱伤观念。	3		
总分	100		

评分者签名: 日期:

三、引导性反馈要点

(一)急性胰腺炎的诊断

AP 的完整诊断应包括 AP 分类、病因,以及全身或局部并发症。诊断标准:①急性、突发持续剧烈的上腹部疼痛,可向背部放射;②血清淀粉酶和/或脂肪酶活性≥正常参考值上限 3 倍;③增强 CT 或 MRI 呈 AP 典型影像学改变(胰腺水肿或胰周渗出积液)。临床上符合上述 3 项标准中的 2 项,即可诊断为 AP。

（二）掌握急性胰腺炎的分类

急性胰腺炎临床上分为 3 类：轻症急性胰腺炎（mild acute pancreatitis，MAP）、中度重症急性胰腺炎（moderately severe acute pancreatitis，MSAP）、重症急性胰腺炎（SAP）。

1. **MAP**　具备 AP 的临床表现和生物化学改变，不伴有器官功能衰竭，以及局部或全身并发症，通常在 1~2 周内恢复，无须反复的胰腺影像学检查，病死率极低。

2. **MSAP**　具备 AP 的临床表现和生物化学改变，伴有一过性（48h 内可以恢复）器官功能衰竭，或伴有局部或全身并发症。对于有重症倾向的 AP 患者，要定期监测各项生命体征并持续评估。

3. **SAP**　具备 AP 的临床表现和生物化学改变，必须伴有持续性（>48h）器官功能衰竭（persistent organ failure，POF），如后期合并感染则病死率极高。

（三）掌握腹部体格检查的操作

1. 操作前准备

（1）检查物品，站在患者右侧，与患者沟通，介绍自己并核对患者基本信息，同时嘱咐操作前注意事项。

（2）核对患者信息，七步洗手法洗手。

（3）正确暴露腹部，屈膝，放松腹部，双上肢置于躯干两侧。

2. 视诊　腹部外形、皮肤、呼吸运动、腹壁静脉曲张、胃肠型或蠕动波、Cullen 征、Grey-Turner 征。

3. 听诊

（1）听诊肠鸣音：1min。

（2）听诊血管杂音：上腹中部及脐周。

4. 叩诊

（1）叩诊全腹：左下腹开始，逆时针方向至右下腹，再至脐部。

（2）叩诊肝上界：右锁骨中线自上向下。

（3）叩诊肝下界：右锁骨中线自下向上。

（4）检查肝区叩击痛。

（5）检查移动性浊音：经脐平面先左后右。

5. 触诊

（1）腹部浅触诊：自左下腹开始、逆时针方向。

（2）腹部深触诊：自左下腹开始、逆时针方向。

（3）训练被检查者作加深的腹式呼吸 2~3 次。

（4）肝脏触诊：右锁骨中线及前正中线上双手触诊手法正确（手位、配合）。

（5）检查肝颈静脉回流征（右手掌面 10s）。

（6）Murphy 征检查：手法正确、判断准确。

（7）脾脏触诊：双手法，平卧未能触及，再行右侧卧位检查。

（8）肾脏触诊：双手法，左手托腰部向上推起。

（9）检查液波震颤：一手掌面贴于侧腹壁，另一手四指并拢屈指端叩击对侧腹壁。

（10）振水音：上腹部冲击触诊法振动胃部，直接或用听诊器听诊。

（四）案例总结参考

急性胰腺炎起病急骤，临床表现与胰腺病变严重程度相关，根据严重程度可分为轻型急性胰腺炎和重症急性胰腺炎,两者预后相差甚远。诱发急性胰腺炎的常见原因有胆道疾病、大量饮酒、高脂血症等。其病理改变分为急性水肿性胰腺炎和急性出血坏死性胰腺炎。血、尿淀粉酶和CT检查是诊断的关键手段。急性胰腺炎的治疗原则是在非手术治疗的基础上,根据不同的病因和病程分期选择有针对性的治疗方案。

四、相关知识拓展

(一) 重症急性胰腺炎的脏器功能支持治疗

1. 重症急性胰腺炎的呼吸功能支持 SAP最常见的器官功能障碍是ARDS和呼吸功能衰竭。针对SAP的呼吸支持有无创呼吸支持和有创呼吸支持两种。

临床应用的正压机械通气包括无创和有创两种。无创正压通气(noninvasive positive pressure ventilation,NPPV)是指不需建立人工气道进行的正压机械通气方式。有创正压通气(invasive mechanical ventilation,IMV)是指通过建立人工气道(经鼻或经口气管插管、气管切开)进行的正压机械通气方式。无创通气与有创通气比较,具有设置简便、患者易于接受、不容易继发肺损伤和肺部感染等特点,但是也有人机同步性较差、潮气量不稳定、不利于气道分泌物引流等缺点,归纳二者的区别总结如表4-17。

表4-17 无创通气与有创通气的比较

比较项目	无创呼吸机	有创呼吸机
呼吸机区别	体积较小,面板简单 高流量低压力,漏气补偿较好 监测报警设置简单	体积较大,面板复杂 低流量高压力,漏气补偿较差 监测报警设置完善
呼吸机连接方式	经口鼻面罩、鼻罩、全面罩等方式连接	经口、鼻气管插管或气管切开方式连接
机械通气模式	较少,BiPAP(Bi-level,I/E)、CPAP等	较多,VCV、PCV、SIMV、PSV等
适用患者	轻中度呼吸衰竭患者	重度呼吸衰竭患者
应用范围	重症监护病房、普通病房、家庭	重症监护病房
优点	保留患者正常生理功能(说话、咳痰、进食等) 痛苦小、易耐受 避免有创机械通气的并发症 避免或减少镇静剂的应用 医疗费用相对较低	管路密闭性能好 人机配合较好 可以准确设置吸入氧浓度 气道管理容易保证 通气参数和报警设置完善,能够保证精确通气,并及时发现问题
缺点	气道密闭性差,容易漏气 监测报警设置简单 多没有空氧混合气,无法精确设置吸入氧浓度 不利于气道分泌物引流 气体加温加湿不充分 死腔较大 容易导致腹胀	容易导致面部损伤 管路连接复杂,体积笨重 无法保留患者正常的生理功能 患者耐受性差,需经常应用镇静或肌松药物 机械通气相关并发症常见(口鼻黏膜和声带的损伤、呼吸机相关肺炎、呼吸机相关肺损伤等) 部分患者容易导致呼吸机依赖 医疗费用昂贵

2. 重症急性胰腺炎的肾脏功能支持　SAP 第二常见的器官功能损害是肾功能损害,需要肾脏功能替代治疗。

连续性肾脏替代治疗(CRRT),又称连续性血液净化(CBP),1995 年第一届国际连续性肾脏替代治疗会议规定,采用每天连续 24h 或接近 24h 的一种连续性血液净化疗法,替代受损的肾脏功能的净化方式,即为连续性肾脏替代治疗。CRRT 包括连续性动静脉、静静脉血液滤过(CAVH、CVVH),连续性动静脉、静静脉血液透析(CAVDH、CVVDH),连续性动静脉、静静脉血液透析滤过(CAVHDF、CVHDF)等模式。CRRT 和机械通气、体外膜肺合称为危重患者的"三大生命支持技术"。

CRRT 是危重症抢救中最常用的血液净化技术之一,是模仿肾小球的滤过原理。通过两种方式即对流和弥散来达到清除溶质的目的,将动脉血或静脉血引入具有良好通透性的半透膜滤过器中,血浆内的水分和溶于其中的中小分子量的溶质以对流的方式被清除,亦即靠半透膜两侧的压力梯度(跨膜压力)达到清除水分及溶质的目的。小于滤过膜孔的物质被滤出(包括机体需要的物质与不需要的物质),同时又以置换液的形式将机体需要的物质输入体内,以维持内环境的稳定。

肾脏替代治疗的适应证有以下几种。

(1) 急性肾衰竭:肾脏是人体最重要的排泄器官,众多药物、毒素及人体代谢产生的废物都要通过肾脏排出体外。肾脏功能受损,则各种废物排出受阻而积聚于体内,严重影响全身各组织、器官的功能,最终导致全身多器官功能衰竭(MOF)。CRRT 能准确的控制液体的出入量,治疗时血液动力学稳定,溶质清除率高,能清除炎性介质,有助于全身炎症反应综合征和多器官功能不全的控制。

(2) 药物、毒物中毒:对体内毒性物质进行持续清除,对于常规内科治疗不能解除毒性或伴有严重肝、肾、脑等器官功能障碍的患者是理想的选择。

(3) 自身免疫性疾病:自身免疫性疾病是指淋巴细胞丧失了对自身组织的耐受性,以至于淋巴细胞对自身组织出现免疫反应,分泌大量的炎性细胞因子、炎性介质与自身抗体,造成靶器官的损伤。CRRT 可快速的将血液内的自身抗体及炎性介质排出体外,减少对自身组织器官的损伤,为进一步治疗原发病赢得宝贵的时间。

(4) 肝性脑病:肝脏是人体内代谢最旺盛的器官,也是体内最大的生物转化器官。肝性脑病即是由于肝功能严重受损,导致大量毒物(主要是氨类物质)未经解毒就随血液直接进入大脑而产生的严重并发症。CRRT 通过持续、缓慢地清除氨、假性神经递质、游离脂肪酸等物质,改善患者内环境,使肝性脑病患者清醒。

(5) 脓毒血症:脓毒症是由细菌或毒素引起的机体细胞和体液免疫系统过度活化,产生一些可溶性的炎性介质如细胞因子、补体活化成分等,它们参与机体多器官系统衰竭的病理生理过程,与尿毒症有诸多相似之处。临床和实践证明,CRRT 能有效清除细胞因子与炎性介质,成功阻断脓毒症向多器官功能衰竭的发展。

(6) 充血性心力衰竭:缓慢清除该类患者体内液体潴留,减轻前负荷,缩小心室内径,为进一步治疗创造机会。

(7) 急性重症胰腺炎:清除细胞因子与炎性介质,改善患者免疫调节功能,重建机体免疫系统内稳定状态。纠正水、电解质、酸碱平衡,为营养、支持治疗创造条件。

(8) 挤压综合征:能够较好的清除肌红蛋白、血红蛋白,防止急性肾功衰的发生。

（9）其他疾病：全身炎症反应综合征（SIRS），急性呼吸窘迫综合征（ARDS），急性肿瘤溶解综合征（ATS）等。

（二）重症急性胰腺炎的手术治疗

急性胰腺炎出现胰腺脓肿，胰腺假性囊肿和胰腺坏死合并感染等严重威胁生命的并发症时需要手术治疗。合并胆道疾病，有进食梗阻；或虽经合理支持治疗，但临床症状继续恶化，也应手术治疗。

手术方式主要有两种：①剖腹清除坏死组织，放置多根多孔引流管，以便术后持续灌洗，然后将切口缝合。②剖腹清除坏死组织、创口部分敞开引流术。术中可同时行胃造瘘、空肠造瘘（用于肠内营养支持）及胆道引流术。偶有单发脓肿或感染性胰腺假性囊肿可采用经皮穿刺置管引流治疗。

在重症胆源性胰腺炎伴有壶腹部结石嵌顿，合并胆道梗阻或胆道感染者，应急诊手术或早期（72h 内）手术，解除胆道梗阻，去除结石，畅通引流。在有条件的情况下，可以使用 ERCP 的手段取石，其疗效显著，并发症相对较少，适用范围更广。

对于手术指征的把握，一方面是看患者的症状体征。对外科医师来说，体格检查非常重要，压痛和反跳痛是判断有无腹膜炎的直接指标，外科医师体检能够准确判断是否存在腹膜炎，是决定是否需要手术的重要参考；另一方面是辅助检查指标，包括血常规、CT/MR 等影像学检查指标。发现这些检查结果是否偏离正常以及加重，是决定是否需要手术的重要参考。

急性胰腺炎的手术治疗有许多内容可做，但在急诊危重情况下，需要牢记挽救生命为先，避免过多过分复杂的手术操作，要牢记损伤控制的理念。

（张　彬　王仪春）

第七节　腹部闭合性损伤伴脾破裂的诊治

腹部闭合性损伤（blunt abdominal trauma，BAT）为临床较为常见的一种急腹症，在损伤性疾病中占比达 13% 左右，病死率达 8% 左右。特征为死亡率高、病情发展速度快、病因复杂。在腹部闭合性损伤中，脾破裂占 40%～50%，并伴有一定的病死率。早期诊断腹部闭合性损伤疾病，并给予正确处理措施，属于提升疾病治愈率、降低死亡率的关键。因此掌握腹部闭合性损伤的诊断和处理十分关键。

一、案例相关知识

1. 脾破裂的临床表现和诊断要点。
2. 腹腔穿刺操作。
3. 腹部闭合性伴脾破裂损伤的处理。

二、案例内容介绍

（一）情景模拟用物准备清单

1. **模拟诊疗室**　检查床、废弃物处置箱。

2. **基础医疗物品**　治疗车、治疗盘、血压计、皮尺、一次性腹腔穿刺包、2% 利多卡因、5ml 注射器、60ml 注射器、无菌手套、口罩、帽子、无菌纱布、胶带、无菌棉球、聚维碘酮、止血钳、试管和空瓶(送腹腔积液常规、生化及病理等用)、容器(装剩余的腹腔积液)。

3、SP、腹腔穿刺模型

（二）场景介绍

【场景4-12】

患者王先生发生车祸后出现左上腹疼痛,伴恶心、呕吐胃内容物数次,呕吐物为咖啡色样物质,呕吐后疼痛未见缓解。至我院急诊科就诊。

完善病史及检查检验,做出初步诊断并给出初步诊疗方案。

备注1:如考生要求行专项体检及检查患者生命体征,在其正确完成查体动作后,由SP给出对应查体信息:T 37.3℃、R 20 次/min、P 148 次/min、BP 144/88mmHg,皮肤、黏膜无黄染,巩膜无黄染。颈软,气管居中,甲状腺无肿大。全身浅表淋巴结未触及。两肺呼吸音清,未闻及啰音。查体:腹平坦,广泛肌紧张,右中、上腹部压痛明显,肠鸣音偶闻,闭孔内肌实验(−),Murphy 征(−),移动性浊音(±),直肠指检未及异常。

备注2:如要求患者行血常规检查,给出表4-18;如要求行C反应蛋白(CRP)检查,则提示:CRP 26.08mg/L。

备注3:如要求患者行腹部CT检查,给出图4-13。

表4-18 血常规检查

简称	项目名称	结果	单位	参考范围
WBC	白细胞	11.44↑	10^9/L	3.50~9.50
LY#	淋巴细胞计数	1.70	10^9/L	1.10~3.20
MO#	单核细胞计数	0.43	10^9/L	0.10~0.60
NE#	中性粒细胞计数	5.44	10^9/L	1.80~6.30
RBC	红细胞	3.77↓	10^{12}/L	3.80~5.10
HGB	血红蛋白	221↑	g/L	115~150
PLT	血小板	287	10^9/L	100~300

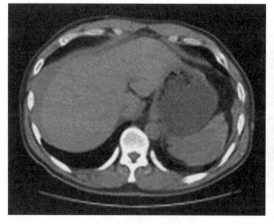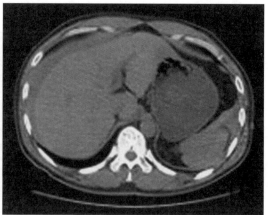

图4-13 腹部CT

【场景4-13】

为进一步明确积液性质,请作腹腔穿刺操作。

(三) 参考评分表(表4-19)

表4-19　参考评分表

判断标准	满分	实际得分	备注
1. 给出初步诊断——腹部闭合性损伤伴脾破裂。	5		
2. 核对患者信息(3)、七步洗手法洗手(2)。	5		
3. 快速体格检查:腹部叩诊及听诊。	5		
4. 解释操作目的(2)、取得知情同意(1)。	3		
5. 准备和检查所需物品:腹腔穿刺包、无菌手套、5ml注射器、60ml注射器、治疗盘、弯盘、2%利多卡因、聚维碘酮、棉签、胶带、血压计、皮尺、标本容器。	5		
6. 摆体位:患者仰卧于硬板床上,合适暴露腹部。	2		
7. 腹部叩诊确定移动性浊音并正确选择穿刺点;标记穿刺点。	5		
8. 常规消毒:以穿刺点为中心用聚维碘酮消毒3遍,直经约15cm。	10		
9. 戴无菌手套:打开手套包,取出手套,左手捏住手套反折处,右手对准手套5指插入戴好(3)。已戴手套的右手,除拇指外4指插入另一手套反折处,左手顺势戴好手套(3)。	6		
10. 打开穿刺包,检查包内物品是否完善(3),铺无菌洞巾(3)。	6		
11. 检查并抽取2%利多卡因2~3ml,在穿刺点行局部浸润麻醉。	5		
12. 穿刺:根据患者病情正确选择穿刺针并夹闭针尾胶管(5)。左手固定穿刺部皮肤,右手持针经麻醉处垂直刺入腹壁(5),针尖斜面必须向上,后倾斜45°~60°后再垂直刺入腹膜层(5),待针锋抵抗感消失时即可抽取腹腔积液(5),并将抽出液放入试管中送检(5)。	25		
13. 拔出穿刺针消毒穿刺后,消毒穿刺部位(3),覆盖干净无菌纱布,按压数分钟,胶布固定(3)。观察患者反应及术后处理(2)。	8		
14. 术后口述再次测血压及量腹围(3),并交代注意事项(2)。	5		
15. 人文关怀,爱伤观念。	5		
总分	100		

评分者签名:　　　　　　　　　　　　　日期:

三、引导性反馈要点

(一) 掌握脾破裂的诊断方法

1. 有明确的外伤史。

2. 内出血或失血性休克的临床表现(如血压低、四肢冰冷、意识不清甚至昏迷等)。

3. 进行诊断性腹腔穿刺吸出血液不凝固。

4. B超或CT、MRI、脾动脉造影等影像学检查提示脾破裂。

（二）掌握腹腔穿刺的操作步骤

1. **准备** 先嘱患者排空尿液，以免穿刺时损伤膀胱。

2. **体检** 放液前应测量腹围、脉搏、血压，以观察病情变化。术前行腹部体格检查，叩诊移动性浊音，已确认有腹腔积液。

3. **体位** 扶患者坐在靠椅上，或平卧、半卧、稍左侧卧。

4. **穿刺点选择** 选择适宜穿刺点一般常选于左下腹部脐与髂前上棘连线中外 1/3 交点处，也有取脐与耻骨联合中点上 1cm，偏左或右 1.5cm 处，或侧卧位脐水平线与腋前线或腋中线的交点。对少量或包裹性腹腔积液，常需 B 超指导下定位穿刺。定位后需用龙胆紫标记。

5. **消毒** 将穿刺部位常规消毒，消毒 2 次，范围为以穿刺点为中心的直径 15cm，第二次的消毒范围不要超越第一次的范围；戴无菌手套，铺消毒洞巾。

6. **麻醉** 自皮肤至腹膜壁层用 2% 利多卡因逐层做局部浸润麻醉。先在皮下打皮丘（直径 5~10mm），再沿皮下、肌肉、腹膜等逐层麻醉。麻醉的重点在于皮肤与腹膜的麻醉。

7. **穿刺** 术者左手固定穿刺处皮肤，右手持针经麻醉路径逐步刺入腹壁，待感到针尖抵抗突然消失时，表示针尖已穿过腹膜壁层，即可抽取和引流腹腔积液。诊断性穿刺可直接用无菌的 20ml 或 50ml 注射器和 7 号针尖进行穿刺。大量放液时可用针尾连接橡皮管的 8 号或 9 号针头，助手用消毒血管钳固定针尖并夹持橡皮管（一次性腹穿包的橡皮管末端带有夹子，可代替止血钳来夹持橡皮管）。在放腹腔积液时若流出不畅，可将穿刺针稍作移动或变换体位。当患者腹腔积液量大，腹压高时，应采取移行进针的方法（皮肤与腹膜的穿刺点不在同一直线上）。

8. **放腹腔积液的速度和量** 放腹腔积液的速度不应该过快，以防腹压骤然降低，内脏血管扩张而发生血压下降甚至休克等现象。一般每次放腹腔积液的量不超过 3 000~6 000ml；肝硬化患者第一次放腹腔积液不要超过 3 000ml。

9. **标本收集** 置腹腔积液于消毒试管中以备作检验用（抽取的第一管液体应该舍弃，不用作送检）。腹腔积液常规：需要 4ml 以上；腹腔积液生化：需要 2ml 以上；腹腔积液细菌培养：无菌操作下，5ml 注入细菌培养瓶；腹腔积液病理：需收集 250ml 以上，沉渣送检。

10. **穿刺点处理** 放液结束后拔出穿刺针，盖上消毒纱布，并用腹带将腹部包扎，如遇穿刺孔继续有腹腔积液渗漏时，可用蝶形胶布或涂上火棉胶封闭。

11. **术后处理** 术中注意观察患者反应，并注意保暖。术后测量患者血压、脉搏，测量腹围。送患者安返病房并交代患者注意事项，术后当天穿刺点口不要弄湿，尽量体位使穿刺口朝上；若腹压高的患者，穿刺后需腹带加压包扎。

（三）掌握腹部闭合性损伤的处理

腹部闭合性损伤者急诊时，外科医护人员需及时测定其体征，如神志、呼吸、脉搏、血压等，并开放静脉通道，置入胃管、导尿管，针对休克、呼吸困难者，需及时给予气管插管，以及吸氧、呼吸机等，扩充血容量。若腹外损伤者发生大出血，及时止血，做到抢救、诊断同时进行。后续根据患者是否需接受紧急手术治疗确定处理措施，满足以下条件之一者则需接受剖腹探查：①复苏中血红蛋白、血压降低；②存在腹膜刺激征；③腹腔穿刺结果为阳性；④CT、B 超检查显示为腹腔积血；⑤膈下存在游离性气体；⑥观察其体征症状出现加重或无好转。

（四）脾破裂的治疗原则

脾脏虽有多种功能，但严重脾脏损伤多伴随其他脏器合并伤，应根据患者伤情及全身状态选择合适的治疗方式，必须遵循"抢救生命第一、保留脾脏第二"及"损伤控制"的原则，必要时果断切除脾脏,以免因过度延长手术时间、增加术中出血而导致严重后果。如患者无其他严重合并伤,且脾脏损伤程度较轻,可根据条件及术者经验选择合适的脾保留性手术。具体原则如下:①先保命后保脾;②年龄越小越优先保脾;③根据脾脏损伤程度选择一种或几种保脾方法;④施行脾保留手术后应注意严密观察,防止出现延迟性脾破裂;⑤对高龄、一般状态差、严重多发伤、凝血酶原时间显著延长者,建议施行脾切除术。

(五) 案例总结参考

腹部闭合性损伤体表无伤口,要确定有无内脏损伤,有时较为困难,因此接诊时要具有全局观念,首先对伤者做初步的全身评估,是否存在致命性损伤,才能为确定诊断做进一步的检查、检验和相应处理。要做到:①了解受伤史。包括受伤时间、致伤条件、受伤至就诊之间的伤情变化和就诊前的处理。伤者有意识障碍或因其他情况不能回答问话时,应向现场目击者和护送人询问。②重视全身情况的观察。包括脉搏、呼吸、体温和血压的测定,注意有无休克征象。③全面而有重点的体格检查。包括腹部压痛、肌紧张和反跳痛的程度和范围,是否有肝浊音界改变或移动性浊音,肠蠕动是否受抑制,直肠指检是否有阳性发现等。

当出现下列情况之一时,应考虑有腹内脏器损伤:①早期出现休克;②持续性甚至进行性加重腹痛伴恶心、呕吐等消化道症状者;③有固定的腹部压痛和肌紧张;④有气腹表现者(空腔脏器损伤);⑤腹部出现移动性浊音;⑥有便血、呕血或尿血。

四、相关知识拓展

(一) 脾脏损伤的分级

脾脏损伤的分级对治疗方式的选择有重要指导价值,主要是基于术中所见和/或影像学特点,国内外报道较多,主要有美国创伤外科学会(AAST)5级法(1994年修订版)、Feliciano 5级法(1981年)、夏氏4级法(1996年)、Marmery基于增强CT的4级法(2007年)、我国天津第六届全国脾脏外科学术研讨会4级法(2000年),上述分级各有其优点及局限性。

临床常用的为我国天津4级法。Ⅰ级:脾被膜下破裂或被膜及实质轻度损伤,手术所见脾裂伤长度≤5.0cm,深度≤1.0cm。Ⅱ级:脾裂伤总长度>5.0cm,深度>1.0cm,但脾门未累及或脾段血管受损。Ⅲ级:脾破裂伤及脾门部或脾脏部分离断,或脾叶血管受损。Ⅳ级:脾广泛破裂,或脾蒂、脾动静脉主干受损。该分级对脾脏实质及血管损伤进行量化,并对治疗方式的选择有重要指导意义,推荐采用此分级。

(二) 脾保留性手术的治疗方法

1. 生物胶粘合止血 各类生物胶制品适用于脾被膜撕裂和表浅裂伤,即我国天津分级的Ⅰ级脾脏损伤,显露损伤部位,保持创面干燥,用胶或网片涂粘覆盖创面或滴入裂伤缝隙,用手适度加压数分钟后放松,观察止血效果。我国目前主要有纤维蛋白组织粘合剂、微细纤维胶原胶、氧化纤维素、明胶海绵、α-氰基丙烯正辛酯(ZT胶)等,术中常联合应用上述材料,可获得满意效果。

2. 物理凝固止血 借助于物理方法,使脾脏破裂处表面及血管凝固而达到止血目的,包括微波、红外线光凝、激光、高热空气、氩气电凝,以及近来出现的射频等方法。操作时需先压迫止血,创面干燥后采用加热凝固,固化止血后观察5~10min确定无出血后,结束手术。此方法多适用于Ⅰ、Ⅱ级脾脏损伤。

3. 缝合修补术 适用于Ⅰ、Ⅱ级脾脏损伤,术中应根据脾脏损伤程度及术者经验掌握合适的缝合深度及边距。为预防缝线切割脾组织,可用明胶海绵或网膜组织为垫,打结要均匀适度用力,打第一个结后助手用弯止血钳压迫再打第二个结,如缝合修补失败,应及时采用其他术式,以免造成新的损伤或加重出血。

4. 选择性脾动脉栓塞 随着介入放射技术的发展,选择性脾动脉栓塞已经广泛应用于脾脏外伤及各种原因造成的脾功能亢进的治疗。脾动脉栓塞适用于血流动力学稳定、经 CT 或增强 CT 检查为Ⅰ、Ⅱ和部分Ⅲ级脾脏损伤、无其他脏器合并伤的患者。

5. 脾部分切除术 根据损伤部位和程度,可行脾部分切除、半脾切除或脾大部分切除,我国乔海泉教授成功施行脾中段切除术。首先在损伤部位紧贴脾脏分束处理相应血管,同时观察脾脏缺血分界线,并向血运良好的健侧退 0.5cm 做 U 形绞锁缝合,以钳夹法切除受损脾脏,脾脏断面如有渗血可电凝止血或联合其他止血方法,可将切下脾脏的被膜覆盖脾断面并缝合固定。

6. 腹腔镜脾保留性手术 随着腹腔镜技术的发展,腹腔镜脾保留性手术已不鲜见。其优点在于:避免开腹手术中对脾脏的搬动和探查加重脾脏损伤;放大的视野有助于探查及诊断,能清晰显示脾上极和脾门处血管分支,便于进行保脾手术;创伤小、恢复快;可进行腹腔积血回收及回输。

7. 自体脾组织移植 全脾切下后用冷生理盐水冲洗,然后放入 4℃ 的 Hartmann 溶液中,剥去脾脏被膜并制备成 2.0cm×2.0cm×0.4cm 组织片,放入大网膜前后叶间隙中,并缝合固定。要求移植脾组织不少于原脾体积的 1/3,并放在血运丰富处,有利于移植物存活及脾脏分泌的激素样物质进入血液循环发挥功能。

(蒋 军 卢忠文)

第八节 外科术后 ARDS 的诊治

急性呼吸窘迫综合征(acute respiratory distress syndrome,ARDS)是各种肺内或肺外原因如严重感染、创伤、休克及烧伤等导致弥漫性肺毛细血管内皮细胞和肺泡上皮细胞损伤、肺间质水肿,以进行性低氧血症、呼吸窘迫为主要特征的临床综合征。病理生理改变以肺容积减少、肺顺应性下降和严重的通气/血流比例失调为主。胸部 X 线表现为双肺弥漫性浸润影。ARDS 是临床多种严重呼吸系统疾病或其他全身性严重疾病如创伤、脓毒性休克、急性胰腺炎、腹腔感染等在肺部的表现,是临床常见的急危重症,后期常并发多器官功能障碍综合征(multiple organ dysfunction syndrome,MODS)。

一、案例相关知识

1. 动脉血气分析的操作方法。
2. ARDS 的临床表现、诊断方法。
3. ARDS 的治疗方法。
4. 相关疾病的鉴别诊断。

二、案例内容介绍

(一) 情景模拟用物准备清单

1. **模拟诊疗室** 检查床、废弃物处置箱。

2. **基础医疗物品** 治疗车、治疗盘、穿刺针、听诊器、2ml 注射器、10ml 注射器、肝素钠、生理盐水、棉签、聚维酮碘棉球、无菌纱布、无菌手套、无菌洞巾、胶带、口罩、帽子。

3. SP、动脉穿刺模型

（二）场景介绍

【场景 4-14】

患者张某，男，42 岁，因"腹痛、腹胀 3 天，肛门停止排便、排气 1d"入院，诊断为"肠梗阻、肠穿孔"急诊入院。入院后行急诊剖腹探查，术中发现腹腔内大量粪水样液体约 2 000ml，冲洗干净后，发现回肠末端有一穿孔，回盲部一肿物，大小约 3cm×4cm，质地硬，行"回盲部肿物切除+残端吻合术"。术后患者安返病房。

术后第 2d 晚，患者出现心率增快、呼吸急促、口唇发绀，查体示 T 37.8℃、P 128 次/min、R 32 次/min、BP 159/90mmHg，双腔鼻导管吸氧 10L/min。双肺呼吸音粗，可及少许湿啰音，切开敷料干洁，全腹肌肉稍紧张，有压痛、反跳痛，双下肢不肿。

为了判断呼吸困难的严重程度，请进行必要的体格检查和动脉血采集操作，并解释血气分析结果。

备注 1：正确完成动脉血采集操作后，给出表 4-20。

表 4-20 动脉血气分析

简称	项目名称	结果	单位	参考范围
pH	血液酸碱度	7.48 ↑		7.35~7.45
PaO_2	氧分压	58.0 ↓	mmHg	98.0~100.0
$PaCO_2$	二氧化碳分压	28.0 ↓	mmHg	35.0~45.0
HCO_3^-	血清碳酸氢根	23.5	mmol/L	22.0~27.0
BE	碱剩余	−2.2 ↓	mmol/L	−2.0~+2.0

【场景 4-15】

请结合血气分析及其他辅助检查，作出诊断，并给出进一步治疗方案。

备注 2：如要求患者进行相关实验室检查，给出表 4-21、表 4-22。

备注 3：如要求患者进行床边胸片检查，给出图 4-14。

表 4-21 血常规检查

简称	项目名称	结果	单位	参考范围
WBC	白细胞	10.59 ↑	$10^9/L$	3.50~9.50
NE%	中性粒细胞百分比	88.60 ↑	%	40.00~75.00
RBC	红细胞	4.34	$10^{12}/L$	3.80~5.10
HGB	血红蛋白	138	g/L	115~150
HCT	血细胞比容	42.0	%	35.0~45.0
PLT	血小板	126	$10^9/L$	100~300

表 4-22　电解质检查

简称	项目名称	结果	单位	参考范围
Na$^+$	血清钠离子	139.2	mmol/L	135.0~145.0
K$^+$	血清钾离子	3.6	mmol/L	3.5~5.5
Cl$^-$	血清氯离子	102.3	mmol/L	95.0~105.0
Ca^{2+}	血清钙离子	1.85↓	mmol/L	2.25~2.75

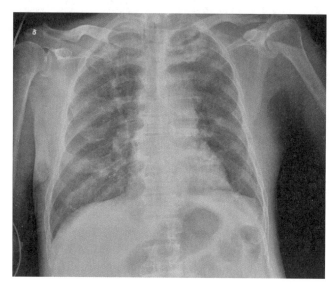

图 4-14　正位胸片

（三）参考评分表（表 4-23）

表 4-23　参考评分表

判断标准	满分	实际得分	备注
1. 快速的体格检查:心肺听诊(3)、腹部触诊(2)。	5		
2. 核对患者基本信息(2),解释操作目的,取得患者知情同意(3)。	5		
3. 戴帽子、口罩(3)、七步洗手法洗手(2)。	5		
4. 检查物品完好齐全(3)、配置稀肝素液(2)。	5		
5. 选定合适穿刺部位,首选桡动脉,其次可选股动脉(5),选桡动脉穿刺,应先做 Allen 试验(3)。	8		
6. 消毒:患者皮肤消毒,穿刺点周围直径 5cm,作圆形由内至外消毒(3),操作者左手示指及中指消毒(2)。	5		
7. 左手示指、中指在动脉搏动最强处定位。	3		
8. 再次消毒穿刺点。	2		
9. 右手持针,进针点离左示指 0.5cm 处。	2		

续表

判断标准	满分	实际得分	备注
10. 以 45°~90° 的角度进行穿刺(2),缓慢进针,注意回血并判断是否是动脉血(鲜红色)(3)。	5		
11. 见动脉血后取 1ml 血量(2),拔出针头请他人压迫穿刺点(2),操作者即刻封住针孔(2),并摇动针管(2),确定针筒内无气泡,若有气泡即刻排出(2)。	10		
12. 穿刺部位棉签压迫止血 3~5min,观察有无血肿。	2		
13. 标本送检,在化验单上注明患者的体温及吸入氧浓度、采集时间。	3		
14. 安置患者,整理用物。	2		
15. 判读血气分析结果:根据 pH、PCO_2 及 BE 判断有原发性呼吸性碱中毒伴失代偿性代谢性酸中毒(5);根据 PO_2、PCO_2 及临床表现可判断有低氧血症及 I 型呼吸衰竭(5)。	10		
16. 给出诊断:术后急性呼吸窘迫综合征(ARDS)。	5		
17. 给出进一步治疗方案:积极治疗原发病,在面罩吸氧无效的情况下进行无创机械通气;若呼吸困难严重,以上治疗无效,应尽早进行气管插管。	10		
18. 无菌观念。	5		
19. 操作熟练、美观。	3		
20. 人文关怀、爱伤观念。	5		
总分	100		

评分者签名: 日期:

三、引导性反馈要点

(一) 掌握 ARDS 的定义、诊断标准、常见诱因

1. **ARDS 的定义** 急性呼吸窘迫综合征简称 ARDS,是指由各种肺内和肺外致病因素所导致的急性弥漫性肺损伤和进而发展的急性呼吸衰竭。

2. **ARDS 的最新诊断标准** 柏林标准(2012)见表 4-24。

表 4-24 ARDS 诊断柏林标准

起病时间	已知损伤一周之内急性起病新发或原有的呼吸系统症状加重	
胸部影像学	双肺透亮度下降,且不能用胸腔积液、肺萎陷或肺不张、肺结节完全解释	
肺水肿原因	不能用心衰或液体过负荷完全解释的呼吸衰竭,无危险因素的静水压性肺水肿,需要客观评价指标(如心脏超声)	
低氧血症	轻度	200mmHg≤PaO_2/FiO_2<300mmHg,且 PEEP≤5cmH$_2$O
	中度	100mmHg<PaO_2/FiO_2<200mmHg,且 PEEP≤5cmH$_2$O
	重度	PaO_2/FiO_2<100mmHg,且 PEEP≤5cmH$_2$O

3. ARDS 的常见原因 根据肺损伤的机制,可将 ARDS 常见病因分为直接原因(肺内因素)因素和间接原因(肺外因素)。

(1) 直接肺损伤主要因素:①严重肺部感染:包括细菌、真菌、病毒及肺囊虫感染等;②误吸:包括胃内容物、化学品及毒气等误吸;③肺挫伤;④淹溺;⑤肺栓塞:包括脂肪、羊水、血栓栓塞等。

(2) 间接肺损伤主要因素:①严重脓毒症及脓毒性休克;②严重非肺部创伤;③急性重症胰腺炎;④体外循环;⑤大量输血;⑥大面积烧伤;⑦各种原因导致的休克。

(二) 掌握 ARDS 的鉴别诊断

建立 ARDS 诊断时必须排除大片肺不张、自发性气胸、上气道阻塞、急性肺栓塞和急性心源性肺水肿等疾病。通常能通过询问病史、体检和 X 线胸片等作出鉴别。ARDS 时呼吸窘迫与体位关系不大,痰为非泡沫样细血水样,肺部啰音广泛,PCWP 正常或降低($<16cmH_2O$)。

1. 心源性肺水肿 患者常有基础心脏疾病如高血压心脏病、冠心病、心脏瓣膜病、心肌病等病史和相应的临床表现,卧位时呼吸困难加重,咳粉红色泡沫样痰,肺湿啰音多在肺底部,强心、利尿等治疗效果较好;氧疗可以改善低氧血症。鉴别困难时,可通过漂浮导管测定 PAWP,超声心动图检查心脏结构、射血分数等作出判断并指导治疗。

2. 急性肺栓塞 多见于术后、久坐、长期卧床和肿瘤患者,血栓多来自于下肢深静脉。

(1) 临床症状与体征:具有起病突然、有呼吸困难、胸痛和咯血、发绀、休克等临床表现,查体可有气急、心动过速、肺底啰音、胸膜摩擦音或胸腔积液、肺动脉第二心音亢进伴分裂、右心衰竭和肢体肿胀等深静脉血栓体征。

(2) 辅助检查:①X 线胸片检查可有典型的肺楔形阴影,还可见肺动脉段突出;②典型的心电图可有 Ⅰ 导联 S 波加深、Ⅲ 导联 Q 波变深和 T 波倒置、肺性 P 波、电轴右偏、不完全性或完全性右束支传导阻滞;③放射性核素显像、超声心动图等有助于鉴别诊断,肺动脉造影是诊断的金标准,CT 肺动脉成像是首选的无创检查。

(三) 熟练掌握动脉血采集操作

1. 操作步骤

(1) 术前准备:检查物品,配置稀肝素液,核对患者基本信息,与患者沟通,取得知情同意,同时嘱咐操作前注意事项。

(2) 术者准备:戴帽子、口罩、洗手;选定合适穿刺部位,首选桡动脉,其次可选股动脉。选桡动脉穿刺,应先做 Allen 试验。

(3) 消毒:患者皮肤消毒,范围为穿刺点周围 5cm,作圆形由内至外消毒;操作者左手示指及中指消毒。

(4) 定位:消毒后左手食、中指在动脉搏动最强处定位。

(5) 再次消毒穿刺点。

(6) 穿刺:右手持针,进针点离左手示指 0.5cm 处。以 45°~90° 的角度进行穿刺,缓慢进针,注意回血并判断是否为动脉血(鲜红)。

(7) 取样:见动脉血后取 1ml 血量,拔出针头请他人压迫穿刺点,操作者即刻封住针孔,并摇动针管,确定针筒内无气泡,若有气泡即刻排出。

(8) 观察:穿刺部位棉签压迫止血 3~5min 后,观察有无血肿。

（9）标本送检：在化验单上注明患者的体温、吸入氧浓度、采集时间。

（10）术后处置：安置患者，整理用物，嘱咐相关注意事项。

2. 注意事项

（1）注意严格无菌操作，预防感染，消毒面积大于5cm×5cm。

（2）穿刺部位按压3~5min至不出血为止，有凝血功能异常或出血倾向的患者要延长按压时间。

（3）吸痰后、呼吸参数稳定20min后再取血。

（4）必须用稀释的肝素液润湿注射器，且采血前必须将肝素液和空气排空，否则易引起酸碱失衡及氧浓度的判断误差。

（5）定位要正确，边穿刺边注意回血，不要抽针芯，以免空气沿针筒壁进入。采集完成后立即排除气泡，并立即将针头插入橡皮塞。

（6）采集标本后要立即送检，不宜放置过久。

（四）案例总结参考

ARDS是临床常见的一种呼吸困难综合征，对于严重创伤、严重烧伤、严重外科感染、重症急性胰腺炎、体外循环术后、大量输血等患者突发呼吸困难，要开放思维，仔细甄别，尽早想到可能发生ARDS，并能够紧急做出反应，进行动脉血气分析等相关辅助检查以验证猜想，这就需要管床医师熟练掌握动脉血采集的操作。

ARDS常表现为顽固性低氧血症，血气分析常提示严重低氧血症。胸部X线表现为双肺弥漫性斑片状影或大片状浸润影。体格检查可发现双肺湿啰音。ARDS一般氧疗无法改善，往往吸氧后氧分压仍无法维持在正常水平，严重者需要气管插管、机械通气甚至俯卧位通气、体外膜肺氧合（ECMO）支持。

四、相关知识拓展

（一）呼吸困难的鉴别诊断与处理

1. 鉴别诊断 呼吸困难是临床常见的症状，它是指患者主观感到空气不足、呼吸费力，客观上表现呼吸运动用力，甚至耸肩、点头样呼吸，严重时可出现张口呼吸、鼻翼扇动、端坐呼吸甚至发绀、呼吸辅助肌参与呼吸运动或伴有呼吸频率、深度、节律的异常。

导致呼吸困难的原因复杂，对于创伤、烧伤、严重感染、外科大手术后的患者出现呼吸急促、呼吸困难，一定要想到ARDS的可能，并行动态监测血气分析和胸片。

2. 处理原则 应对呼吸困难时，首先要观察患者的"ABC"：A（airway），气道；B（breath），呼吸；C（circulation），循环。要确保这三者稳定，再寻找原因，否则患者可能在短时间内失去生命。

（1）紧急呼吸困难：伴有意识昏迷、呼吸节律慢、呼吸浅以及有严重呼吸窘迫表现（如使用辅助呼吸肌、吸气性三凹征等）需要紧急开放气道、辅助呼吸。要优先考虑和对症处理那些可能引起致命性呼吸困难的原因，如严重的颅脑外伤、脑血管意外、异物窒息、严重的过敏反应、张力性气胸、肺栓塞、急性心肌梗死、急性心脏压塞、重症哮喘、休克、中毒等。

（2）非紧急呼吸困难：可以给予氧疗。血气分析可以帮助判断呼吸衰竭的类型和低氧血症的严重程度，如果是Ⅰ型呼吸衰竭可以给予高流量氧疗，如果是Ⅱ型呼吸衰竭只能给予低流量氧疗,给予氧疗的同时可以行进一步检查。病史和查体有助于寻找呼吸困难的原因,辅助检查如心电图、X 线、CT 有助于鉴别诊断,心脏超声心动图特别有助于心源性和肺源性呼吸困难的鉴别。

(二) ARDS 的治疗原则

ARDS 是 MODS 的一个重要组成部分,ARDS 患者一半以上死于 MODS。因此,治疗 ARDS 的同时要预防和治疗其他器官功能障碍。

1. 积极治疗原发病 如控制感染、纠正休克、合理使用抗生素等。

2. 呼吸支持治疗 呼吸支持是 ARDS 的重要治疗手段。

(1) 轻度 ARDS:应用鼻导管或面罩吸氧无效时,可尝试无创机械通气,但病情严重或采用上述治疗措施无效时,应果断尽早实施有创机械通气,尽早进行气管插管。机械通气过程中宜采用小潮气量保护性肺通气策略,设定潮气量在 6~8ml/kg 理想体重,严重者甚至 4~6ml/kg,限制平台压在 30~35cmH$_2$O,调节 FiO$_2$,直至获得 PaO$_2$ 达标(60~80mmHg)为止。为了防止氧中毒和吸收性肺不张,FiO$_2$ 应尽可能降低至 50% 以下。为了防治肺不张和肺泡塌陷,可选择合适的 PEEP,并进行肺复张。

(2) 重症 ARDS:机械通气时应予以充分镇静镇痛。对于常规机械通气治疗无效的中重度 ARDS 可选择俯卧位通气,挽救性治疗措施还有体外膜肺氧合(ECMO)。

3. 液体治疗 对于 ARDS 的液体复苏应尽可能采用限制性液体复苏策略,避免容量过负荷,加重肺水肿;对于合并感染的患者应早期足量广覆盖经验性使用抗生素。

(左祥荣)

第九节 胆总管结石合并急性胆管炎的诊治

胆总管结石是指位于胆总管内的结石,大多数为胆色素结石或以胆色素为主的混合结石,好发于胆总管下端。根据其来源可分为原发性胆总管结石和继发性胆总管结石。原发性结石多为棕色胆色素类结石。其形成诱因有:胆道感染、胆道梗阻、胆管节段性扩张、胆道异物如虫卵、华支睾吸虫、缝线线结等。继发性结石主要是胆囊结石排进胆管并停留在胆管内,故多为胆固醇类结石。

急性胆管炎一般是指由细菌感染所致的胆道系统的急性炎症,常伴有胆道梗阻,可出现典型的 Charcot 三联征——腹痛、寒战高热、黄疸的临床表现。

一、案例相关知识

1. 胆总管结石合并急性胆管炎的诊断。
2. 胆道疾病相关检查的判读。
3. 腹部体格检查。
4. 胆总管结石合并急性胆管炎的治疗原则。

二、案例内容介绍

(一) 情景模拟用物准备清单

1. 床单位及相关物品 病床、床头柜、床尾巡视卡、清洁病号服。

2. **基础医疗物品** 治疗包、手电筒、治疗巾、弯盘、消毒棉签、污物盒、听诊器、胶布、手套、鼻胆管、20ml 注射器、石蜡油、盛有清洁水的换药碗、别针、纱布、哌替啶、地西泮、山莨菪碱、十二指肠镜、导丝、引流袋。

3. SP、留置鼻胆管模型

（二）场景介绍

【场景 4-16】

患者刘某，男，40 岁，三年间患者偶有进食油腻食物后右上腹疼痛，1h 前饮酒后出现右上腹间断疼痛伴恶心就诊。平素体健，无传染病史。

请根据以上信息进行下一步诊疗。

备注 1：如考生要求检查患者生命体征及专项体检，正确完成查体动作后，给出对应查体信息：T 38.0℃、P 95 次/min、R 20 次/min、BP 100/65mmHg，右上腹麦氏点压痛，巩膜有黄染，肝区有叩击痛。

备注 2：如考生要求患者行 ERCP 检查，给出图 4-15。

备注 3：如考生要求患者行 CT 检查，给出图 4-16。

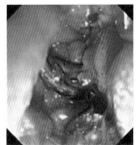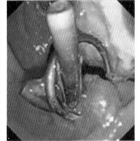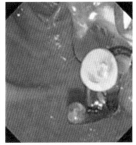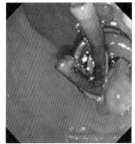

图 4-15　EPCP 检查

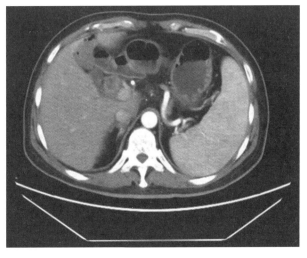

图 4-16　CT 检查

【场景 4-17】

相关检查及术前准备完善后,拟急诊解除胆总管梗阻,请行相应操作,并简述相应治疗原则。

(三) 参考评分表(表 4-25)

表 4-25 参考评分表

判断标准	满分	实际得分	备注
1. 询问病史,了解患者情况,病史采集(主诉、现病史、既往史、个人史及家族史)。	5		
2. 向患者做好解释工作,告知接下来的体格检查的目的,取得患者理解。	5		
3. 观察患者一般情况:测量心率、血压、体温和呼吸频率等,严重者可能出现心率快,血压低等休克表现,并且会有发热。	5		
4. 腹部视诊:被检者仰卧位,双腿屈起,站在其右侧(1),从上腹部至下腹部视诊全腹或从左下腹开始逆时针方向视诊全腹(1)。考生视线处于与被检查者腹平面同水平,自侧面沿切线方向观察(1)。口述视诊内容(1)。通过脐画一水平线和垂直线,两线相交将腹部分为四区(1),即左上腹、右上腹、左下腹、右下腹。	5		
5. 腹部听诊:将听诊器体件置于腹壁上,全面听诊各区,注意上腹部、中腹部、腹部两侧及肝、脾各区。口述听诊内容:肠鸣音性状及次数。肠鸣音减弱或消失。	5		
6. 腹部叩诊:从左下腹开始逆时针方向至右下腹部,再至脐部。叩诊肝浊音界缩小或消失,可闻及移动性浊音。	5		
7. 腹部触诊:一般先从左下腹开始,逆时针方向进行触诊,原则上先触诊健康部位,逐步移向病痛部位。	5		
8. 实验室检查:血常规、尿常规和粪常规。	5		
9. 影像学检查:ERCP 或腹部 CT。	5		
10. 给出初步诊断——胆总管结石合并急性胆管炎。	5		
11. 给出治疗计划,告知患者及患者家属病情及即将采取的治疗方式,取得知情同意。	5		
12. 准备物品,嘱患者取舒适半卧位,询问鼻腔病史,检查双侧鼻腔通气性(双侧鼻腔通畅方可进行)。	10		
13. 铺治疗巾,放弯盘,清洁单侧鼻腔,悬挂听诊器,提前准备胶布(2条)。	5		
14. 戴手套,检查鼻胆管,鼻胆管抹石蜡油。	5		
15. 术前 10min 肌内注射哌替啶 50~100mg,山莨菪碱 10mg,地西泮 10mg,局部麻醉采用咽部含服达克罗宁胶浆 10ml。	5		
16. 经口插入十二指肠镜至降部找到括约肌乳头后,先行内镜胆管造影,确定梗阻部位后,将导丝插入至梗阻以上胆管,选择引流范围最广泛的胆管,采用一鼻胆管顺导丝插入,到达预定部位后将导丝取出,鼻胆管先从口中引出,最后借用 1 根鼻导管将其从鼻孔中引出,妥善固定于颊部,接无菌引流袋。	15		
17. 操作熟练、美观、人文关怀、爱伤观念。	5		
总分	100		

评分者签名: 日期:

三、引导性反馈要点

（一）掌握胆总管结石的诊断与鉴别诊断

1. 临床表现 一般无症状或仅有上腹部不适,当结石造成胆管梗阻时可出现反复腹痛或黄疸;如继发胆管炎,可出现典型的 Charcot 三联征:腹痛、寒战高热和黄疸。腹痛发生在剑突下或右上腹,多为绞痛,呈阵发性发作,或为持续性疼痛阵发性加剧,可向右肩或背部放射,常伴恶心、呕吐;约 2/3 的患者可在病程中出现寒战高热,一般表现为弛张热,体温可高达 40℃;胆管梗阻后可出现黄疸,其轻重程度、发生和持续时间取决于胆管梗阻的程度、部位和有无并发感染。胆管部分梗阻者黄疸程度较轻;胆管完全梗阻者,黄疸较深;结石嵌顿在 Oddi 括约肌部位常导致胆管完全梗阻,黄疸呈进行性加深,随着炎症的发作及控制,黄疸呈间歇性和波动性。出现黄疸时常伴有尿色加深,粪色变浅,完全梗阻时大便呈陶土样,患者可出现皮肤瘙痒。

2. 体格检查 平日无发作时无阳性体征,或仅有剑突下和右上腹深压痛。如合并胆管炎时,可有不同程度的腹膜炎征象,主要在右上腹。如有广泛渗出或穿孔,也可出现弥漫性腹膜炎体征。胆囊或可触及,有触痛。

腹部检查应按照视、听、叩、触的顺序来进行检查,腹部检查要听到准确的肠鸣音就必须将听诊提前,以免其他检查干扰肠蠕动引起肠鸣音异常。

（1）操作前准备:衣帽整齐,修剪指甲、七步法洗手,站在患者右侧,核对,告之查体注意事项。物品:听诊器、笔、尺、表。体位:低枕仰卧位,上肢伸直置于躯干两侧,两膝关节屈曲,腹肌放松,充分暴露腹部。

（2）视诊:检查者站右侧,按顺序自上而下观察,必要时将视线降至腹平面,从侧面切线方向进行观察。

1）腹部外形:正常:平坦对称;异常:全腹或局部膨隆、凹陷。

2）呼吸运动:男性和小儿以腹式为主,成年女性以胸式为主。

3）腹壁静脉:一般不显露。

4）胃肠型和蠕动波:正常人腹部一般看不到(除腹壁菲薄或松弛的老年人、经产妇、极度消瘦者)。

5）其他:皮疹、色素、腹纹、瘢痕、体毛等。

（3）听诊:肠鸣音:肠蠕动时肠腔内气体和液体流动产生一种断断续续的咕噜声(或气过水声),称为肠鸣音,多在脐周或右下腹进行听诊。①肠鸣音正常:4~5 次/min,声响和音调变异大;②肠鸣音活跃:>10 次/min,音调不高亢,见于急性胃肠炎,胃肠大出血等;③肠鸣音亢进:多>10 次/min,声音响亮、高亢或呈金属音,见于机械性肠梗阻;④肠鸣音减弱:肠鸣音少于正常,或数分钟才听到一次,见于低钾,老年性便秘、胃肠动力低下等;⑤肠鸣音消失:持续听诊 3~5min 未听到一次肠鸣音,见于急性腹膜炎,麻痹性肠梗阻。

（4）叩诊:叩诊方法包括直接叩诊法和间接叩诊法,多用间接叩诊法。

1）间接叩诊法:检查者将左手中指第二指节紧贴于叩诊部位,其他手指稍微抬起,勿与体表接触,右手指自然弯曲,用中指指端叩击左手中指末端指关节处或第二节指骨的远端,叩击方向应与叩诊部位的体表垂直,在同一部位叩诊可连续叩击 2~3 下。

2）腹部叩诊:检查者从左下腹→右下腹→脐,叩诊全腹,正常情况下,除肝脾区,增大的膀胱和子宫,两侧腹部近腰肌处为浊音外,其余均为鼓音。

3）肝脏叩诊:沿有锁骨中线,右腋中线,右肩胛线叩诊。自肺而下,清→浊为肝上界,自腹而上,鼓→浊为肝下界。

4）移动性浊音:腹腔积液多于1 000ml存在移动性浊音;自腹中部脐平面向左侧叩诊,发现浊音后,扳指固定不动,选右侧卧位,再叩诊,如呈鼓音,表面浊音移动,同法向右侧叩诊。

（5）触诊

1）准备:排空膀胱,低枕仰卧位,两腿屈曲稍分开,张口缓慢腹式呼吸,检查者站于被检查者右侧,用双手搓擦法温暖手,动作轻柔。

2）顺序:健侧→患侧,左→右,下→上,浅→深（逆时针方向）。

3）浅部触诊法（下压腹壁约1cm）:先以全手掌放于腹壁上部,使患者适应片刻,并感受腹肌紧张度;主要用于检查腹壁紧张度,浅表的压痛,包块和腹壁上的肿物。

4）深部触诊法（下压腹壁2cm以上）:适用于检查腹腔内脏器大小形态,检查压痛,反跳痛和腹腔肿物等。

5）肝脏触诊（单手）:右手四指并拢,掌指关节伸直,与肋缘大致平行,放在右上腹（或脐右缘）,估计肝下缘下方,指导被检查者腹式呼吸,随患者呼气时,手指压向腹壁深部,吸气时,手指缓慢被动上抬,朝肋缘向上迎触及下移的肝缘。

6）肝脏触诊（双手）:右手位置同单手法,用左手掌托住患者右腰部,将肝向上托起,触诊时左手向上推,使肝下缘紧贴前腹壁下移,使吸气时下移的肝更易触及。

7）胆囊触诊（钩指触诊）:以左手掌平放被检查者右胸下部,以拇指指腹勾压于右肋下胆囊点处,嘱被检查者缓慢深呼吸配合,正常胆囊不能触及,有炎症的胆囊下移时碰到用力按压的拇指,即可引起疼痛或剧烈疼痛而终止呼吸,称为Murphy征阳性。

3. **诊断及鉴别诊断**　根据临床表现及影像学检查,一般不难诊断,应与下列疾病鉴别。

（1）右肾绞痛:始发于右腰,可向右股内侧或外生殖器放射,伴肉眼或镜下血尿,无发热,腹软,无腹膜刺激征,右肾区叩击痛或脐旁输尿管行程压痛。腹部平片可显示肾、输尿管区结石。

（2）肠绞痛:常为阵发性,以脐周为主。如为机械性肠梗阻,则伴恶心、呕吐,腹胀,肛门排气排便减少等症状。腹部立位平片或CT能发现肠管积气或气液平。

（3）壶腹部或胰头肿瘤:黄疸者需作鉴别,该病起病缓慢,黄疸呈进行性加深;可无腹痛、腹痛较轻或仅有上腹不适,一般不伴寒战高热。体检时腹软、无腹膜刺激征,肝大、常可触及肿大胆囊;晚期有腹腔积液或恶病质表现。ERCP或MRCP和CT检查有助于诊断。EUS检查对鉴别诊断有较大帮助。

4. **辅助检查**

（1）胆红素测定:胆总管结石会伴有不同程度的胆道梗阻,不完全性梗阻性黄疸为171～265μmol/L,完全性梗阻性黄疸通常>342μmol/L。总胆红素增高伴直接胆红素明显升高为梗阻性黄疸,并且伴有尿胆红素的升高和尿胆原的减少。

（2）超声检查:超声是诊断胆道疾病的首选方法,超声对胆囊结石及胆管结石诊断准确率高达90%以上。肝外胆管结石因胃肠道气体干扰,影响超声诊断正确率,仅80%左右。超声可以根据胆管有无扩张、扩张部位和程度,判断黄疸的性质以及胆道阻塞的部位。例如,肝内胆管直径>4mm,肝外胆管直径>10mm,提示胆管扩张;胆总管及以上胆管扩张,提示胆总管下端或壶腹部梗阻;肝内外胆管均不扩张,提示胆道没有梗阻。手术中超声检查在胆道疾病的诊断及治疗中也发挥重要作用。

（3）MRI 和磁共振胆胰管成像（MRCP）：MRI 无创且无辐射，由于胆汁中自由水在 T_2 加权像上的信号显著高于周围组织，因此 MRCP 能直观显示胆管分支形态，对胆管狭窄、胆管损伤、肝内外胆管结石、胆道系统变异以及胆道梗阻的定位均有重要价值。

（二）掌握胆总管结石的治疗原则

胆总管结石的治疗原则是控制感染、取出结石、解除梗阻。目前常用的治疗方法有：腹腔镜或开腹手术下的胆总管切开取石+T 管引流术（LCBDE/OCBDE）；内镜下十二指肠乳头切开+胆总管取石术（ERCP+EST 取石术）。

1. 胆总管切开取石+T 管引流术　可采用腹腔镜或开腹手术。适用于单纯胆总管结石，胆管上下端通畅，无狭窄或其他病变者。若伴有胆囊结石和胆囊炎，应同时行胆囊切除术。为防止和减少结石遗留，术中应做胆道镜、胆道造影或超声检查。术中应尽量取尽结石，如条件不允许，也可在胆管内留置橡胶 T 管（不提倡应用硅胶管），术后行造影或胆道镜检查、取石。术中应细致缝合胆总管壁和妥善固定 T 管，防止 T 管扭曲、松脱、受压。放置 T 管后应注意：①观察胆汁引流的量和性状，术后 T 管引流胆汁 200~300ml/d，较澄清，如 T 管无胆汁引出，应检查 T 管有无脱出或扭曲；如胆汁过多，应检查 T 管下端有无梗阻；如胆汁浑浊应注意有无结石遗留或胆管炎症未控制。②术后 10~14d 可行 T 管造影，造影后应继续引流 24h 以上，再试行闭管。如患者无明显不适，即可关闭 T 管。③如胆道通畅无石和其他病变，开腹手术可予手术后 4 周左右拔管，腹腔镜手术可适当延长拔管时间。推荐在拔管前行胆道镜检查，确认无结石残留。④如造影发现有结石遗留，应在手术 8 周后待纤维窦道形成再施行胆道镜检查和取石。

2. 内镜下十二指肠乳头切开+胆总管取石术　通过胃十二指肠镜找到十二指肠乳头的位置，经乳头插管行逆行胆胰管造影（ERCP），了解胆胰管走形及胆总管结石的位置、大小、数目等，确认有条件取石、无操作禁忌后，行乳头 Oddi 括约肌切开，用取石网篮、球囊等将胆总管内结石取尽。根据情况，术后可在胆管内留置鼻胆管引流（ENBD），持续引流胆汁减压，以避免十二指肠乳头炎性水肿造成的胆汁引流不畅。如留置鼻胆管引流，一般在术后 1 周左右行鼻胆管造影，明确胆总管无结石残余后再拔除。值得注意的是，ERCP+EST 取石因为操作时对胆胰管汇合部反复插管刺激，有诱发胰腺炎的可能，术后应常规予生长抑素类药物抑制胰腺分泌，预防胰腺炎，并检测血清淀粉酶的水平，患者无腹痛、淀粉酶正常后再予开放饮食。

（三）案例总结参考

胆总管结石是指位于胆总管内的结石，根据其来源可分为原发性胆总管结石和来自胆囊的继发性胆总管结石。胆总管结石的临床表现及病情的轻、重、危，完全取决于结石阻塞时的程度和有无胆道感染。发作时阵发性上腹部绞痛，寒战发热和黄疸三者并存，是结石阻塞继发胆道感染的典型表现。由于胆汁滞留会导致胆总管扩张，加上胆囊的收缩，胆总管的蠕动，可以导致结石的位置发生改变。一旦梗阻解除，胆汁不流通等症状会得以缓解。但如果胆道感染十分严重，并发急性梗阻性化脓性胆管炎，继而导致近半数患者很快出现烦躁、谵语或嗜睡、昏迷以及血压下降和酸中毒等感染性休克表现。

单纯胆囊结石的治疗较简单，多可行胆囊切除治愈，但一旦合并胆总管结石，不仅患者所遭受的痛苦要增加很多，甚至有生命危险，而且治疗方案也要复杂得多，一般情况下，应尽量避免急诊手术。采用非手术措施，控制急性炎症期，待症状缓解后，择期手术为宜。经强有力的抗炎、抗休克、静脉输液保持水、电解质和酸碱平衡、营养支持和对症治疗，PTCD 或经内镜乳头切开取石,放置鼻胆管引流减压,多能奏效。

四、相关知识拓展

1. 胆系结石的分类

（1）胆固醇类结石:包括混合性结石和纯胆固醇结石,胆固醇含量超过70%,在纯胆固醇结石中超过90%,其他成分有胆红素、钙盐等。80%以上胆囊结石属于此类。呈白黄,灰黄或黄色,形状和大小不一,小者如砂粒,大者直径达数厘米,呈多面体、圆形或椭圆形。质硬表面多光滑,剖面呈放射条纹状。X线检查多不显影。

（2）胆色素类结石:胆固醇含量应低于40%,分为胆色素钙结石和黑色素石。前者为游离胆色素与钙等金属离子结合而成,并含有脂肪酸、胆汁酸、细菌、黏蛋白等成分,其质软易碎呈棕色或褐色,故又称棕色石。主要发生在肝内外各级胆管。结石形状大小不一,呈粒状、长条状,甚至呈铸管形,一般为多发。黑色素石不含细菌、质较硬,由不溶性的黑色胆色素多聚体、各种钙盐组成,几乎均发生在胆囊内。常见于溶血性贫血、肝硬化、心脏瓣膜置换术后患者。

（3）其他结石:此外,还有碳酸钙、磷酸钙或棕榈酸钙为主要成分的少见结石。如果结石钙盐含量较多,X线检查常可显影。

2. 急性梗阻性化脓性胆管炎（AOSC）

当胆总管结石造成胆管完全梗阻时,可继发化脓性感染,胆管压力超过$25cmH_2O$时,将导致阻塞部位以上胆管中的脓液和细菌毒素迅速吸收入血(胆血反流),形成急性梗阻性化脓性胆管炎(AOSC)。典型的临床表现是严重的寒战高热、腹痛、黄疸、休克和中枢神经系统症状,称为Reynolds五联征。

通过典型的五联征临床表现、WBC升高、PLT下降及肝功能损害等实验室检查,结合B超、MRCP等影像学结果,AOSC的诊断一般不难确定。

AOSC的治疗原则是解除胆道梗阻、通畅引流、及早有效降低胆管内压力。由于起病急骤,进展迅速,死亡率高,往往需要急诊抢救。常用的急诊处理方法有三种:腹腔镜或开腹手术的胆总管切开取石+T管引流术;内镜下十二指肠切开取石或鼻胆管引流术;经皮经肝胆管穿刺置管引流术(PTCD)。临床上常需根据具体情况选择合适的治疗方案:

（1）如患者全身情况可,手术耐受能力强,胆总管结石较多或较大,可考虑一期行手术切除胆囊+胆总管切开取石+T管引流术。如术中发现胆管周围炎症水肿明显,操作困难,可不强求取尽结石,直接留置T管引流,解除胆道梗阻,后期炎症控制后再行胆道镜取石。

（2）如结石较小或嵌顿于壶腹部,首选内镜下取石+鼻胆管引流术,后期再择期行胆囊切除术。

（3）如患者高龄、基础疾病多、合并感染性休克等,全身情况差,难以耐受手术及麻醉,可考虑行经皮经肝胆道穿刺置管引流术(PTCD)。该方法局麻下操作,对全身情况影响小,减压迅速,能早期有效降低胆道压力,稳定全身情况。待炎症控制、病情稳定后,再考虑择期行手术或内镜下治疗。

3. 胆肠吻合术

胆肠吻合术亦称胆汁内引流术。适应证为:①胆总管远端炎症狭窄造成的梗阻无法解除,胆总管扩张;②胆胰管汇合部异常,胰液直接流入胆管;③胆管因病变而部分切除无法再吻合。常用的吻合方式为胆管空肠Roux-en-Y吻合,为防止胆道逆行感染,Y形吻合的引流襻应超过40cm。胆管十二指肠吻合虽手术较简单,但食物容易进入胆管,吻合口远端胆道可形成"盲袋综合征",现已废用。胆肠吻合术应注意:①胆囊已不能发挥其功能,故应同时将其切除;②吻合口无类似 Oddi 括约肌的功能,因此应严格把握手术适应证。嵌顿在胆总管开口的结石不能取出时可通过内镜或手术行 Oddi 括约肌切开取石。

(吕　凌　张　旭)

第十节　梗阻性黄疸(胰头癌可能)的诊治

梗阻性黄疸又称外科性黄疸,是临床较常见的病理状态,主要由于肝外或肝内胆管部分或完全机械性梗阻,胆汁由胆管排入肠道的过程受到阻碍,导致胆汁淤滞、酯型胆红素反流入血引起的黄疸。由于胆汁及其诸多成分不能流入肠内(尤其是完全性梗阻者),导致胆管内压升高、肝血流改变及一系列包括体内生物化学、免疫功能及其他脏器功能的改变,对机体的正常功能造成严重的影响。

胰头癌是起源于胰腺头部的恶性程度极高的消化系统肿瘤。胰腺恶性肿瘤中通常所说的胰腺癌是指胰腺的外分泌肿瘤,它约占胰腺恶性肿瘤 90% 以上,占全身恶性肿瘤的 1%~2%,近年来国内外发病率均有明显增加的趋势。胰腺癌恶性程度高,发展迅速,不易早期发现、切除率低和预后差为本病的特点。可切除患者 5 年生存率不到 5%,居恶性肿瘤死亡原因的第四位。

一、案例相关知识

1. 胰头癌的诊断要点及鉴别诊断。
2. 胆道系统解剖结构。
3. 腹部体格检查。
4. 胰头癌的治疗原则。

二、案例内容介绍

(一) 情景模拟用物准备清单
1. **模拟诊疗室**　检查床、废弃物处置箱。
2. **基础医疗物品**　听诊器、血压计、手消液。
3. SP

(二) 场景介绍
【场景 4-18】

患者王某,男性,54 岁。进行性巩膜黄染半月余,伴乏力、消瘦、腹胀 4 个月。体重下降 15kg,便色略浅,有束带感。有烟酒史。

请对患者进行必要的体格检查,结合相关辅助检查后给出初步诊断及进一步治疗方案。

备注 1: 如考生要求检查患者生命体征及专项体检,正确完成查体动作后,给出对应查体信息:T 37.0℃、P 75 次/min、R 17 次/min、BP 110/65mmHg,巩膜黄染,体型消瘦。Murphy 征(−),上腹部压痛。

备注 2: 如考生要求行肝肾功能检查,给出表 4-26。

备注 3: 如要求患者行血清学肿瘤标志物检查,给出表 4-27。

备注 4: 如要求患者行 CT 检查,给出图 4-17。

备注 5: 如要求患者行 ERCP 检查,给出图 4-18。

表 4-26 肝肾功能检查

简称	项目名称	结果	单位	参考范围
ALT	谷丙转氨酶	111.1↑	U/L	<31.1
AST	谷草转氨酶	106.2↑	U/L	<31.1
ALP	碱性磷酸酶	199↑	U/L	42.0~141.0
GGT	谷氨酰转移酶	436.1↑	U/L	9.0~39.0
TBil	总胆红素	440.5↑	μmol/L	5.1~19.0
DBil	直接胆红素	315.4↑	μmol/L	1.7~6.8
IBil	间接胆红素	125.1↑	μmol/L	<11.9
TP	总蛋白	46.8↓	g/L	60~85
ALB	白蛋白	29.1↓	g/L	35~55

表 4-27 肿瘤标志物检查

项目	结果	单位	参考范围
AFP	3.44	ng/ml	<20.00
CEA	9.81	ng/ml↑	<4.70
CA19-9	2 172.00	U/ml↑	<39.00
CA72-4	14.48	U/ml↑	<6.90
CA125	30.7	U/ml	<35.0

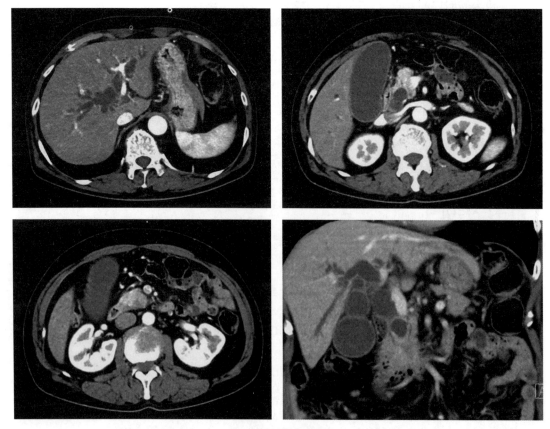

图 4-17 腹部 CT

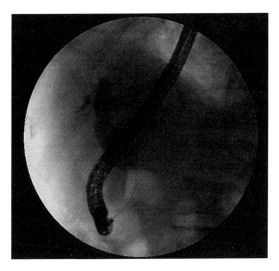

图 4-18 ERCP

(三) 参考评分表 (表 4-28)

表 4-28 参考评分表

内容及评分标准	满分	实际得分	备注
1. 给出初步诊断——梗阻性黄疸:胰头癌?	10		
2. 与患者及家属沟通,核对基本信息,嘱患者排尿。	5		
3. 了解患者情况,病史采集(主诉、现病史、既往史、个人史及家族史)。	5		
4. 腹部视诊:被检者仰卧位,双腿屈起,站在其右侧(1),从上腹部至下腹部视诊全腹或从左下腹开始逆时针方向视诊全腹(1)。视线处于与被检查者腹平面同水平(1),自侧面沿切线方向观察(1),口述视诊内容(1)。	5		
5. 腹部听诊:将听诊器体件置于腹壁上,全面听诊各区,注意上腹部、中腹部、腹部两侧及肝、脾各区。口述听诊内容:肠鸣音性状及次数,肠鸣音减弱或消失。	10		
6. 腹部叩诊:从左下腹开始逆时针方向至右下腹部,再至脐部;叩诊肝浊音界缩小或消失,检查移动性浊音。	5		
7. 腹部触诊:一般先从左下腹开始,逆时针方向进行触诊,原则上先触诊健康部位,逐步移向病痛部位。	10		
8. 体格检查重点:观察巩膜、全身皮肤是否有明显黄染(3),在右上腹部、上腹部触诊,观察是否有压痛(3),在胆囊体表投影处进行 Murphy 征检查(4)。	10		
9. 实验室检查:血常规、肝肾功能、血清学肿瘤标志物。	10		
10. 影像学检查:ERCP 或腹部 CT,判读结果及意义。	10		
11. 给出进一步治疗方案。	10		
12. 操作熟练、美观。	5		
13. 人文关怀、爱伤观念。	5		
总分	100		

评分者签名: 日期:

三、引导性反馈要点

(一) 掌握胰腺癌的诊断与鉴别诊断

1. 临床表现　常见的临床症状是上腹部疼痛、饱胀不适,腰背部疼痛,黄疸,食欲降低和消瘦等。上腹疼痛、不适常为首发症状;黄疸的特点是进行性加重,由癌肿压迫或浸润胆总管所致,胆道梗阻越完全,黄疸越深。小便深黄,大便陶土色,伴皮肤瘙痒,久之可有出血倾向。

体格检查可见巩膜及皮肤黄染,肝大,多数患者可触及无痛、肿大的胆囊,存在一定的消化道症状,如食欲缺乏、腹胀、消化不良、腹泻或便秘,部分患者可有恶心、呕吐;癌肿侵及十二指肠可出现上消化道梗阻或消化道出血;患者因饮食减少、消化不良、睡眠不足和癌肿消耗等造成消瘦、乏力、体重下降,晚期可出现恶病质。腰背部疼痛往往是由于癌肿侵及后腹膜神经丛组织导致,其出现可提示病情晚期。

2. 体格检查　体格检查需要重点检查有无肉眼可见的黄疸,有无锁骨上淋巴结转移,肝大、胆囊肿大(右上腹无痛性包块,Courvoisier 征)等体征,出现移动性浊音阳性和明显包块都是晚期表现。

3. 诊断及鉴别诊断　对于首发症状为黄疸的胰头癌患者而言,首先需要建立梗阻性黄疸的诊断,与其他可导致黄疸的疾病相鉴别,同时明确胆道梗阻的部位。

合并梗阻性黄疸的胰头癌主要需要与其他可导致低位胆道梗阻的疾病相鉴别,主要依据临床表现、肿瘤血清学标记物和影像学检查进行诊断及鉴别诊断,其中影像学检查是最为重要的诊断工具。胰头癌所致胆道梗阻一般无腹痛、发热等胆道感染的征象,若合并胆道感染易与胆石症相混淆。

4. 辅助检查

(1) 血清生化检查:胰头癌黄疸主要为直接胆红素含量增高。胆道梗阻的结果也常有血清碱性磷酸酶、血清氨基转移酶升高。无黄疸的胰体尾癌可见转肽酶升高。

(2) 血清学肿瘤标志物检查:目前尚未找到有特异性的胰腺癌标记物。有几种血清学标记物在胰腺癌患者可升高,包括 CA19-9、CEA、CA-125、CA72-4 等,其中 CA19-9 的临床意义较大,故常用于胰腺癌的辅助诊断和术后随访,但需注意 CA19-9 的假阴性和假阳性问题。

(3) 增强 CT:对疑为胰腺癌患者,增强 CT 是首选的诊断工具,其诊断准确性高于 B 超检查。可以发现胰胆道扩张和直径 1cm 以上的胰腺任何部位的肿瘤,且可发现腹膜后淋巴结转移,肝内转移及观察有无腹膜后癌肿浸润,是进行术前临床 TNM 分期和可切除性判断的主要依据。

(4) 磁共振(MRI):对于胰腺癌而言,增强 MR 是增强 CT 的有力补充,在无法行 CT 检查的患者中,或者 CT 无法定性的肝脏占位,以及 CT 无法清晰显像的疑似胰腺肿瘤病例中具有较高的应用价值。

(5) 内镜超声(EUS):为 CT 及 MR 的重要补充,可发现小于 1cm 的肿瘤,必要时可行 EUS 引导下的穿刺活检,鉴别肿物的良恶性。

(二) 掌握胰头癌的治疗原则

1. 手术治疗　根治性胰十二指肠切除术(Whipple 手术)是治疗本病的外科手段,经典 Whipple 手术切除范围包括胰头(含钩突)、远端胃、十二指肠、上段空肠、胆囊和胆总管;需同时清扫相应区域的淋巴结。切除后再将胰腺、肝总管和胃依次分别与空肠进行吻合,重建消化道。对于可切除性评判为交界可切除的胰腺癌病例,可考虑先行新辅助化(放)疗,然后再评估可否手术切除。

2. **非手术治疗** 对于不可切除胰腺癌,可采用化疗、放疗和免疫治疗等综合治疗手段,目前常用化疗药物有吉西他滨、氟尿嘧啶类和白蛋白紫杉醇等,晚期一线化疗包括 FOLFIRI-NOX 方案(5-氟尿嘧啶+亚叶酸+奥沙利铂+伊立替康)或其改良方案以及 AG 方案(吉西他滨+白蛋白紫杉醇)。对于合并胆道或十二指肠梗阻的不可切除胰腺癌,可采用介入治疗或胆肠、胃肠吻合解除梗阻。对于不能耐受放化疗者,可采用营养支持、缓解疼痛等最佳支持治疗。

(三)案例总结参考

胰腺癌具有恶性程度高,早期症状较为隐匿,疾病进展十分迅速的特征,是胰腺外科的重难点,临床诊疗中需要高度重视。对于胰腺癌,需要了解:高危人群的概念,临床表现,体征,化验检查以及影像学检查,必要时还需要 B 超或内镜超声引导下细针穿刺细胞学检查或活检针穿刺组织学诊断。治疗方针以外科手术治疗为主,结合化疗等综合治疗。

四、相关知识拓展

(一)胰腺癌的流行病学

胰腺癌是一种发病隐匿,进展迅速,治疗效果及预后极差的消化道恶性肿瘤。40 岁以上好发,男性略多于女性。目前胰腺癌分别居我国及美国常见癌症死因的第 6 位与第 4 位,预测在 2030 年会成为美国癌症死因的第 2 位。在美国,其总体 5 年生存率小于 8%。目前,胰腺癌的发病率和死亡率在全球范围呈明显上升趋势。

(二)胰腺癌的分期(表 4-29)

表 4-29 美国癌症联合委员会(AJCC)第 8 版 TNM 分期系统

T(原发肿瘤)	N(区域淋巴结)	M(远处转移)
Tx 无法评估原发肿瘤	Nx 无法评估区域淋巴结	M0 无远处转移
T0 无原发肿瘤的证据	N0 无区域淋巴结转移	M1 远处转移
Tis 原位癌	N1 区域淋巴结转移数目介于 1~3 个	
T1 肿瘤最大径≤2cm	N2 区域淋巴结转移数目≥4 个	
T1a 肿瘤最大径≤0.5cm		
T1b 肿瘤最大径>0.5cm 且≤1cm		
T1c 肿瘤最大径>1cm 且≤2cm		
T2 肿瘤最大径>2cm 且≤4cm		
T3 肿瘤最大径>4cm		
T4 肿瘤侵犯腹腔动脉、肠系膜上动脉和/或肝总动脉,无论肿瘤大小		

(吴 琛 张 旭)

第十一节　骨盆骨折合并尿道断裂的诊治

骨盆骨折是造成后尿道损伤最主要的原因。骨盆骨折时,尿生殖膈移位,产生剪切力,使薄弱的尿道膜部撕裂,甚至使前列腺尖处撕裂、移位。骨折及盆腔血管丛损伤引起大量出血,在前列腺及膀胱周围形成大血肿。当后尿道断裂后,尿液可沿前列腺尖处外渗到耻骨后间隙和膀胱周围。由于骨盆骨折患者常合并有全身多脏器损伤,大多存在失血性休克或创伤性休克,因此早期及正确的治疗对提高疗效、减少并发症有重要意义。

一、案例相关知识

1. 后尿道损伤的病因和病理。
2. 骨盆骨折合并后尿道损伤的诊断。
3. 骨盆骨折合并后尿道损伤的治疗原则。

二、案例内容介绍

（一）模拟用物准备清单

1. **模拟诊疗室**　检查床、废弃物处置箱。
2. **基础医疗物品**　治疗车、治疗盘、一次性导尿包、20ml 注射器、生理盐水、无菌手套、无菌纱布、消毒棉球。
3. **SP、导尿术模型**
（二）场景介绍

【场景 4-19】

患者杨某,男,25 岁,因外伤致骨盆部疼痛急诊入院。3h 前,患者因工作时被大车挤伤骨盆部,致骨盆出现疼痛并伴有双侧髋关节活动受限。查体示:T 37.9℃,P 88 次/min,R 18 次/min,BP 130/80mmHg。神志清楚,精神较差。下腹部疼痛,局部肌紧张,有压痛。右侧腰骶部压痛明显。骨盆挤压及分离实验阳性。尿道口少量出血,排尿困难。会阴、阴囊部出现血肿。直肠指检可触及直肠前方有柔软血肿并有压痛,前列腺尖端可浮动。

请根据以上信息行必要的体格检查以及辅助检查,给出初步诊断。

备注 1:正确完成腹部体格检查后,给出提示:患者尿潴留情况严重。

备注 2:如要对患者行骨盆 X 线检查,给出图 4-19。

备注 3:如要对患者行骨盆 CT 检查,给出图 4-20。

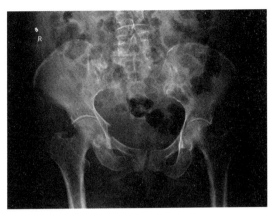

图 4-19 骨盆平片

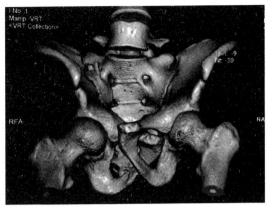

图 4-20 骨盆 CT

【场景 4-20】

请判断患者病情,给出治疗原则,并进行早期处理。

备注 4:正确进行导尿术操作后,给出提示:无法插入导尿管,请制订进一步治疗方案。

【场景 4-21】

请说明如何处理可能的并发症。

(三) 参考评分表(表 4-30)

表 4-30 参考评分表

判断标准	满分	实际得分	备注
1. 给出初步诊断——后尿道损伤(5),骶骨骨折(5)。	10		
2. 判断病情,给出治疗原则:患者一般情况可,生命体征稳定,无休克征象(10)。保持卧床休息并制动,监测生命体征,给予一般支持治疗,先行试验性导尿,判断后尿道损伤情况,之后进行针对尿道损伤与骨盆骨折的相关治疗(10)。	20		
3. 快速腹部体格检查,重点是膀胱区触诊、叩诊,判断尿潴留严重程度(5),准备对患者试行导尿术(5)。	10		
4. 准备工作:打开导尿包,戴无菌手套,消毒会阴,铺洞巾,检查物品齐全及尿管气囊完好,再次消毒尿道口至冠状沟。	5		
5. 润滑尿管,将其末端放入弯盘,一手提起阴茎与腹壁呈 90°(2),另一手持镊子,夹持尿管插入尿道,深度约 20~22cm(3)。	5		
6. 观察到无连续尿液流出或仅有少量血尿流出,且无法继续插入导尿管,判断后尿道断裂。	5		
7. 给出进一步治疗方案:停止导尿,转行耻骨上膀胱穿刺造瘘术。	10		
8. 待患者一般情况稳定,尽快行尿道会师复位术。	10		
9. 回答如何处理可能并发症:对于尿道狭窄(5),行二期手术治疗,如经尿道内切开、开放重建尿道等(5);其他并发症包括尿瘘、性功能障碍等(5)。	15		
10. 人文关怀、爱伤观念。	10		
总分	100		

评分者签名:　　　　　　　　　　　　　　日期:

三、引导性反馈要点

（一）掌握后尿道损伤的病因和病理

后尿道损伤最常发生于交通事故、高空坠落等。90%以上的患者合并有骨盆骨折。骨盆骨折引起后尿道损伤的机制如下。

1. 直接牵拉 骨盆骨折导致骨盆环变形、盆底的前列腺附着处和耻骨前列腺韧带受到急剧的牵拉而被撕裂，使前列腺突然向上后方移位，前列腺尿道与膜部尿道交界处撕裂。

2. 剪切力 挤压伤引起骨盆骨折时，尿生殖膈移位，产生强大的剪切力，使穿过其中的膜部尿道挫伤或断裂。骨折端和盆腔血管丛损伤引起大量出血，在前列腺和膀胱周围形成大血肿。后尿道断裂后，尿液易外渗聚积于耻骨后间隙和膀胱周围。

（二）掌握骨盆骨折合并后尿道损伤的诊断方法

1. 临床表现

（1）休克：骨盆骨折所致后尿道损伤，一般较严重，常因合并大出血而发生创伤性和失血性休克。

（2）血尿和尿道出血：如患者能排尿，常有肉眼血尿。多数患者可见尿道口少量流血。

（3）疼痛：下腹部痛，局部肌紧张，并有压痛。如出血和尿外渗加重，可出现腹胀及肠鸣音减弱。

（4）排尿障碍：尿道撕裂或断裂后，尿道的连续性中断或因血块堵塞，常引起排尿困难和尿潴留。

（5）尿外渗及血肿：尿生殖膈断裂时可出现会阴、阴囊部血肿及尿外渗。

2. 病史及体格检查 骨盆挤压伤患者出现尿潴留，应考虑后尿道损伤。直肠指诊对确定尿道损伤部位、程度及是否合并直肠肛门损伤等极为重要。后尿道断裂时，可触及直肠前方有柔软、压痛的血肿，前列腺向上移位，有浮动感。若前列腺仍较固定，提示尿道未完全断裂。若指套染有血液，应考虑合并直肠损伤。

3. 逆行尿道造影 尿道造影是诊断的重要依据，可确定尿道损伤的程度。取稀释的静脉造影剂做逆行尿道造影，如尿道显影且无造影剂外溢提示挫伤或部分裂伤；如尿道显影并有造影剂外溢提示部分破裂；如造影剂未进入近端尿道而大量外溢提示严重破裂或断裂。

4. 试插导尿管 导尿管如能进入膀胱，可能是后尿道挫伤或轻微裂伤，应保留导尿管2~3周；如不能进入膀胱，可能是后尿道部分或完全断裂。

5. 影像学检查 骨盆 X 线照片显示骨盆骨折、耻骨联合是否移位或耻骨支断裂情况。CT 可准确显示骨盆的解剖结构及骨折之间的位置关系，对于判断骨盆骨折的类型和决定治疗方案有较高价值。

（三）掌握后尿道损伤的治疗原则

1. 全身治疗 骨折患者需平卧，勿随意搬动，以免加重损伤。迅速输液输血抗休克，对威胁生命的合并伤，如血气胸、颅脑损伤、腹腔内脏损伤等应先予处理。

2. 一般处理 对于损伤轻、后尿道破口小或部分破裂的患者可试插导尿管，如顺利进入膀胱，可留置导尿管引流 2 周左右，待拔管时行排尿期膀胱尿道造影。如试插导尿管失败，膀胱胀满而未能立即手术，可作耻骨上膀胱穿刺造瘘，引流尿液。

3. **手术治疗** 若导尿管不能进入膀胱,患者一般情况尚可,应早期行尿道会师复位术。但患者一般情况差,或尿道会师手术不成功,可只做高位膀胱造瘘。

(1)尿道会师复位术:尿道会师复位术靠牵引力使已断裂的尿道复位对合,尿道断端未作直接吻合,故尿道愈合后发生尿道狭窄的可能性较尿道修补吻合术大。方法是:作下腹正中切口,切开膀胱前壁,经尿道外口及膀胱颈各插入一尿道探子,使两探子尖端于尿道损伤部位会师。如会师有困难,亦可用示指从膀胱颈伸入后尿道,将从尿道外口插入的探子引进膀胱。在其尖部套上一根橡皮导尿管,退出探子,将导尿管引出尿道外口。再在此导尿管尾端缝接气囊导尿管,将其带入膀胱内。沿尿道方向牵引气囊导尿管,借牵引力使尿道两断端对合。尿道会师复位术后需留置导尿管2~3周。

(2)分期处理:对于高位膀胱造瘘患者,3个月后若发生尿道狭窄或闭锁,再行二期手术治疗。二期手术前有必要行膀胱X线摄片和逆行尿道造影以了解尿道狭窄或闭锁段的长度,对狭窄或闭锁段较短者可行经尿道内镜下内切开术。狭窄或闭锁段较长者行开放手术,方法包括经会阴切口切除尿道瘢痕组织,作尿道端端吻合术或尿道拖入术,一般主张尽可能行尿道端端吻合术。尿道拖入术是指在尿道瘢痕狭窄切除后,两断端不作对端吻合,而是将远侧尿道断端借助尿管的牵引作用,拖至近侧尿道断端上,以重建尿道的连续性。这一手术仅适用于那些施行尿道吻合术确有困难者。如尿道长度不足者,可切除耻骨联合,缩短尿道两断端距离,而后吻合尿道。

(3)并发症处理:尿道损伤或一期膀胱造瘘会师复位,二期尿道吻合术后常并发尿道狭窄,需定期施行尿道扩张。严重狭窄者可经尿道内镜下冷刀切开狭窄部位。如损伤严重并发尿道闭锁,可经会阴部开放手术切除闭锁的瘢痕组织,行尿道端端吻合术。后尿道损伤合并直肠损伤,早期可立即修补,并作暂时性乙状结肠造口。后尿道损伤并发尿道直肠瘘,应于3~6个月后再行修补手术。

(四)案例总结参考

严重休克与后尿道断裂是对骨盆骨折患者伤害很大的两个并发症,骨盆骨折容易损伤盆腔重要脏器与血管,造成盆腔内大量出血,引起失血性休克。这时必须尽快采取急救措施,积极行补液输血与其他抗休克治疗,在稳定患者的一般情况后,再来处理骨折与尿道损伤。

富有经验的临床医师通过一系列的临床表现与体格检查,可初步判断后尿道损伤情况。行导尿成功说明后尿道轻微损伤或挫伤,可为患者留置尿管待其自愈,同时等待骨折愈合,根据患者的整体情况选择合适的时机拔除尿管。为了防止尿道狭窄,应定期施行尿道扩张术;如试行导尿失败,而患者尿潴留症状亟待解决,一般选择高位膀胱穿刺造瘘,同时尽早行尿道会师复位术,恢复尿道连续性。后尿道会师后并发尿道狭窄概率极高,出现尿道狭窄后可行二期手术治疗,根据狭窄段长度和程度采用经尿道狭窄切除术或开放重建。

骨盆骨折合并后尿道损伤是一种复杂高危的临床疾病,在稳定患者生命体征的前提下,如何处理骨折、如何判断尿道损伤情况及选择合适的治疗方案都是临床医师需要面对的问题,因此该案例对于学员的医学素养、诊疗思维及医疗决策能力有着较大的考验,同时也具备巨大的锻炼潜力与学习价值。

四、相关知识扩展

1. 尿道损伤的症状与体征（表4-31）

表4-31 尿道损伤的症状与体征

性别	症状或体征	备注
男性	尿道口滴血	
	尿潴留	
	血尿和排尿困难	见于尿道部分断裂
	阴囊、会阴部、阴茎肿胀	
	高位前列腺或前列腺未触及	直肠指诊时，非可靠体征
	导尿困难或导尿失败	
女性	尿道口滴血或阴道出血	
	尿潴留	
	阴唇肿胀	
	阴道撕裂	
	血尿	见于尿道部分断裂

2. 尿道损伤的分级和相应处置方式（表4-32）

表4-32 尿道损伤的分级和处置

等级	描述	表现	处置
I	牵拉损伤	尿道受到牵拉，但未见逆行尿道造影剂外溢	无须处理
II	挫伤	尿道口滴血，且逆行尿道造影未见造影剂外溢	耻骨上膀胱造瘘或留置导尿
III	部分断裂	损伤处影剂外溢，逆行尿道造影近端尿道及膀胱可显影	耻骨上膀胱造瘘或留置导尿
IV	完全断裂	损伤处造影剂外溢，逆行尿道造影近端尿道及膀胱不显影	前尿道：一期修复或耻骨上膀胱造瘘 后尿道：高位耻骨上膀胱造瘘或内镜下会师，均可能需二期手术
V	尿道完全或部分断裂伴膀胱颈、直肠或阴道撕裂伤	损伤处逆行尿道造影见造影剂外溢和/或阴道出血（女性）。耻骨上膀胱造影见膀胱颈部造影剂外溢和/或直肠或阴道造影剂填充（女性）	一期开放手术修复

3. 前尿道损伤的病因与病理 男性前尿道损伤较后尿道损伤更多见，多发生于球部。

（1）前尿道损伤的病因分类

1）骑跨伤：是最常见的损伤原因，是由骑跨所致的会阴部闭合性损伤。系由高处跌下或摔倒时，会阴部骑跨于硬物上，尿道被挤压于硬物与耻骨联合下缘之间所致。

2）直接损伤：是其次常见的损伤原因，指会阴部受到直接打击引起的闭合性损伤，可引起尿道挫伤或急性部分或完全性撕裂伤。骨盆骨折较少引起前尿道破裂。性生活中海绵体折断、手淫、精神病患者自残等也是闭合性前尿道损伤的原因。

3）其他损伤：包括枪伤、锐器伤等，反复插导尿管、进行尿道膀胱镜检也可引起尿道损伤。

（2）前尿道损伤的病理分类：根据尿道损伤程度可分为挫伤、破裂和断裂。

1）尿道挫伤：仅有水肿和出血，愈合后不发生尿道狭窄。

2）尿道破裂：尿道部分全层断裂，尚有部分尿道壁完整，可引起尿道周围血肿和尿外渗，愈合后可引起瘢痕性尿道狭窄。

3）尿道断裂：伤处完全离断，断端退缩、分离，血肿较大时可发生尿潴留。

尿道球部损伤时，血液及尿液先渗入会阴浅筋膜包绕的会阴浅袋内，引起阴囊肿胀。若继续发展，可沿会阴浅筋膜蔓延，使会阴、阴茎肿胀，并可沿腹壁浅筋膜深层，向上蔓延至腹壁，但在腹股沟和三角韧带处受限。尿道阴茎部破裂时，若阴茎深筋膜完整，尿外渗及血肿限于阴茎深筋膜内，表现为阴茎肿胀。如阴茎深筋膜同时破裂，尿外渗分布范围与尿道球部损伤相同。

4. 前尿道损伤的临床表现

（1）尿道出血：尿道出血为前尿道损伤最常见的症状。损伤后即有鲜血自尿道口滴出或溢出。

（2）局部血肿和瘀斑：尿道骑跨伤可引起会阴部血肿及瘀斑，引起阴囊及会阴部肿胀。

（3）疼痛：局部常有疼痛及压痛，也常见排尿痛，并向阴茎头及会阴部放射。

（4）排尿困难：严重尿道损伤致尿道破裂或断裂时，可引起排尿困难或尿潴留。疼痛所致括约肌痉挛也可引起排尿困难。

（5）尿外渗：尿道断裂后，尿液可从裂口处渗入周围组织。如不及时处理，可发生广泛皮肤及皮下组织坏死、感染及脓毒血症。

5. 男性前尿道损伤的治疗原则

（1）紧急处理：尿道球海绵体严重出血可致休克，应进行抗休克治疗，宜尽早施行手术。

（2）尿道挫伤：症状较轻、尿道造影无造影剂外溢。尿道连续性存在时，不需特殊治疗。可止血、止痛、用抗生素预防感染，必要时插入导尿管引流尿液1周。

（3）尿道破裂：如导尿管能插入，可留置导尿管引流2周左右。如导尿失败，可能为尿道部分破裂，应立即行清创、止血，用可吸收缝线缝合尿道裂口，留置导尿管2~3周，拔管后行排尿期膀胱尿道造影，排除尿外渗情况。

（4）尿道断裂：球部远端和阴茎部的尿道完全性断裂，会阴、阴茎、阴囊形成大血肿，应及时经会阴部切口，清除血肿，直接行尿道端端吻合，留置导尿管2~3周。

（5）并发症的处理：①尿外渗：前尿道损伤严重，如破裂、断裂引起尿外渗时，应尽早行尿外渗部位多处切开，置多孔橡皮管作皮下引流。必要时作耻骨上膀胱造瘘，3个月后再修补尿道。②尿道狭窄：晚期发生尿道狭窄，可根据狭窄程度及部位不同选择治疗。狭窄轻者定期尿道扩张即可。尿道外口狭窄应行尿道外口切开术。如狭窄严重,引起排尿困难,尿流变细,可行内镜下尿道内冷刀切开,对瘢痕严重者再辅以电切、激光等手术治疗。如狭窄严重引起尿道闭锁,经会阴切除狭窄段、行尿道端端吻合术常可取得满意的疗效。③尿漏、尿外渗未及时引流,感染后可形成尿道周围脓肿,脓肿穿破可形成尿瘘,狭窄时尿流不畅也可引起尿瘘。前尿道狭窄所致尿瘘多发生于会阴部或阴囊部,应在解除狭窄的同时切除或搔刮瘘道。

（苏仕峰　季承建）

第十二节　泌尿系统结核的诊治

泌尿系统的结核是由结核分枝杆菌引起的慢性、进行性、破坏性病变,是肺外结核主要侵犯的部位之一,原发灶多在肺、骨、关节肠道,血行入肾,随尿下行播散延及生殖系统。肾结核在泌尿系统结核中占重要位置,泌尿系统其他部位的结核如输尿管结核、膀胱结核等大多来自肾脏结核。

一、案例相关知识

1. 泌尿系统结核的诊断和鉴别诊断。
2. 泌尿系统体格检查。
3. 泌尿系统结核的治疗原则。

二、案例内容介绍

（一）模拟用物准备清单

1. **模拟诊疗室**　检查床、废弃物处置箱。
2. **基础医疗物品**　治疗车、治疗盘、一次性穿刺包、导尿管、外科切开缝合包、2%利多卡因、5ml注射器、20ml注射器、无菌手套、无菌纱布、聚维碘酮棉球、记号笔、胶带。
3. **SP、膀胱穿刺模型**

（二）场景介绍

【场景4-22】

患者林某,女,60岁,反复尿频、尿急、尿痛2年余,左侧腰部酸胀不适半年。患者2年前无明显诱因下出现尿频、尿急、尿痛,每日排尿8~9次,次均尿量小于200ml,无盗汗,于当地医院就诊,行抗炎治疗后症状可稍缓解,近半年排尿症状较前好转,常感左腰部酸胀不适。

请根据以上信息,行必要的体格检查以及辅助检查后给出初步诊断。

备注1:如要求行专项体检及检查患者生命体征,在其正确完成查体动作后,提供如下信息:T 36.4℃、P 70次/min、R 20次/min、BP 110/75mmHg。

备注2:如要求患者行尿常规检查,则给出表4-33,并提示连续3d尿找抗酸杆菌涂片及尿细菌培养检查未见异常。

备注3:如要求患者行X线检查,则给出图4-21。

备注4:如要求患者行CT检查,则给出图4-22和图4-23。

表 4-33 尿常规检查

简称	项目名称	结果	单位	参考范围
BLD	尿隐血	阴性		阴性
BIL	尿胆红素	阴性		阴性
URP	尿胆原	阴性		阴性
PRO	尿蛋白	阴性		阴性
WBC	尿白细胞	74.5	/HP	0~5
RBC	尿红细胞	96/6	/HP	0~3

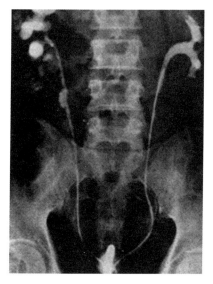

图 4-21 X 线检查

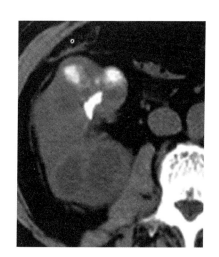

图 4-22 右侧肾脏 CT

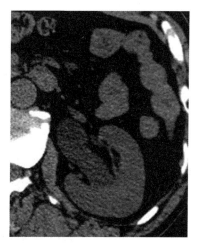

图 4-23 左侧肾脏 CT

【场景 4-23】

相关检查及术前准备完善后,现拟在局部麻醉下行膀胱穿刺术,请行相应操作。操作结束后请简述膀胱穿刺术的适应证及注意事项。

(三)参考评分表(表 4-34)

表 4-34 参考评分表

判断标准	满分	实际得分	备注
1. 给出初步诊断——泌尿系统结核。	5		
2. 选择 X 线检查方法并正确判读报告。	3		
3. 选择 CT 检查方法并正确判读报告——左侧肾积水,右侧肾自截。	3		
4. 核对患者基本信息、七步洗手法洗手。	2		
5. 快速的腹部体格检查:膀胱区触诊或叩诊。	5		
6. 解释操作目的、取得知情同意。	3		
7. 检查物品完好齐全、有效期。	2		
8. 正确佩戴无菌手套、铺洞巾。	3		
9. 协助患者取仰卧位,充分暴露穿刺部位。	2		
10. 腹部查体:确认膀胱上界位于耻骨联合上 4 横指。	5		
11. 标记穿刺点:耻骨联合上 1 横指。	5		
12. 以穿刺点为中心消毒皮肤 3 遍,正确佩戴无菌手套,铺无菌洞巾。	3		
13. 双人核对局麻药(名称+有效期),逐层浸润麻醉,初步判断穿刺深度。	5		
14. 尖刀片于定位点处纵行划开皮肤 0.5~1.0cm 至腹直肌前鞘。	3		
15. 正确安装穿刺套件,手掌抵住针芯末端,穿刺进入膀胱(5),见尿液流出后,将外鞘继续向内推送 1~2cm(5),拔出针芯与内鞘,迅速将准备好的尿管经外鞘置入膀胱(5)。	15		
16. 尿管见尿液流出后,再插入 2~3cm(5),球囊内注水 10ml,拔出外鞘,适当向外牵拉使球囊贴于膀胱壁,连接引流尿袋(5)。	10		
17. 皮肤切口缝合 1 针,固定造瘘管。	5		
18. 伤口敷料覆盖,交代患者术后注意事项。	5		
19. 正确回答膀胱穿刺术的适应证及注意事项。	5		
20. 无菌观念。	5		
21. 操作熟练、美观。	3		
22. 人文关怀、爱伤观念。	3		
总分	100		

评分者签名:　　　　　　　　　　　　　　日期:

三、引导性反馈要点

（一）掌握泌尿系统结核的诊断

1. 病史及临床表现

（1）病史：有肺结核或其他肾外结核病史。

（2）症状：存在慢性进行性加重的膀胱刺激症状，即尿频、尿急及尿痛，可伴有尿液异常甚至血尿、脓尿，肾结核发展到后期还有腰部疼痛的症状，经抗生素药物治疗无明显疗效；泌尿系统结核一般无全身症状，合并有其他器官活动性结核时，可出现消瘦、发热、盗汗、贫血、乏力以及食欲减退等症状；存在附睾硬结或阴囊慢性窦道等。

2. 尿细菌学检查 尿呈酸性，尿蛋白阳性，有较多红细胞和白细胞。尿沉淀涂片抗酸染色 50%~70% 的病例可找到抗酸杆菌，以清晨第一次尿液检查阳性率最高，至少连续检查三次。若找到抗酸杆菌，不应作为诊断肾结核的唯一依据，因包皮垢杆菌、枯草杆菌也是抗酸杆菌，易和结核分枝杆菌混淆。尿结核分枝杆菌培养时间较长（4~8 周）但可靠，阳性率可达 90%，对肾结核的诊断有决定性意义。

3. 影像学诊断

（1）超声：简单易行，对于中晚期病例可初步确定病变部位，常显示病肾结构紊乱，有钙化则显示强回声，超声也较容易发现对侧肾积水及膀胱有无挛缩。

（2）X 线检查：尿路平片（KUB）可能见到病肾局灶或斑点状钙化影或全肾广泛钙化；静脉尿路造影（IVU）可以了解分侧肾功能、病变程度与范围，对肾结核治疗方案的选择必不可少。早期表现为肾盏边缘不光滑如虫蛀状，随着病变进展，肾盏失去杯形，不规则扩大或模糊变形。若肾盏颈纤维化狭窄或完全闭塞时，可见空洞充盈不全或完全不显影。肾结核广泛破坏肾功能丧失时，病肾表现为"无功能"不能显示出典型的结核破坏性病变。根据临床表现，如果尿内找见结核分枝杆菌，静脉尿路造影一侧肾正常，另一侧"无功能"未显影，虽造影不能显示典型的结核性破坏病变，也可以确诊肾结核。逆行尿路造影可以显示病肾空洞性破坏，输尿管僵硬，管腔节段性狭窄且边缘不整。

（3）CT、MRI：CT 对中晚期肾结核能清楚地显示扩大的肾盏肾盂、皮质空洞及钙化灶，三维成像还可以显示输尿管全长病变。MRI 水成像对诊断肾结核对侧肾积水有独到之处。在双肾结核或肾结核对侧肾积水，静脉尿路造影显影不良时，CT、MRI 有助于确定诊断。

4. 膀胱镜检查 可见膀胱黏膜充血、水肿、浅黄色结核结节、结核性溃疡、肉芽肿及瘢痕等病变，以膀胱三角区和病侧输尿管口周围较为明显。结核性肉芽肿易误诊为肿瘤，必要时取活组织检查明确诊断。病侧输尿管口可呈"洞穴"状，有时可见浑浊尿液喷出。膀胱挛缩容量小于 50ml 或有急性膀胱炎时，不宜作膀胱镜检查。

（二）掌握肾自截的概念及诊断

1. 概念 肾自截是指整个肾脏的多个干酪空洞发生广泛钙化。

肾结核病灶内大量钙盐沉积，致使整个肾脏广泛钙化。其声像图特点为肾脏不同程度的破坏，甚至钙化，当肾功能完全丧失，输尿管完全闭塞，含有结核分枝杆菌的尿液不能流入膀胱，膀胱继发性结核病变逐渐好转和愈合，膀胱刺激症状也逐渐缓解甚至消失，尿液检查趋于正常，这种情况临床称为"肾自截"或"油灰肾"。

2. 诊断 肾自截为肾结核终末期病变，是泌尿系统结核的一种特殊病理类型，发生于极少数患者,此时输尿管因结核侵蚀,完全阻塞,全肾在肾积水或积脓基础上广泛钙化,混有干酪样物质,结核分枝杆菌不能随尿液流入膀胱,膀胱的继发结核病变反而好转和愈合,症状消失。

CT 在平肾门水平可见花瓣状或弯曲充盈肠腔样钙化,为 CT 诊断肾自截的典型特征,可与肾肿瘤、肾囊肿及肾脓肿等引起的钙化相鉴别。

超声检查声像图特征为全肾结核钙化型,即全肾表现为强回声弧型光带伴后方声影,这种典型的声像图特征是肾结核全肾钙化(油灰肾)所特有的图像,超声检出率高,诊断价值极高。

(三) 膀胱穿刺术的适应证及注意事项

1. 适应证

(1) 急性尿潴留导尿未成功者。

(2) 需膀胱造口引流者。

(3) 经穿刺采取膀胱尿液作检验及细菌培养。

(4) 小儿、年老体弱不宜导尿者。

2. 注意事项

(1) 穿刺前,患者应最大限度憋尿。

(2) 穿刺留尿培养标本的前 3d 停用抗生素。

(3) 不宜饮水太多或服用利尿剂,以免尿液稀释,结果不准,最好为患者清晨第一次隔夜尿。

(4) 过分膨胀的膀胱,抽吸尿液宜缓慢,以免膀胱内压减低过速而出血,或诱发休克。

(5) 对曾经做过膀胱手术的患者需特别慎重,以防穿入腹腔伤及肠管。

(6) 腹膜炎及大量腹腔积液患者一般不做此项检查。

(四) 案例总结参考

泌尿系统结核是全身结核病的一部分,其中最主要的是肾结核。肾结核绝大多数起源于肺结核,少数继发于骨关节结核或消化道结核。肾结核是由结核分枝杆菌引起的慢性、进行性、破坏性病变。结核钙化是肾结核常见的病理改变,可为散在的钙化板块,也可为弥漫的全肾钙化。少数患者全肾广泛钙化时,其内混有干酪样物质,肾功能完全丧失,输尿管常完全闭塞,含有结核分枝杆菌的尿液不能流入膀胱,膀胱继发性结核病变逐渐好转和愈合,膀胱刺激症状也逐渐缓解甚至消失,尿液检查趋于正常,这种情况称之为"肾自截"。

需注意到,本案例中,患者 CT 检查提示右侧肾钙化明显,左侧肾积水。病灶内仍有大量的结核分枝杆菌,仍可作为病源复发,不能因症状不明显而予以忽视。

四、相关知识扩展

(一) 泌尿系统结核的病理改变

结核分枝杆菌经血行感染进入肾,主要在双侧肾皮质的肾小球周围毛细血管丛内,形成多发性微小结核病灶。由于该处血液循环丰富,修复力较强,如免疫状况良好、感染细菌的数量少或毒力较小,这种早期微小结核病变可以全部自行愈合,临床上常不出现症状,称为病理肾结核。但此期肾结核可以在尿中查到结核分枝杆菌。如免疫能力低下、细菌数量大或毒力较强,肾皮质内的病灶不愈合逐渐扩大,结核分枝杆菌经肾小管达到髓质的肾小管襻处,由于该处血流缓慢、血液循环差,易发展为肾髓质结核。病变在肾髓质继续发展,穿破肾乳头到达肾盏、肾盂,发生结核性肾盂肾炎,出现临床症状及影像学改变,称为临床肾结核。绝大多数为单侧病变。

1. **肾结核** 早期病变主要是肾皮质内炎性细胞浸润后形成的多发性结核结节,随着病变发展,病灶浸润逐渐扩大,侵入肾髓质后病变不能自愈,进行性发展,结核结节彼此融合,形成干酪样脓肿,从肾乳头处破入肾盏肾盂形成空洞性溃疡,逐渐扩大蔓延累及全肾。肾盏颈或肾盂出口因纤维化发生狭窄,可形成局限的闭合脓肿或结核性脓肾。结核钙化也是肾结核常见的病理改变,可为散在的钙化斑块,也可为弥漫的全肾钙化。

2. **输尿管结核** 表现为黏膜和黏膜下层结核结节、溃疡、肉芽肿和纤维化,病变是多发性的,病变修复愈合后,管壁纤维化增粗变硬,管腔呈节段性狭窄,致使尿流下行受阻,引起肾积水,加速肾结核病变发展,肾功能受到进一步损害,甚至发展成为结核性脓肾,肾功能完全丧失。近年来,部分肾结核临床表现不典型,但实验室及影像学的检查对此类肾结核的诊断具有一定价值,此类肾结核称为不典型肾结核。输尿管狭窄多见于输尿管膀胱连接部。

3. **膀胱结核** 起初为黏膜充血、水肿,散在结核结节形成,病变常从患侧输尿管口周围开始,逐渐扩散至膀胱的其他处。结核结节可互相融合形成溃疡、肉芽肿,有时深达肌层。结核性溃疡较少见,病变愈合致使膀胱壁广泛纤维化和瘢痕收缩,使膀胱壁失去伸张能力,膀胱容量显著减少(不足 50ml),称为挛缩膀胱(contracted bladder)。膀胱结核病变及挛缩膀胱常可致健侧输尿管口狭窄或闭合不全,形成洞穴样输尿管管口,膀胱内压升高,导致肾盂尿液梗阻或膀胱尿液反流,引起对侧肾积水。挛缩膀胱和对侧肾积水都是肾结核常见的晚期并发症。膀胱壁结核溃疡向深层侵及,偶可穿透膀胱壁与邻近器官形成瘘,如结核性膀胱阴道瘘或膀胱直肠瘘。

4. **尿道结核** 主要发生于男性,常为前列腺、精囊结核形成空洞破坏后尿道所致,少数为膀胱结核蔓延引起。其病理改变主要是结核性溃疡、纤维化导致尿道狭窄,引起排尿困难,加剧肾功能损害。

(二)肾结核的治疗原则

肾结核是全身结核病的一部分,治疗时应注意全身治疗,包括营养、休息、避免劳累等。肾结核的治疗应根据患者全身和病肾情况,选择药物治疗或手术治疗。药物治疗原则为早期、适量、联合、规律、全程。

1. **药物治疗** 适用于早期肾结核,如尿中有结核分枝杆菌而影像学上肾盏、肾盂无明显改变,或仅见 1~2 个肾盏呈不规则虫蛀状,在正确应用抗结核药物治疗后多能治愈。抗结核药物种类很多,首选药物有吡嗪酰胺、异烟肼、利福平和链霉素等杀菌药物,其他如乙胺丁醇、环丝氨酸、乙硫异烟胺等抑菌药为二线药物。药物治疗最好用三种药物联合服用的方法,降低治疗过程中耐药的发生可能性,并且药量要充分,疗程要足够长,早期病例用药 6~9个月,有可能治愈。实践证明,药物治疗失败的主要原因是治疗不彻底。治疗中应每月检查尿常规和尿找抗酸杆菌,必要时行静脉尿路造影,以观察治疗效果。连续半年尿中未找见结核分枝杆菌为稳定阴转。5 年不复发即可认为治愈,但如果有明显膀胱结核或伴有其他器官结核,随诊时间需延长至 10~20 年或更长。

2. **手术治疗** 凡药物治疗 6~9 个月无效,肾结核破坏严重者,应在药物治疗的配合下行手术治疗。肾切除术前抗结核治疗不应少于 2 周。

（1）肾切除术：肾结核破坏严重，而对侧肾正常，应切除患肾。双侧肾结核一侧广泛破坏呈"无功能"状态，另一侧病变较轻，在抗结核药物治疗一段时间后，择期切除严重的一侧患肾。肾结核对侧肾积水，如果积水肾功能代偿不良，应先引流肾积水，保护肾功能，待肾功能好转后再切除无功能的患肾。近年来腹腔镜下结核肾切除术已经被广泛的开展，并且已经取得了较好的效果。

（2）保留肾组织的肾结核手术：如肾部分切除术，适用病灶局限于肾的一极；结核病灶清除术，适用局限于肾实质表面闭合性的结核性脓肿，与肾集合系统不相通。上述结核病变经抗结核药物治疗3~6个月无好转，可考虑做此类手术。近年这类手术已很少采用。

（3）解除输尿管狭窄的手术：输尿管结核病变致使管腔狭窄引起肾积水，如肾结核病变较轻，功能良好，狭窄较局限，狭窄位于中上段者，可以切除狭窄段，行输尿管端端吻合术；狭窄靠近膀胱者，则施行狭窄段切除，输尿管膀胱再植术，放置双J形输尿管支架引流管，术后1~2个月拔除。

（4）挛缩膀胱的手术治疗：肾结核并发挛缩膀胱，在患肾切除及抗结核治疗3~6个月，待膀胱结核完全愈合后，对侧肾正常、无结核性尿道狭窄的患者，可行肠膀胱扩大术。挛缩膀胱的男性患者往往有前列腺、精囊结核引起后尿道狭窄，不宜行肠膀胱扩大术，尤其并发对侧输尿管扩张肾积水明显者，为了改善和保护积水肾仅有的功能，应施行输尿管皮肤造口，回肠膀胱或肾造瘘等尿流改道术。

（夏佳东　张　冬）

第十三节　股骨转子间骨折的诊治

股骨转子间骨折，又称股骨粗隆间骨折，是老年人常见的骨折之一，多见于低能量损伤。随着社会的老龄化，人均寿命的延长，股骨转子间骨折的发生率也呈逐年上升趋势。据统计，90%发生于65岁以上老人，70岁以上发病率急剧上升。老年人由于视觉、听觉以及运动平衡功能的下降，全身各个系统的综合反应能力降低，发生外伤的概率也明显增高。同时股骨转子间以松质骨为主，骨质疏松使骨小梁微结构破坏，轻微暴力即可造成骨折。而高龄患者长期卧床并发症较多，病死率可达15%~20%，有"人生最后一次骨折"之称。

一、案例相关知识

1. 掌握股骨转子间骨折的诊断方法。
2. 掌握相关疾病的鉴别诊断。
3. 掌握下肢骨牵引的操作方法。
4. 熟悉股骨转子间骨折的治疗方法。

二、案例内容介绍

（一）情景模拟用物准备清单

1. **模拟诊疗室**　检查床、废弃物处置箱。
2. **基础医疗物品**　无菌牵引包（无菌巾单、棉球、消毒钳、榔头等）、牵引弓、布朗架、直径4mm斯氏针、5kg秤砣、绳子、5ml注射器、2ml利多卡因、聚维碘酮、带帽安瓿瓶2个、无菌手套、无菌纱布等。

3. SP、骨转子间骨折模型

（二）场景介绍

【场景4-24】

患者杨某,女,72岁,3h前在家不慎摔倒,左髋部着地,当时即感觉左髋部疼痛,活动受限,不能站立行走。平素体健,无传染病史。

请根据以上信息行必要的体格检查以及辅助检查后给出初步诊断,并给出进一步治疗方案。

备注1:如考生要求检查患者生命体征,在其正确完成查体动作后,提供如下信息:查体示 T 37.1℃、P 92次/min、R 20次/min、BP 130/82mmHg。

备注2:如考生要求行专项体检,在其正确完成查体动作后,提供如下信息:左髋部肿胀,触有压痛,左下肢外旋畸形,左下肢较右下肢短缩约1.5cm,轴向叩击痛阳性,左髋关节活动障碍,左足背动脉搏动好,左下肢感觉正常,余各关节活动正常。

备注3:如考生要求患者行 X 线检查,则给出图4-24。

备注4:如考生要求患者行髋关节 CT 检查,则给出图4-25。

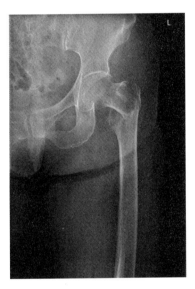

图4-24　髋关节 X 线图像

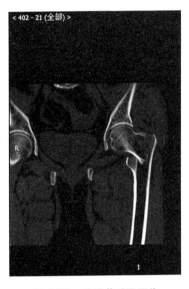

图4-25　髋关节 CT 图像

【场景4-25】

相关检查及术前准备完善后,拟在局部麻醉下行股骨髁上牵引术,请行相应操作。操作结束后请简述下肢牵引术的注意事项。

（三）参考评分表（表4-35）

表4-35　参考评分表

判断标准	满分	实际得分	备注
1. 给出初步诊断——左股骨转子间骨折。	10		
2. 正确的牵引部位（股骨髁上牵引）。	5		
3. 合适的牵引重量选择（正常人为体重的1/7~1/10,老年女性合并骨质疏松重量酌情减少）。	5		

续表

判断标准	满分	实际得分	备注
4. 操作前知情同意书的签署及相关内容告知。	5		
5. 将患肢置于布朗架上(5),标记内外侧进针点(自髌骨上缘近侧1cm内,画一条与股骨垂直的横线,再沿腓骨小头前缘与股骨内髁隆起最高点,各做一条与髌骨上缘横线相交的垂直线,相交的两点作为标志,即斯氏针的进出点)(5)。	10		
6. 术区消毒,铺无菌巾单,利多卡因局部浸润麻醉(进出针点浸润至骨膜)。	5		
7. 从大腿内侧标记点刺入斯氏针直至股骨(2),锤击或钻入斯氏针,使斯氏针穿出外侧皮肤标记点(3)。	5		
8. 适当回敲将进针处凹陷的皮肤拉平(2),并使两侧牵引针外露部分等长,安装牵引弓(3)。	5		
9. 斯氏针外露部分套上空安瓿瓶以免造成意外损伤。	4		
10. 选择合适重量秤砣(5kg左右)进行持续牵引,通过牵引床滑轮及布朗架位置调整牵引力线。	5		
11. 两边针道干净酒精纱条包裹。	4		
12. 牵引在位有效,力线与下肢一致。	5		
13. 进出针点正确,未伤及血管神经,避免压迫皮肤。	5		
14. 牵引重量选择适宜,秤砣高度适宜。	5		
15. 倾听患者主诉:疼痛、麻木等,及时查明原因:力线不对、牵引重量过大等(3);随时观察肢端血液循环(2)。	5		
16. 保持有效牵引:防止松散或脱落,加强固定(1)。保持牵引砣悬空,牵引绳与患肢长轴一致(2)。	3		
17. 正确回答下肢牵引术的注意事项。	5		
18. 整理患者衣物,收拾现场。	3		
19. 无菌观念。	3		
20. 人文关怀、爱伤观念。	3		
总分	100		

评分者签名: 日期:

三、引导性反馈要点

(一)股骨转子间骨折的分型(常用)

1. **Evans分型(图4-26)** 以复位前、后骨折端能否获得稳定为基础,特别强调骨折复位后内侧皮质是否完整对重建髋关节稳定的重要性。稳定性骨折表现为后内侧的骨皮质保持完整,或仅有少许粉碎,骨折复位后能获得稳定;不稳定性骨折主要以后内侧骨皮质粉碎为特征,复位后骨折端不易获得稳定。逆转子间骨折在内收肌的牵拉作用下,股骨干有向内

240

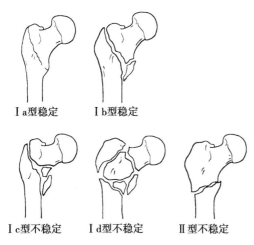

I a型稳定　　　I b型稳定

I c型不稳定　　I d型不稳定　　II型不稳定

图 4-26　股骨转子间骨折 Evans 分型

侧移位的趋势,骨折端存较大的剪力,骨折极不稳定,复位困难,复位后也很难稳定,属于极不稳定的类型。

（1）I 型:骨折线顺粗隆间骨折,进一步分为四个亚型。

1）I a:二块型骨折,无移位,稳定。

2）I b:三块型骨折,有轻度移位但可以复位,内侧皮质可以获得支撑,复位后稳定。

3）I c:三块型骨折,有移位难以复位,内侧皮质不能获得支撑,不稳定。

4）I d:粉碎型骨折,通常为四块或以上,内侧皮质破碎,不能获得支撑,不稳定。

（2）II型:逆粗隆间骨折,不稳定骨折。

2. AO 分型(图 4-27)　AO 分型既强调转子间骨折后内侧皮质的粉碎程度,同时也强调骨折是否累及外侧皮质。AO 分型将转子间骨折分为 A1、A2、A3 三种类型,每型中根据骨折形态又分为 3 个亚型。

（1）A1 型骨折:简单的两部分骨折,骨折线从大转子到远端内侧皮质,内侧皮质只在一处断开。

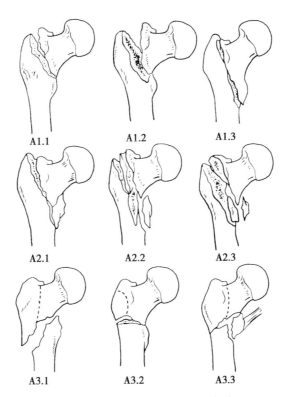

A1.1　　　　　A1.2　　　　　A1.3

A2.1　　　　　A2.2　　　　　A2.3

A3.1　　　　　A3.2　　　　　A3.3

图 4-27　股骨转子间骨折 AO 分型

1）A1.1 型骨折:表现为内侧皮质骨折恰位于小转子上。

2）A1.2 型骨折:表现为内侧皮质骨折有嵌插。

3）A1.3 型骨折:表现为骨折线延伸至小转子下,特点是小转子与近端骨折连为一体,受髂腰肌的牵拉近端骨块容易发生旋转移位。

（2）A2 型骨折:经转子的多块骨折,内侧皮质至少两处断开。根据骨折块的数目和后侧粉碎的程度进一步分型。

1）A2.1 型骨折:为转子间有一个中间骨折块。

2）A2.2 型骨折:为转子间有多个中间骨折块。

3）A2.3 型骨折:为骨折延伸超过小转子下 1cm。

（3）A3 型骨折:骨折线向小转子下延伸或反斜型骨折,又称为逆转子间骨折。A3 骨折难以复位和固定。

1）A3.1 型骨折:为斜行骨折。

2）A3.2 型骨折:为横行骨折。

3）A3.3 型骨折:为粉碎型骨折。

（二）股骨转子间骨折的诊断方法及鉴别诊断

1. 诊断

（1）外伤史:①直接暴力。老年患者多为摔倒时髋部着地导致;年轻患者多为车祸、高空坠落等高能量暴力导致;②间接暴力。髋关节内翻或向前成角的应力导致转子间骨折;臀中肌和臀小肌强力收缩导致大转子骨折;髂腰肌强烈收缩导致小转子撕脱骨折。

（2）临床表现:主要症状为外伤后髋部疼痛,活动受限,无法站立或行走。

（3）体格检查:患侧下肢短缩,外旋畸形通常>45°。患侧大转子部可出现肿胀或瘀斑,大转子部压痛明显,轴向叩击足跟可引发髋部剧烈疼痛。

（4）X 线检查:骨盆正位及髋关节侧位,常规检查,一般能够确诊。

（5）CT 检查:CT 检查尤其是三维 CT 检查,可以明确骨折块的移位方向、角度,可进一步判断骨折移位程度和方向,观察隐匿性骨折线,排除肿瘤病变。

（6）MRI 检查:可发现一些隐匿性的转子间骨折,排除肿瘤等导致的病理性骨折。

暴力所致骨折常合并有桡骨远端骨折、肱骨近端骨折、肋骨骨折、脊柱压缩骨折,应加以排除;股骨转子间骨折会伴有隐性失血,入院后注意评估和监测患者的血流动力学情况及检验指标;有下肢深静脉血栓形成风险的高危人群,需仔细评估下肢静脉血栓情况,术前进行抗凝治疗,必要时行下肢静脉 B 超检查。

2. 鉴别诊断

（1）股骨颈骨折:均多发于老年人,临床表现和全身并发症也大致相仿。但股骨转子部血运丰富,肿胀明显,有广泛的瘀斑,压痛点多在大转子处,而股骨颈骨折的压痛点多在腹股沟韧带中点的外下方;股骨转子间骨折下肢短缩较股骨颈骨折明显,一般大于 2cm,其外旋也比股骨颈骨折更明显。股骨颈骨折患肢外旋一般不超过 60°,而股骨转子间骨折外旋可达90°。X 线片仔细观察骨折线位置可帮助鉴别,必要时可结合 CT。

（2）病理性骨折:结合病史及 CT、MR 多可判断。

（三）熟练掌握骨骼牵引术操作

1. 术前评估

（1）核对医嘱:患者床号、姓名、诊断等。

（2）健康史和相关因素

1）一般情况:目前病情、治疗护理、患者的意识与合作能力及相关的影像学检查。

2）受伤情况:了解受伤的原因、部位、时间、体位、方式等。

2. 术前准备

（1）操作者自身准备:着装整齐,洗手,戴口罩、帽子。

（2）用物准备:无菌牵引包(无菌巾单、棉球、消毒钳、榔头等)、牵引弓、布朗架、直径4mm斯氏针、5kg秤砣、绳子、尖手术刀片、5ml注射器、2ml盐酸利多卡因、带帽安瓿瓶2个、无菌手套。

3. 实施牵引

（1）骨牵引术为有创治疗,术前需告知患者操作的目的、必要性及相关风险,签署知情同意书,然后方可进行相关操作。

（2）备齐用物,推至床旁,再次核对患者基本信息。

（3）将布朗架放置于病床上,再将患肢置于布朗架上。

（4）自髌骨上缘近侧1cm内标记内外侧进针点,继而画一条与股骨垂直的横线,再沿腓骨小头前缘与股骨内髁隆起最高点,各做一条与髌骨上缘横线相交的垂直线,相交的两点作为标志,即斯氏针的进出点。

（5）打开无菌包,戴无菌手套,消毒术区,范围为进出针部位直径15cm区域。聚维碘酮消毒3遍后术区铺设无菌巾。

（6）以5ml注射器抽取利多卡因,1:1稀释后行局部浸润麻醉。自进针点穿刺,缓慢边注射麻药边进行抽吸以免刺入血管,直至骨膜。同法于出针点附近进行麻醉。

（7）尖刀片于内侧进针点破皮后用榔头将斯氏针由内向外敲击至穿出对侧出针点皮肤。

（8）适当回敲将进针处凹陷的皮肤拉平,并使两侧牵引针外露部分等长,安装牵引弓。

（9）斯氏针外露部分套上空安瓿瓶以免造成意外损伤,两边针道以干净酒精纱条包裹。

（10）选择合适重量秤砣(5kg左右)进行持续牵引,通过牵引床滑轮及布朗架位置调整牵引方向与下肢力线一致。

4. 术后评价

（1）操作熟练、动作轻稳、患者合作。

（2）全程注意无菌操作。

（3）牵引部位正确,进出针点判断正确,进针方向正确。

（4）牵引力线调整正确,牵引在位有效。

5. 注意事项

（1）对下肢骨牵引患者,应进行床旁交接班,每班观察患肢血液循环及肢体肿胀情况。观察项目包括肢端皮肤颜色、皮肤敏感度、足背动脉搏动、毛细血管充盈情况、足趾活动度、有无疼痛、麻木感觉等。

（2）告诉患者肌肉等长收缩锻炼、踝泵运动等,预防下肢静脉血栓。

（3）定期进行钉道护理,防止钉道感染。

（4）注意压疮、坠积性肺炎等其他并发症预防。

（5）保持有效牵引,防止松散或脱落,加强固定;保持牵引砣悬空。

（四）案例总结参考

股骨转子间骨折占成人总骨折的 3.13%,占成人股骨骨折的 24.56%,占股骨近端骨折的 50%。老年人多发,平均发病年龄是 66~76 岁,随着人口的老龄化,此类骨折发生率逐年上升。转子间骨折属于囊外骨折,很少影响股骨头供血,骨折部位为松质骨结构,血运丰富。因此,与股骨颈骨折不同,转子间骨折发生骨不连和股骨头坏死的概率很低,但治疗不当可造成髋内翻畸形。转子间骨折患者的年龄越大,合并的内科疾病多,手术进行牢固的固定,可以使患者早期活动,减少卧床并发症,降低死亡率,改善生活质量。因此除有绝对手术禁忌的患者,绝大多数老年转子间骨折患者均需行手术治疗。此外,股骨转子间骨折的围手术期综合治疗逐渐受到骨科医师的重视,是股骨转子间骨折治疗成败的关键因素之一。

四、相关知识拓展

（一）股骨转子间骨折的稳定性评估

1. 稳定性评估 股骨转子间骨折的稳定性对指导治疗至关重要。如下临床表现提示骨折不稳定。

（1）严重的旋转畸形,或严重的肢体短缩畸形。

（2）股骨近端后内侧失去支撑:影像学可见小粗隆骨折块较大。

（3）股骨头颈与股骨干之间明显移位:影像学可见股骨头颈部和股骨干失去接触。

（4）逆粗隆骨折,即臀中、小肌向外、上方牵拉近端骨块,内收肌向内侧牵拉远端的股骨干,骨折端形成较大的剪力,属于极不稳定性的骨折。

（5）严重骨质疏松,Singh 指数评估低于 3。

（6）骨折粉碎,即影像学可见骨折粉碎,骨块分离。有时正位相并不明显,但在侧位相上会看见明显粉碎的骨折。往往是在手术中透视侧位相时发现。

2. Singh 指数（Singh-index） Singh 指数是用 X 线平片判断股骨近端骨丢失的半定量形态学指标,用于评估骨质疏松程度。Singh 按骨小梁消失顺序和程度将股骨近端骨小梁变化分为 6 级,即 Singh 指数。

（1）6 级:张力和压力骨小梁完整。

（2）5 级:次要张力骨小梁消失、次要压力骨小梁密度减低。

（3）4 级:在 5 级基础上出现次要压力骨小梁消失、主要压力骨小梁部分消失。

（4）3 级:在 4 级基础上出现主要张力骨小梁密度减低或中断。

（5）2 级:在 3 级基础上出现主要张力骨小梁消失,主要压力骨小梁密度减低或中断。

（6）1 级:仅残存部分主要压力骨小梁。

（二）股骨转子间骨折的治疗

1. 保守治疗

（1）适应证:①长期卧床肢体无法活动的患者;②患有全身感染疾病的患者;③手术切口部位皮肤损伤的患者;④严重内科疾病无法耐受手术或麻醉的患者。

（2）治疗原则:根据治疗后有无可能下床行走分为两类:①对于根本无法行走的患者无

须牵引或短期牵引,止痛对症治疗,防止皮肤压疮,鼓励尽早坐起;②对于有希望下地行走的患者,穿防旋鞋,持续骨牵引8~12周。复查X线,若骨折愈合逐渐负重行走。

2. 手术治疗

（1）手术指征:只要能耐受手术,均应手术治疗。

（2）手术目的:良好复位,坚强固定,实现早起离床活动,避免卧床并发症,降低病死率,恢复髋关节正常功能,防止内翻、短缩畸形。

（3）手术时机:24h内急诊和24h后立即手术病死率明显增加,但长时间卧床易导致坠积性肺炎、压疮、下肢深静脉血栓等并发症,目前多数认为伤后72h手术较为安全。

（4）骨折复位:骨折的良好复位是下一步治疗的关键。如果复位不佳,不论哪种内固定材料都难以获得满意的固定。但对于不稳定型骨折多数作者主张恢复股骨颈干的解剖关系即可,而无须追求解剖复位。

（5）手术方式:转子间骨折最常用的两种手术是闭合复位髓内钉内固定术（图4-28）和切开复位动力髋螺钉（dynamic hip screw,DHS）内固定术（图4-29）。此外还有人工股骨头置换术和外固定架等手术方法。近年来髓内固定正逐渐成为内固定的主流。骨折能否获得坚强固定取决于:①骨骼质量;②骨折类型;③骨折复位质量;④内固定物的设计;⑤内固定物在骨骼中的置放位置。

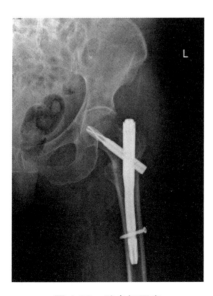

图4-28　髓内钉固定

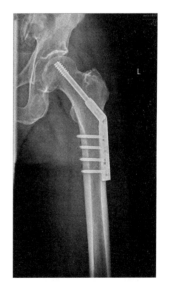

图4-29　DSH固定

1）闭合复位髓内钉内固定术

优点:承载负荷均匀,力学更合理;经皮操作;失血较少。

缺点:术中透视条件要求高,不易实施;翻修较困难;花费高。

2）切开复位动力髋螺钉内固定术

优点:术中透视条件要求低,容易实施;技术容易掌握;容易翻修;花费低。

缺点:切开操作;失血较多;不适合于逆粗隆骨折和延及粗隆下的骨折;对于不稳定的粗隆间骨折有可能发生塌缩造成肢体短缩;不能获得良好的内侧支持的患者需要晚负重。

对于Evans Ⅱ型的逆粗隆骨折，由于内收肌的牵拉作用致使骨折远端向内侧移位，臀中、小肌等的牵拉作用，致使骨折近端屈曲、外旋、外展移位，骨折端产生较大的剪力；应视为动力髋螺钉应用的禁忌证，故选择髓内钉固定或者切开复位动力髁螺钉内固定。

综上所述，对于Evans Ⅰa、Ⅰb型骨折，可以选择髓内钉和DHS固定，对于Ⅰc、Ⅰd型骨折，主要应用髓内钉固定，对于Evans Ⅱ型，可以选择髓内钉和动力髁螺（dynamic condyle screw，DCS）固定。

3）股骨转子间骨折人工股骨头置换术：股骨转子间骨折多采取内固定的方式治疗，行人工关节置换需严格把握适应证：①患者在骨折前就已经患有股骨头缺血坏死或骨性关节炎等髋关节疾病，可选择全髋置换同时解决骨折和疾病两个问题；②内固定失败的病例，再次内固定时很难获得足够的稳定性，关节置换可作为一种补救措施；③当骨质疏松非常严重时，内固定的可靠性受到质疑，此时也可以考虑股骨头置换术。

（三）股骨转子间骨折的术后康复

股骨转子间骨折特别是老年患者股骨转子间骨折术后易引起各种并发症，如肺部感染、深静脉血栓、肌肉萎缩、关节僵硬等。术后早期康复治疗的介入可降低其病死率及致残率。术后康复对于治疗效果有密切影响。但应根据患者的年龄、骨质疏松程度、手术方式及愈合情况来决定其适合的康复治疗。康复介入时间越早功能恢复越好，但骨折类型与选择不同的手术方式及内固定材料，会影响对术后的康复治疗。

在固定牢固的基础上，无论髓内还是髓外固定系统，都鼓励患者早期进行相应的肌肉及活动度（ROM）训练。股骨粗隆间骨折术后早期康复治疗可以防止或减轻关节粘连及关节挛缩。股骨粗隆间骨折常伴随肌肉、韧血管神经淋巴、结缔组织等软组织损伤，加上手术创伤瘢痕形成使静脉及淋巴回流障碍，增加静脉血栓形成的机会，液体大量渗出形成粘连也影响肌肉收缩与伸展功能，内固定条件许可者术后1周内膝关节功能训练器（CPM机）或主动伸展髋关节可以牵伸关节囊及韧带，改善关节的血液循环，促进关节内滑液分泌与循环，促进血肿与渗液吸收，从而可预防和减轻失用性关节挛缩、关节软骨萎缩变性、关节腔狭窄与关节粘连、预防血栓形成等。

1. 早期康复（术后1~2周内） 患者体位由平卧位改为半卧位并嘱患者主动进行深呼吸，咳痰，以防止发生肺部感染；指导患者行患侧趾、踝关节主动屈伸运动。

2. 中期康复（术后2周） 患者仰卧位屈髋、屈膝运动，主动为主，被动为辅，行肌肉等张收缩、直腿抬高及小范围屈膝屈髋活动。

3. 后期康复（术后4周） 术后4周开始下地不负重行走，初始行走不易过大过快，以后根据情况逐渐增加行走次数，延长行走时间。

4. 远期康复（术后6~12周） 作X线检查，了解骨痂生长情况，决定下地负重时间。开始时部分负重，做提踵练习、半蹲起立练习，以增加负重肌的肌力，作髋部肌肉的抗阻屈伸训练。X线摄片有大量骨痂生长，骨折线模糊后方可完全负重。

5. 物理治疗 局部无禁忌证时，可选用电脑骨伤愈合仪等物理治疗，促进骨折的愈合，同时卧床期间加强全身功能锻炼，预防长期卧床并发症。

（四）股骨转子间骨折的并发症

股骨转子间骨折平均年龄在66~76岁，大多患者体质差，并发症多，如心血管疾病、糖尿病、脑血管病等，给麻醉、手术及术后处理带来难度。

1. **预防方法** 必须严格掌握手术适应证,按以下标准选择手术。

(1)心脏功能:①心肌梗死病情稳定至少 3 个月;②心功能衰竭病情稳定至少超过 6 个月;③无严重的心律失常,心律失常不超过 6 次/min;④伤前可步行上楼。

(2)肺功能:①屏气时间大于 30s;②吹蜡距离大于 50cm;③无咳痰、哮喘、气促;④动脉血气:$PO_2>60mmHg$,$PCO_2<45mmHg$,$FEV_1/FVC>70\%$。

(3)高血压:BP<160/90mmHg,有脑缺血、脑栓塞时,病情稳定至少超过 6 个月。

(4)肾功能:尿蛋白<++,尿量>1ml/(kg/h),BUN<80mmol/L。

(5)肝功能:转氨酶不超过正常值的 2 倍。

(6)糖尿病:空腹血糖<8.0mmol/L。

(7)术式选择:尽量选择创伤小的手术和经皮穿针内固定。

2. **内固定物失效发生髋内翻** 内固定物失效容易导致股骨转子间骨折发生髋内翻畸形愈合或不愈合。内固定成功取决于稳定的骨连接、骨折类型、固定器械设计、固定器械正确使用、骨质疏松的程度及术后合理功能锻炼。

内固定物失效原因有:①与骨折类型有关:在稳定骨折中,后内侧支撑完好或轻度粉碎,骨折块塌陷极小,变位或重建内侧皮质的接触良好,骨折可获稳定,则发生内固定失败少,髋内翻发生率低。相反在不稳定骨折中,后内侧有大块游离骨块,后方粉碎,骨折复位后,仍极不稳定,要依靠内固定支撑维持,易造成内固定失效及髋内翻发生,约占转子间骨折 80%。②与内固定设计及操作不正确有关。

老年患者的髋内翻畸形,一般无须治疗。对青壮年,髋内翻畸形严重者,可行转子楔形外展截骨术,术后选择滑动加压螺钉或髓内钉固定,对极少见股骨转子间骨折不愈合者,可采用内移、外翻截骨治疗:转子间截骨,使股骨干内移,近端骨块外翻位固定,骨折线周围植骨。

(洪顾麒)

第十四节　前交叉韧带损伤的诊治

前交叉韧带,又称前十字韧带,是维持膝关节稳定性最重要的韧带之一,与其他韧带共同维持胫股关节的正常运动,在伸膝时防止胫骨相对股骨的前移,防止膝关节过伸等。断裂后可以产生明显的膝关节不稳,严重地影响膝关节功能,如果不及时治疗,关节出现反复扭伤,容易引起关节软骨、半月板等重要结构的损伤,导致关节过早老化和骨关节炎的发生。

前交叉韧带断裂的主要原因是运动损伤。较多见于篮球和足球等运动员,此外柔道、摔跤和田径的专业运动员以及爱好滑雪、羽毛球、排球运动的普通人中也较多见。非运动损伤主要见于交通伤和生产生活中的意外损伤。

一、案例相关知识

1. 前交叉韧带的解剖特征。

2. 前交叉韧带损伤的诊断方法。

3. 前交叉韧带损伤的鉴别诊断。

4. 前交叉韧带损伤的治疗原则。

二、案例内容介绍

（一）情景模拟用物准备清单

1. **模拟诊疗室** 检查床。

2. **基础医疗物品** 听诊器、血压计、手消液。

3. **SP、前交叉韧带损伤模型**

（二）场景介绍

【场景4-26】

患者钟某，男，30岁，1周前打篮球时不慎扭伤右膝，当时感觉膝关节内有"啪"的声响，自觉右膝部剧烈疼痛，不能活动，于原地休息后疼痛稍缓解，回家中休息，关节逐渐肿胀，自觉右膝部仍疼痛，活动后明显，遂至当地医院就诊。平素体健，无慢性病及传染病史。

请根据以上信息，行必要的体格检查以及辅助检查，给出初步诊断及进一步治疗方案。

备注1：如考生要求检查患者生命体征，在其正确完成查体动作后，提供如下信息：T 36.9℃、R 18次/min、P 80次/min、BP 121/72mmHg。

备注2：如考生要求行专项体检，在其正确完成查体动作后，提供如下信息：右膝关节压痛（+），浮髌试验（+），右下肢皮肤感觉未及明显异常，足背动脉搏动可触及。右膝关节主动活动度：0°～120°，被动活动度：0°～120°。Lachman试验（+），前抽屉试验（+），轴移试验（+），后抽屉试验（-），麦氏试验（-），内外侧方应力试验（-），右足趾活动及末梢血运正常，感觉正常。

备注3：如考生要求患者行X线检查，则给出图4-30。

备注4：如考生要求患者行膝关节MRI检查，则给出图4-31。

备注5：操作结束后请简述如何鉴别前交叉韧带损伤与后交叉韧带损伤。

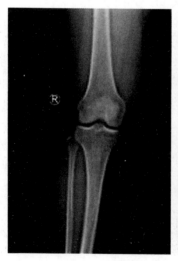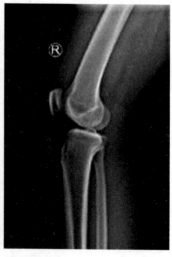

图4-30 膝关节X线

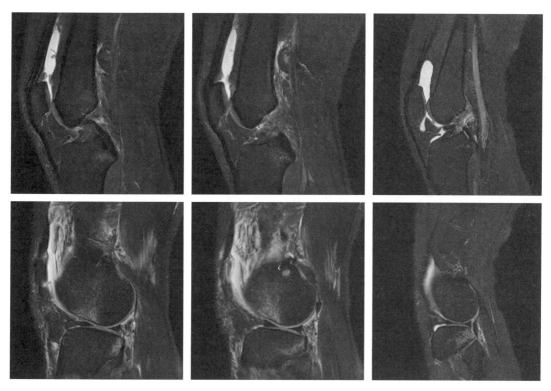

图 4-31　膝关节 MRI

（三）参考评分表（表 4-36）

表 4-36　参考评分表

判断标准	满分	实际得分	备注
准备工作（15 分）			
1. 核查患者基本信息,告知检查目的及可能带来的不适,安慰患者,消除紧张情绪。	5		
2. 评估患者全身情况及一般状态。	5		
3. 评估膝关节的局部肿胀情况,判断肢端感觉、运动及血供情况,按照视、触、动、量顺序进行。	5		
侧方应力实验（20 分）			
4. 叙述检查目的。	5		
5. 检查动作轻柔,避免二次损伤。	5		
6. 膝关节完全伸直位及屈曲 20°~30° 位置下行被动膝内翻及膝外翻动作。	5		
7. 与对侧进行比较。	5		
抽屉实验（20 分）			
8. 叙述检查目的。	5		

续表

判断标准	满分	实际得分	备注
9. 检查时注意膝关节位于屈曲90°,固定患者足部。	5		
10. 检查者双手握住胫骨上段作拉前及推后动作,注意胫骨结节前后移动。	5		
11. 与健侧进行比较。	5		
半月板旋转实验(20分)			
12. 叙述检查目的。	2		
13. 患侧髋膝完全屈曲。	3		
14. 检查者一手放关节间隙处作触诊。	4		
15. 另一手握住足跟作小腿大幅度的环转运动,内旋环转测试外侧半月板,外旋环转测试内侧半月板。	4		
16. 维持旋转的位置下将膝关节逐渐伸到90°。	3		
17. 关节完全屈曲位出现疼痛,表示半月板后角损伤;关节伸到90°出现疼痛,表示半月板体部损伤;关节伸到微屈位出现疼痛,表示半月板前角损伤。	4		
其他相关诊疗操作(25分)			
18. 有鉴别诊断思路,进行除专科体检外其他查体。	5		
19. 结合病例,其他查体的部位选择正确。	5		
20. 查体手法正确,操作停留时间足够。	5		
21. 正确回答如何鉴别前交叉韧带损伤与后交叉韧带损伤。	3		
22. 废物处理恰当,物品整理有序。	2		
23. 体检过程连贯有序,动作轻柔,体现人文关怀。	5		
总分	100		

评分者签名: 日期:

三、引导性反馈要点

(一) 前交叉韧带的解剖特征

前交叉韧带的起点位于股骨外侧髁髁间内侧面之后部,止于胫骨上端髁间隆起前部稍内侧及外侧半月板前角,呈扇形。前交叉韧带在解剖上为一根,但因为一根当中的纤维在关节不同屈曲角度时松紧度不同,可以分为大部分角度均紧张的前内束和接近伸直时紧张的后外束。理论上单纯损伤一束称为部分断裂,两束同时损伤称为完全断裂,还有一种前交叉韧带胫骨止点髁间嵴撕脱的称为胫骨间棘撕脱骨折。

(二) 前交叉韧带损伤的诊断方法

1. **病史** 大多数患者具有典型外伤史,受伤时感觉到关节内有断裂声,后即感关节内剧痛。多数运动创伤患者有典型的损伤体位:小腿外翻外旋半屈曲位,多在单腿落地时发生。

2. 临床症状

（1）前交叉韧带损伤的急性期症状

1）膝关节疼痛:位于关节内部,患者可因膝关节剧烈疼痛而不敢活动,部分患者疼痛轻微可行走甚至可继续低强度运动。

2）膝关节肿胀:一般发生于膝关节扭伤的数分钟至3h内。

3）膝关节伸直受限:前交叉韧带断裂后韧带残端翻转至髁间窝前方产生炎症刺激。部分患者因半月板损伤可致伸直或屈曲受限。合并内侧副韧带损伤有时也表现为伸直受限。

4）膝关节不稳:部分患者在伤时感觉到膝关节内错动一下（有的会闻及伴随响声）,伤后1~2周左右在恢复行走时可开始感觉膝关节有晃动感。

5）膝关节活动度受限:多因创伤性滑膜炎导致膝关节肿胀和疼痛引起。

（2）前交叉韧带损伤的不稳定症状:前交叉韧带损伤超过6周属陈旧性,陈旧性前交叉韧带断裂多有不稳症状,不稳表现为下列3种程度。

1）严重不稳:前交叉韧带合并膝关节肌肉代偿能力差导致,表现为日常生活中行走或慢跑时即可感觉到膝关节有错动感,这种错动感一般表现为膝关节的股骨和胫骨的左右错动。

2）中度不稳:前交叉韧带断裂合并肌肉适度代偿,表现为不敢加速快跑,快跑时不敢急停、急转。

3）轻度不稳:交叉韧带断裂合并肌肉较好代偿,表现为可从事一般的运动,患者可以跑动,带球,但是比赛中的一些动作如跳起单足落地、以患侧下肢支撑用健侧足射门等动作不能完成,或者完成时需要一个反应时间（前交叉韧带与膝关节周围肌肉的反射通路中断,需要经过大脑建立新的反射）。不论患者表现为哪种不稳,膝关节在运动或生活中易反复扭伤也是前交叉韧带断裂的标志性临床表现。

3. 体格检查 前交叉韧带的特征性体格检查方法主要有以下三种。

（1）前抽屉试验(anterior drawer test, ADT)（图4-32）:患者平躺,屈膝90°,双足底平放于床面,检查者坐在患者足面,向前拉胫骨,和健侧对比,如有向前移位则提示前交叉韧带损伤。需要注意的是,查体前应该先观察胫骨结节是否塌陷,先查后抽屉试验以防漏诊后交叉韧带损伤。

（2）Lachman试验（图4-33）:患者平躺,屈膝20°~30°,检查者以左手握住右膝大腿远端,右手握住右膝小腿近端,将小腿向前平拉,如有松弛则提示前交叉韧带损伤。此试验强调抵抗感(endpoint),即向前提拉小腿近端时,正常的前交叉韧带会阻止胫骨过度前移,此时右手会感觉小腿突然被拽住。前交叉韧带完全断裂患者没有抵抗感,部分断裂患者或者韧带断端有粘连时可能会感觉到抵抗,但程度较弱。

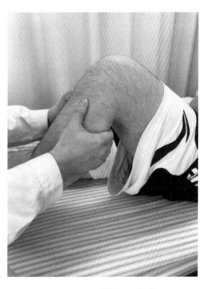

图4-32 前抽屉试验

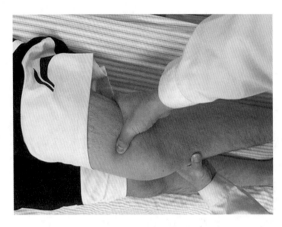

图 4-33 Lachman 试验

（3）轴移试验（pivot shift test，PST）（图 4-34）：检查者使小腿内旋外翻，附加轴向应力，将膝关节由伸直向屈曲活动。前交叉韧带断裂的患者在膝关节伸直时胫骨相对于股骨在正常位置；轻度屈曲时，胫骨向前半脱位（此时不易察觉）；继续屈曲至 30° 左右，胫骨复位，貌似股骨"向前半脱位"（此时易观察）。

4. 辅助检查

（1）X 线检查：对于膝关节扭伤合并肿胀或不适的患者，临床医师一般会建议做 X 线检查。大部分前交叉韧带损伤患者的膝关节 X 线片会表现为正常。部分合并有外侧关节囊胫骨端撕脱骨折的患者可以看到 Segond 骨折，此骨折是前交叉韧带损伤的特有征象。

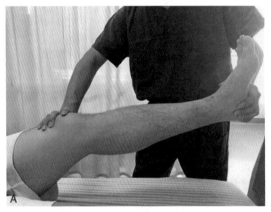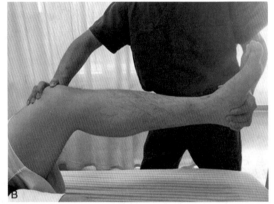

图 4-34 轴移试验
A. 内旋小腿，外翻膝关节。B. 小腿轴向施加压力，屈曲膝关节至 30～40° 时胫骨有"后移复位"感。

（2）磁共振成像（MRI）：前交叉韧带损伤的 MRI 征象有两种：①直接征象：MRI 片上可以见到前交叉韧带实质部或者近上止点处撕裂；②间接征象：股骨外髁及外侧胫骨平台后缘骨挫伤。MRI 检查的目的在于：①确诊前交叉韧带损伤，为手术治疗提供诊断证据。部分陈旧前交叉韧带损伤，因其上止点粘连于髁间窝侧壁等部位，有时会给医师查体造成假象，容易误诊为未断或部分断裂，MRI 检查有助于明确这种情况；②明确有无关节软骨、半月板等其他膝关节结构的损伤，在手术之前做好充分准备。

（三）前交叉韧带损伤的鉴别诊断

1. 后交叉韧带断裂 往往也有明确的外伤史及伤后膝关节不稳的症状，但后交叉韧带断裂主要表现为膝关节后向不稳。①交通事故多见后交叉韧带断裂，运动损伤中多见前交叉韧带断裂；②后交叉韧带损伤导致轻度不稳的患者可以没有症状，严重不稳的患者表现为关节疼痛，下楼时打软腿，有错动感；③查体：后抽屉试验阳性，胫骨结节后坠；④膝关节磁共振检查提示：后交叉韧带连续性中断。

2. **复发性髌骨脱位** 多数有膝关节外旋外翻扭伤史,与前交叉韧带断裂类似,急性期关节肿胀、疼痛,运动时有患膝不稳感。①新鲜损伤患者表现为髌骨内侧支持带肿胀、疼痛。②陈旧损伤患者表现为运动中反复髌股关节不稳、脱位感;严重的可以有髌前疼痛或膝关节交锁。③查体:髌骨内侧支持带松弛,髌骨恐惧试验阳性。④膝关节影像学检查提示:髌骨内缘和股骨外髁外缘镜像骨软骨损伤,或者存在膝关节游离体。

(四) 前交叉韧带损伤的治疗原则

前交叉韧带断裂一般需要手术治疗,主要术式为关节镜下前交叉韧带重建术。

目前的主流技术仍然是用自体肌腱行关节镜下前交叉韧带重建,技术成熟,临床效果可靠。常用的自体肌腱有腘绳肌腱、髌腱、股四头肌腱等,重建手术所用自体腘绳肌腱是大腿内侧的两根肌腱:半腱肌腱和股薄肌腱,手术医师用一个长约 3cm 的小切口即可完成取腱。重建前交叉韧带需要在胫骨和股骨上钻出骨隧道,然后将肌腱移植入关节腔及两端的骨隧道以代替前交叉韧带,肌腱在骨道的两端用内固定装置固定。这种固定装置根据手术的需要采用,一般在股骨侧可以选用悬吊钢板,胫骨侧使用挤压螺钉。

内固定是否要取出主要取决于内固定的部位有无异物反应,术后内固定部位没有疼痛等可不必再次手术取出。术后患者一般休息 3~4 周可根据医师建议重返办公室工作。康复顺利的患者,术后 1 个月内可拄拐行走,3 个月后去支具正常行走,4~5 个月学习慢跑,术后半年根据肌力恢复情况可进行一般的体育运动和快跑,术后 10~12 个月对抗性的体育运动。

(五) 案例总结参考

前交叉韧带是维持膝关节前向稳定性的主要韧带,与其他韧带共同维持胫股关节的正常运动。前交叉韧带损伤的诊断主要依靠典型的外伤史、膝关节不稳典型症状、特征性体格检查及辅助检查,MRI 对诊断前交叉韧带损伤起到重要的作用。前交叉韧带通常需手术治疗,结合必要的康复治疗。取自体肌腱行前交叉韧带重建是最常用的手术方式。

四、相关知识拓展

(一) 前交叉韧带损伤的手术指征

1. **年轻患者手术指征** ①膝关节反复扭伤;②存在膝关节不稳症状;③合并膝关节半月板或其他重要稳定结构损伤;④有明确膝关节软骨损伤需要修复。

2. **无须手术治疗指征** ①年龄较大,且无关节不稳,运动量小;②韧带断裂多年,软骨损伤非常严重,要根据具体情况采取其他治疗措施。

3. **重建手术时机** ①单纯前交叉韧带断裂患者,急性期过后,关节基本消肿、关节活动度基本正常后即可接受手术。如果暂时不能手术,在急性期后应该去掉制动性支具,恢复正常行走,勤练肌力,以防肌肉萎缩,建议在伤后 5 个月内完成手术,防止关节软骨、半月板的继发性损伤。②合并可缝合的半月板损伤或需要修复的软骨损伤,急性期过后尽早手术,以争取半月板或软骨的修复机会。

(二) 前交叉韧带损伤的特殊病例

一部分年龄较大患者前交叉韧带断裂后因肌肉代偿等种种因素,临床上没有不稳的症状。临床医师面对此类患者时,须慎重选择前交叉韧带重建手术。另外,部分急性前交叉韧带损伤表现为滑膜内撕裂,MRI 上表现为韧带整体肿胀,但断端对位尚可,可先试行保守治疗。定期复查判断韧带有无愈合,若无愈合倾向,可选择手术治疗,不耽误手术时机。

1. 青少年前交叉韧带重建 部分青少年骨骺未闭,手术中钻出骨隧道穿过骺板在理论上可能会影响骨的生长。但是,如果青少年前交叉韧带断裂不手术,等到生长发育期完成后再手术,膝关节会不可避免的发生退变,还会导致半月板撕裂等并发症,等待时间越长的,这种并发症越严重。重建时应注意:①重建所用骨块(骨腱骨)最好放置在骨骺近端;②门形钉不要横跨骨骺;③重建韧带不可过紧固定。

2. 无症状患者 部分患者损伤早期因膝关节不稳症状不典型,步行、上下楼甚至一般的慢跑都可能没有症状,加之膝关节无明显疼痛,认为自己没有必要治疗。实际上,前交叉韧带断裂后可以进行一般性运动,只是感觉运动功能有所下降,但伤后不稳症状逐渐加重,如果数年后再行韧带重建手术,此时髁间窝已经增生狭窄、骨赘形成,关节软骨损伤严重,半月板继发性损伤,重建的效果较差。因此晚期重建的手术效果远不如早期重建,而且极有可能丧失半月板缝合及软骨修复的机会。

(崔维顶)

第十五节　胫骨平台骨折的诊治

胫骨上端与股骨下端形成膝关节与股骨下端接触的面为胫骨平台,有两个微凹的凹面,并有内侧和外侧半月板增强凹面,与股骨髁的相对面吻合,增加膝关节的稳定性。胫骨平台是膝的重要载荷结构,一旦发生骨折,内、外平台受力不均,久而易发创伤性关节炎。由于胫骨平台骨折的骨折线均进入关节内,导致关节软骨损伤,因此属于关节内骨折。当损伤暴力极大,在骨折瞬间有明显关节脱位发生时,容易伴发腘动脉损伤。部分病例骨折后因小腿近端迅速肿胀,容易发生下肢筋膜间室综合征。

一、案例相关知识

1. 胫骨平台解剖概要。
2. 胫骨平台骨折的诊断及鉴别诊断。
3. 跟骨骨牵引操作方法。
4. 胫骨平台骨折的治疗方法。

二、案例内容介绍

(一) 情景模拟用物准备清单
1. 模拟诊疗室 检查床、废弃物处置箱。
2. 基础医疗物品 治疗车、治疗盘、骨牵引包、牵引弓及布朗架、5ml 注射器、2% 利多卡因、3.5mm 骨圆针、无菌手套、聚维碘酮棉球、无菌纱布。
3. SP、跟骨骨牵引模型
(二) 场景介绍
【场景 4-27】
患者杨某,男,37 岁,2h 前饮酒后登高意外摔伤,左下肢着地,当时感左膝关节剧烈疼痛,发现膝关节肿胀、畸形,不能负重、活动,遂至当地医院就诊。平素体健,无传染病史。

请根据以上信息,行必要的体格检查以及辅助检查后给出初步诊断。

备注 1:如考生要求行专项体检及检查患者生命体征,在其正确完成查体动作后,给出对应查体信息:T 37.6℃、P 104 次/min、R 18 次/min、BP 110/85mmHg,膝关节周围皮肤完整,未见青紫、破裂,未见明显活动性出血。膝关节内翻位畸形,关节周围肿胀,胫骨平台周围压痛阳性。足趾感觉运动功能存在,足趾皮肤温度良好,足背动脉微弱但可触及。

备注 2:如考生要求行膝关节 X 线检查,则给出图 4-35(左侧胫骨近端骨连续性中断,可见关节面形成台阶,膝关节半脱位,关节周围软组织明显肿胀——胫骨内侧平台劈裂骨折,平台后外侧部分粉碎性骨折)。

备注 3:如考生要求行膝关节 CT 检查,则给出图 4-36。

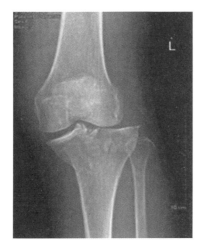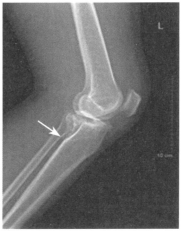

图 4-35　膝关节 X 线图像

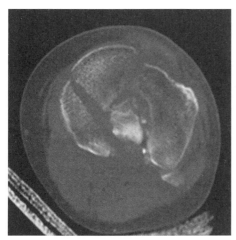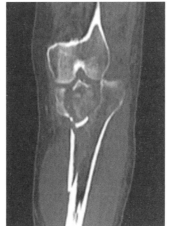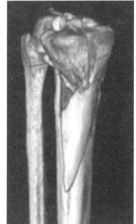

图 4-36　膝关节 CT 图像

【场景 4-28】

相关检查及术前准备完善后,现拟在局部麻醉下行跟骨骨牵引术,请行相应操作。操作结束后请简述骨牵引术的注意事项。

备注 4：操作结束后请考生简述胫骨平台骨折并发症的处理。

（三）参考评分表（表 4-37）

表 4-37 参考评分表

判断标准	满分	实际得分	备注
1. 给出初步诊断——膝关节周围骨折:胫骨平台骨折？	5		
2. 选择膝关节 X 线检查方法并正确判读报告。	3		
3. 选择膝关节 CT 检查方法并正确判读报告。	3		
4. 核对患者基本信息、七步洗手法洗手。	2		
5. 快速的下肢体格检查:左侧下肢视、触、动、量诊。	3		
6. 解释操作目的、取得知情同意。	3		
7. 检查物品完好齐全、有效期。	3		
8. 协助患者采取舒适体位。	2		
9. 充分暴露操作部位(2)，注意保护患者隐私(1)，如设置屏风等。	3		
10. 正确打开骨牵引包外层(1)，戴手套(1)，初步消毒跟骨(范围正确 1+方法得当 1)。	4		
11. 正确佩戴无菌手套(2)，铺洞巾(2)。	4		
12. 检查物品齐全及核对麻醉药有效日期。	5		
13. 再次消毒跟骨结节内外侧(1)、骨圆针穿入(1)和穿出点(1)。	3		
14. 确定跟骨结节内侧入针点(2)，逐层麻醉至骨膜层(2)。	4		
15. 将骨圆针自内向外侧击入跟骨并从外侧皮肤穿出(3)，适当回敲将进针处凹陷的皮肤拉平(3)，并使两侧牵引针外露部分等长，安装牵引弓(4)。	10		
16. 检查足趾屈伸活动及感觉、血供(3)，安装牵引弓(3)，需注意无菌原则与骨圆针两端安装安瓿瓶予以保护，以免戳伤(4)。	10		
17. 选择正确的牵引重量安装牵引(2)，抬高床尾(2)。	4		
18. 穿针皮肤处消毒、纱布包裹覆盖，收拾物品，进行进一步诊治。	5		
19. 正确回答骨牵引术的注意事项。	5		
20. 正确回答胫骨平台骨折并发症的处理。	5		
21. 无菌观念。	5		
22. 操作熟练、美观。	4		
23. 人文关怀、爱伤观念。	5		
总分	100		

评分者签名： 日期：

三、引导性反馈要点

（一）掌握胫骨平台解剖概要

胫骨平台位于胫骨近端，与股骨髁相关节，与髌骨一同构成膝关节。胫骨平台向下方传递股骨髁传导的应力，胫骨平台和股骨髁之间衬垫以半月板。胫骨平台被中央的髁间嵴分为内、外侧两部分，分别与股骨的内外侧髁相关节。胫骨平台和股骨髁之间除了关节囊外，主要依赖前、后交叉韧带、内、外侧副韧带、后内侧和后外侧韧带复合体维持稳定性。胫骨平台后外侧与腓骨头相关节，腓骨颈部有腓总神经绕行。胫骨平台后方有腘动静脉和胫后神经经过。直接和间接暴力均可导致胫骨平台骨折，由于胫骨平台前方和内、外侧软组织覆盖较薄，直接暴力容易导致开放性骨折。当损伤暴力极大，在骨折瞬间有明显关节脱位发生时，容易伴发腘动脉损伤。部分病例骨折后因小腿近端迅速肿胀，容易发生下肢筋膜间室综合征。

（二）掌握胫骨平台骨折的分类

胫骨平台骨折由于不同病因，所导致的损伤程度及范围也有不同（具体见相关知识拓展）。胫骨平台骨折根据表面皮肤是否完整可分为开放性胫骨平台骨折（open tibial plateau fracture）和闭合性胫骨平台骨折（close tibial plateau fracture）两类；还可以根据累及哪一侧胫骨平台分为内侧平台骨折、外侧平台骨折和双平台骨折。比较经典的分类方法是 Schatzker 分类，根据胫骨平台骨折的形态将其分为六型（图 4-37）。

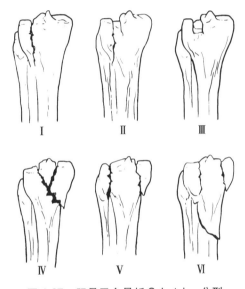

图 4-37　胫骨平台骨折 Schatzker 分型

1. Ⅰ型　外侧平台的劈裂骨折，外侧骨折块向远端移位，导致关节面出现台阶。

2. Ⅱ型　外侧平台劈裂+压缩骨折，在外侧平台劈裂的基础上出现外侧平台关节面的压缩。

3. Ⅲ型　外侧平台关节面单纯压缩骨折，无平台周围皮质骨的劈裂。

4. Ⅳ型　内侧平台劈裂、压缩或劈裂合并压缩骨折。

5. Ⅴ型　双侧平台粉碎性骨折，但髁间嵴区域保持完整，与胫骨干骺端相连。

6. Ⅵ型　双侧胫骨平台骨折，髁间嵴区域与胫骨干骺端之间存在骨折。

（三）胫骨平台骨折的诊断方法及鉴别诊断

1. **病史**　患者有患肢外伤史，多为坠落伤或交通伤，伤后出现膝关节剧烈疼痛、肿胀，负重功能障碍，部分患者因膝关节脱位可见畸形。

2. **临床表现**　胫骨平台骨折依轻重不同及是否合并其他组织损伤而有不同临床表现。局部症状主要表现为骨折处的剧烈疼痛和关节腔内积血而造成的肿胀，由于疼痛造成保护性肌痉挛，膝关节的屈伸活动受限。

（1）小腿冰凉：如果胫骨平台严重骨折，并合并有关节脱位，可能造成腘动脉损伤，导致小腿血液灌注障碍、缺血,皮温降低。常见于Ⅳ型平台骨折。

（2）足趾及踝背伸障碍:在部分平台骨折中,腓神经受牵拉导致损伤,使其支配的伸踇、伸趾长肌力下降,出现踝下垂。

（3）小腿严重肿胀:当胫骨平台严重骨折时,骨折端的渗血导致小腿筋膜间室内张力进行性升高,出现肌肉、神经缺血、肿胀,最终发生骨筋膜间室综合征。

3. **体格检查**　如发现胫骨平台周围环形压痛,膝关节主动和被动屈伸活动明显受限,有肉眼可见膝关节内、外翻畸形。足背动脉搏动可能减弱,小腿肌肉张力升高。

4. **影像学检查**　膝关节 X 线和 CT 检查可见骨折线及关节周围软组织肿胀。当骨性结构严重受损合并膝关节韧带损伤时,可以出现膝关节半脱位或脱位。如果怀疑合并韧带损伤,可以行膝关节 MRI 检查以明确半月板、交叉韧带和侧副韧带的完整性。

5. **小腿筋膜间室测压**　当小腿出现剧烈疼痛,疼痛和肿胀呈进行性加重,小腿肌肉出现被动牵拉痛时,考虑小腿筋膜间室综合征。可以使用特殊的器械行小腿筋膜间室测压。当测量压力>30cmH$_2$O 时可诊断为骨筋膜间室综合征。

6. **鉴别诊断**　结合外伤、患者症状体征和影像学检查,一般较易诊断胫骨平台骨折。但应注意与膝关节脱位的鉴别,两者的严重程度和治疗方法有所不同。

（四）熟练掌握跟骨结节骨牵引的操作

1. **操作步骤**

（1）术者准备、检查物品,与患者沟通,介绍自己并核对患者姓名、性别、床号等,同时嘱咐操作前注意事项。

（2）术者站患者患肢对侧,患者脱去对侧裤腿,取仰卧位,将患肢置于布朗架上。

（3）术者消毒双手。

（4）打开骨牵引包外包装,戴手套。准备 5ml 注射器,抽取 10% 利多卡因注射液,行跟骨结节内外侧皮肤穿针点周围皮肤浸润麻醉。其中跟骨结节内侧入钉点为跟骨结节和内踝尖连线中点,跟骨结节外侧出针点为跟骨结节和外踝尖连线中点。浸润麻醉应直达骨膜层。

（5）行跟骨周围皮肤全面消毒后更换手套,铺洞巾于跟骨结节内侧皮肤表面。请助手持患足。操作者左手持 3.5mm 骨圆针,右手持骨锤将骨圆针由跟骨结节内侧入钉点击入跟骨,并从外侧皮肤穿出。击入跟骨前和穿出跟骨后应检查足趾运动和感觉功能。

（6）安装牵引弓,行针孔周围皮肤消毒、包裹纱布,于针尖处安装安瓿。

（7）选择患者体重 1/8～1/9 的重锤行持续骨牵引。

（8）抬高床尾,利用患者的重力对抗重锤的牵引力量。

（9）牵引完成后及时复查床边 X 线片,观察膝关节的骨折脱位是否纠正。密切观察小腿肿胀的发展情况。

2. **注意事项**

（1）消毒时按照无菌操作要求及顺序进行,防止感染。

（2）避免入针点错误导致临近的血管、神经损伤。

（3）入针过应轻柔,以免造成跟骨结节医源性骨折。

（4）选择粗细适宜的骨圆针,以免针弯曲、变形。

（5）需根据术后复查的床边片调整牵引重量,如果仍有膝关节脱位需增加牵引重量,但不宜超过患者体重的 1/6。

（五）骨牵引的注意事项

1. 牵引肢体应抬高，高于心脏位置，下肢牵引的肢体应外展位。

2. 不可随意去除牵引的砣，砣应高于地面 10～15cm，不可接触地面。

3. 牵引针眼处，每日滴酒精两次，预防感染。

4. 被牵引的肢体应制动，避免大幅度活动，以防引起牵引针的移位。

5. 下肢牵引的患者，脚后跟部应加垫一软毛巾，以保护皮肤。

（六）案例总结参考

胫骨平台骨折常见于坠落伤或交通伤，相当一部分为高能量暴力损伤，因此，容易合并其他肢体的骨折和损伤。患者常可明确地指出肢体疼痛、畸形和功能障碍的部位，如膝关节剧烈疼痛、肿胀、畸形、负重和活动受限。体格检查可发现膝关节肿胀，胫骨平台周围环形压痛，膝关节主动和被动屈伸活动明显受限。部分严重骨折的病例可能出现腘动脉损伤、腓总神经损伤的表现。如果考虑存在胫骨平台骨折，必须进一步予影像学检查。膝关节 X 线检查可见胫骨平台形态异常，劈裂或压缩骨折，部分严重病例可见膝关节部分脱位。CT 可提供更多的骨折细节，特别是观察压缩骨折分布的范围和严重程度。如果怀疑存在韧带损伤，可行膝关节 MRI 检查。

由于胫骨平台骨折为关节内骨折，容易出现关节面台阶、凹陷，导致下肢力线异常，大多数患者需要行手术切开复位内固定治疗。对于存在膝关节脱位的患者，需要在术前进行跟骨结节牵引，待肿胀消退后择期行手术治疗。对于开放性胫骨平台骨折，需急诊行清创、外固定架治疗。待排除感染后择期更换为钢板内固定。

四、相关知识拓展

（一）胫骨平台骨折的病因

1. **间接暴力** 常见于高处坠落伤，股骨髁与胫骨平台直接撞击，导致相应的胫骨平台骨折。根据外伤时膝关节的屈伸位置不同和暴力作用方式不同，可以为屈膝-内翻型损伤、屈膝-外翻型损伤、伸膝-内翻型损伤、伸膝-外翻型损伤、膝过伸-内翻型损伤、膝过伸-外翻型损伤。不同损伤机制可以造成不同的胫骨平台骨折形式。

2. **直接暴力** 暴力直接作用于胫骨平台处，造成胫骨平台开放性骨折，常伴有严重的软组织损伤，需要急诊手术清创，分期治疗。

（二）胫骨平台骨折的治疗

1. **处理原则** 首要目标是恢复正常的下肢力线，其次为膝关节的稳定性，同时恢复平台关节面的光滑、完整和平台的宽度。

2. **应急处理** 合并骨盆、脊柱等损伤致失血性休克时应积极抗休克治疗如输血、输液、镇痛等，尽快使用骨牵引或外固定架稳定骨折断端，行损伤控制治疗。对开放性损伤患者，应尽早行清创、骨折外固定术。

3. **保守治疗** 患者一般情况较差、骨折无明显移位，局部软组织条件不佳或伴有下肢动脉疾病患者为避免手术相关并发症，应首选保守治疗。

4. **手术治疗** 对于开放性损伤、合并腘动脉损伤、小腿筋膜间室综合征的患者均应立即行手术治疗。

对于下肢力线异常、关节半脱位、关节面有明显台阶的患者,经积极术前准备后行骨折切开复位内固定手术治疗。根据骨折累及内侧、外侧或双侧平台,采取相应的手术切口(图4-38)。

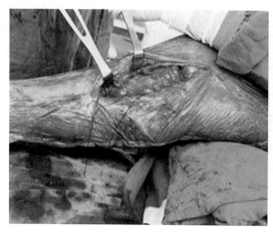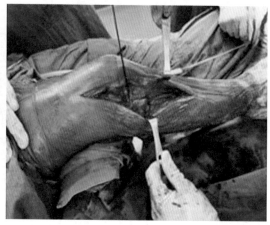

图4-38 胫骨平台骨折内外侧双切口显露骨折断端

在充分显露骨折干骺端和关节面的前提下,直视复位骨折,并使用钢板、螺钉维持骨折复位(图4-39)。如果关节面有明显的塌陷,应在直视下抬高关节面后在其深部进行充分植骨,以支撑复位的关节面骨块。对于术中探查发现的半月板损伤应给予一期修复。如术前膝关节MRI证实合并重要韧带损伤时,应在骨折固定后检查膝关节的稳定性。如果存在明显的膝关节不稳,应同时给予一期修复。

5. 并发症的处理 胫骨平台骨折属于关节内骨折,关节软骨损伤无直接修复方法,损伤的透明软骨最终以纤维软骨的形式得以修复。因此相当一部分患者容易发生创伤性关节炎。部分骨折可能因局部或全身因素发生骨折延迟愈合或不愈合,需要后期植骨或更换内固

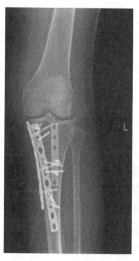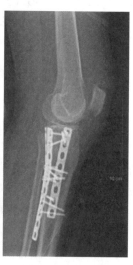

图4-39 胫骨平台骨折切开复位内固定术后

定治疗。部分患者术后可能因损伤的韧带修复不佳,导致膝关节不稳,还需要后期行损伤韧带的重建手术。

(张 宇)

第十六节 恶性黑色素瘤的诊治

恶性黑色素瘤是皮肤肿瘤中恶性程度最高的瘤种,也是发病率增长最快的恶性肿瘤之一,

发病人数年增长率为 3%~5%,我国每年新发病例约 2 万人。恶性黑色素瘤早期鉴别诊断困难,容易出现远处转移且转移后预后极差,转移性黑色素瘤患者 3 年生存率不到 30%,已经成为严重危及我国人民健康的疾病之一。与其他常见恶性肿瘤相比,黑色素瘤的临床诊断与规范化治疗存在明显的差距。患者早期往往难以准确诊断,诊断后面临手术切除不规范带来的肿瘤复发或过大范围截肢造成的严重残疾。近年来,黑色素瘤的临床治疗方面取得了数次突破性进展,黑色素瘤已经成为所有恶性肿瘤当中,治疗模式变化最快的恶性肿瘤。

一、案例相关知识

1. 掌握痣恶变早期症状 ABCDE 法则。
2. 掌握皮肤恶性黑色素瘤的常见病理类型。
3. 掌握皮肤恶性黑色素瘤的活检原则。
4. 熟悉皮肤恶性黑色素瘤病灶的手术切除范围。

二、案例内容介绍

(一)情景模拟用物准备清单
1. **模拟诊疗室** 检查床、手术台、废弃物处置箱。
2. **基础医疗物品** 治疗车、治疗盘、外科切开缝合包、无菌洞巾、5ml 注射器、2% 利多卡因、无菌手套、聚维碘酮棉球、无菌纱布、胶带。
3. **SP、黑色素瘤切除模型**
(二)场景介绍
【场景 4-29】
患者姜某,女,67 岁,自幼发现右手掌黑痣,约米粒大小,随年龄增长缓慢增大,成年后约黄豆大小,无疼痛不适,未予重视,1 年

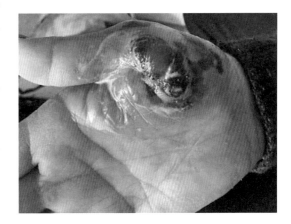

前局部外伤后破溃未愈,于当地卫生院治疗无好转,4 个月前起局部黑色素范围较前明显增大,遂至我院就诊。

请根据以上信息,结合必要的体格检查,给出初步诊断,并给出进一步治疗方案。

备注 1:如要求患者行专项体格检查,给出图 4-40。

备注 2:如要求患者行病理组织穿刺活检,给出病理结果:黑色素细胞肿瘤,细胞丰富伴大量色素,部分细胞异型。偶见分裂象及灶性坏死。

图 4-40　手掌皮肤病灶示意图

【场景 4-30】
现拟在局部麻醉下行皮肤恶性黑色素瘤病灶的切除,请行相应操作。操作结束后请简述皮肤恶性黑色素瘤病灶手术切除术的注意事项。

备注 2:操作结束后请考生简述皮肤恶性黑色素瘤的常见病理类型、黑痣早期恶变的

ABCDE 法则、皮肤恶性黑色素瘤手术切除范围标准。

（三）参考评分表（表 4-38）

表 4-38　参考评分表

判断标准	满分	实际得分	备注
1. 给出初步诊断——恶性黑色素瘤。	10		
2. 根据图 4-40 正确判读病情信息。	10		
3. 准备物品,确认患者基本信息,告知检查目的及可能带来的不适,安慰患者,消除紧张情绪。	5		
4. 七步洗手法洗手。	5		
5. 正确佩戴无菌手套,消毒、铺洞巾。	5		
6. 病灶周围注射利多卡因,注意注射针禁止穿过病灶,可于周围或深部注射。	5		
7. 按设计范围切取皮肤全层,可带部分皮下脂肪,注意切缘保留安全范围。	5		
8. 缝合、覆盖无菌敷料。	5		
9. 过程连贯有序,动作轻柔,体现人文关怀。	5		
10. 废物处理恰当,物品复原整理有序。	5		
11. 正确回答皮肤恶性黑色素瘤病灶的手术切除的注意事项。	5		
12. 正确回答黑痣早期恶变的 ABCDE 法则。	10		
13. 正确回答皮肤恶性黑色素瘤的常见病理类型。	10		
14. 正确回答皮肤恶性黑色素瘤手术切除范围标准。	15		
总分	100		

评分者签名：　　　　　　　　　　日期：

三、引导性反馈要点

（一）皮肤恶性黑色素瘤的定义及诊断方法

1. **定义**　皮肤恶性黑色素瘤亦称黑色素癌,是起源于表皮黑色素细胞或色素痣的恶性肿瘤。

2. **诊断方法**　典型的临床表现和体征是皮肤恶性黑色素瘤诊断的常用方法,病理学检查是恶性黑色素瘤确定诊断及分期的最终标准,在整个黑色素瘤的诊断、分期、治疗及预后判断中都占有重要地位;免疫组化染色是鉴别黑色素瘤的主要手段;S-100、HMB-45 和波形蛋白是诊断黑色素瘤较特异的指标。

（二）皮肤恶性黑色素瘤常见病理类型

1. **表浅播散型**　为白种人最常见的皮肤黑色素瘤类型,常见于间断接受光照部位,如背部和小腿等。组织学上以明显的表皮内派杰样播散为特点,一般外观不规则,颜色各异,边缘可伴瘙痒,直径多大于 0.5cm,肿瘤性黑色素细胞常呈上皮样,异型性显著。

2. **结节型**　是痣恶变为黑色素瘤的主要病理类型,可呈跳跃式生长,临床表现为快速生长的膨胀性丘疹或结节,可以出血或形成溃疡。白种人中约占 15%,可发生于任何部位和任何年龄,但大于 60 岁的老年人和男性更多见,该型恶性程度高,生长迅速,诊断时一般浸润皮肤厚度较深。

3. 恶性雀斑型 常见于老年人长期日光照射部位皮肤,并不是由痣恶变而来。较前两种少见,约占 10%。组织学上以异型黑色素细胞雀斑样增生为特点。一般用恶性雀斑来表示其原位病变,用恶性雀斑样黑色素瘤表示浸润性病变。

4. 肢端雀斑型 白种人发病率低,约占 5%,与紫外线关系不大。黄种人、黑人以该类型最为多见,是我国最常见的皮肤黑色素瘤类型,发生于无毛部位(手掌、足底)皮肤和甲床。组织学上以基底层异型性黑色素细胞雀斑样或团巢状增生为特点,肿瘤细胞呈梭形或上皮样,预后较差。

(三) 痣早期恶变症状的 ABCDE 法则

1. A(asymmetry,不对称) 痣出现不对称变化。如痣的左半部分和右半部分不对称,或上半部分和下半部分不对称等。

2. B(border,边缘) 皮肤良性痣的边缘整齐,而黑色素瘤的边缘常常凹凸不平,犹如海岸线,境界不清楚,或有卫星痣。

3. C(color,颜色) 良性痣的颜色均一,而黑色素瘤的颜色常常深浅不一,甚至可以出现蓝、灰、白、红色。

4. D(diameter,直径) 色素斑直径大于 5mm 或色素斑明显长大时要注意,对直径大于 1cm 的色素痣最好做活检评估。

5. E(elevation,隆起) 一些早期的黑色素瘤,整个瘤体会有轻微的隆起。

(四) 皮肤恶性黑色素瘤的活检原则和操作规程

1. 活检原则 对临床初步判断无远处转移的可疑黑色素瘤,活检一般建议完整切除,不建议穿刺活检或局部切除,如病灶过大或已有远处转移需要确诊的可行局部切除。

2. 操作流程

(1) 核对患者床号、姓名、病灶部位。

(2) 确定活检组织的范围,行完整切除活检或局部切除活检。应包括 1~3mm 的阴性边缘。切除活检的方向应始终考虑到明确的治疗方向(例如,四肢的纵向方向,平行于淋巴管)。

(3) 消毒活检区域,铺无菌巾单。

(4) 活检区域周围注射利多卡因,注意注射针禁止穿过病灶,可于周围或深部注射。

(5) 按设计范围切取皮肤全层,可带部分皮下脂肪。

(6) 缝合活检伤口。

(五) 皮肤恶性黑色素瘤病灶手术切除范围(表 4-39)

表 4-39 皮肤恶性黑色素瘤病灶手术切除范围

肿瘤厚度	临床推荐切除边缘
原位	0.5~1.0cm
≤1.0mm	1.0cm
1.01~2mm	1.0~2.0cm
2.01~4mm	2.0cm
>4mm	2.0cm

(六) 案例总结参考

皮肤恶性黑色素瘤常由黑痣恶变或慢性伤口恶变产生,病情进展迅速,早期发生淋巴结或远处转移,预后差。恶性黑色素瘤的预防和早期发现具有重要意义,大部分黑痣发展为恶性黑色素瘤的概率很低,位于手掌、足底、黏膜的黑痣恶变概率相对较高,应作预防性切除。普通黑痣发生恶变的征象常符合 ABCDE 法则的一项或其中几项,如怀疑有恶变倾向的病灶,应按恶性黑色素瘤活检原则行活检病理检查明确诊断。恶性黑色素瘤的手术扩大切除范围参照病理学肿瘤厚度决定。根据肿瘤分期、病理类型、基因检测结果及转移情况,进行化疗、放疗、免疫治疗和/或靶向治疗。

四、相关知识拓展

(一) 皮肤恶性黑色素瘤的分级

1. **Clark 分级**　该方法是病理学家 Clark 设计的,按照解剖层次测量黑色素瘤浸润皮肤的深度。

(1) Ⅰ级:瘤细胞限于基底膜以上的表皮内。

(2) Ⅱ级:瘤细胞突破基底膜侵犯到真皮乳头层。

(3) Ⅲ级:瘤细胞充满真皮乳头层,并进一步向下侵犯,但未到真皮网状层。

(4) Ⅳ级:瘤细胞已侵犯到真皮网状层。

(5) Ⅴ级:瘤细胞已穿过真皮网状层,侵犯到皮下脂肪层。

2. **Breslow 分级**　Breslow 研究了黑色素瘤垂直厚度与预后的关系,根据目镜测微器测量的黑瘤最厚部分(从颗粒层到黑瘤最深处的厚度),将黑瘤分为 5 级:小于 0.75mm、0.76~1.50mm、1.51~3.00mm、3.01~4.50mm 和大于 4.50mm,厚度越大预后越差。这一显微分级法,以后被广泛采用,并被证实对判断预后具有重要价值。

(二) 黑痣的病理分型

1. **皮内痣**　痣细胞团位于真皮内,恶变概率低。

2. **交界痣**　痣细胞团位于真皮和表皮交界处,有一定恶变概率,手掌、足底的痣多为此类型。

3. **混合痣**　既有皮内痣,又有交界痣成分的痣,有一定恶变概率。

(三) 皮肤恶性黑色素瘤病灶手术切除的注意事项

1. 皮肤恶性黑色素瘤的安全切缘大于 2cm 即可,不需要过度广泛切除或截肢。

2. 广泛切除术后若皮肤无法直接缝合,考虑联合植皮或转移皮瓣的方式进行创面的修补。

3. 在安全切缘后无法保留脚趾手指的情况下,可进行适当的截肢,截肢时也应当考虑术后方便义肢采取相应的切除范围。

4. 应当在术前完善体检、B 超、增强 CT 等明确有无区域淋巴结的转换。若无临床转移证据,则先行区域淋巴结的前哨淋巴结活检手术,若活检病理检查为阴性,则不必再扩大清扫。当前哨淋巴结病理检查为阳性,或临床及影像学检查已经正式存在区域淋巴结转移时,进行区域淋巴结的清扫术。

(四) 皮肤恶性黑色素瘤的治疗原则

早期治疗以手术为主,手术方式为扩大切除。浸润深度大于 0.75mm 的黑色素瘤患者建议行前哨淋巴结活检。前哨淋巴结活检阳性或临床诊断为区域淋巴结转移的患者应行区域淋巴结清扫。对于移行转移的患者建议行隔离肢体热灌注/热输注治疗或瘤体内注射治疗(药物包括 BCG、干扰素和 T-VEC 等)。

辅助治疗推荐 1 年高剂量干扰素治疗,主要治疗适应人群为ⅡB 期及以上的高危术后患者。区域淋巴结的辅助放疗能提高局控率,但对远期生存无影响。伴远处转移或不能手术切除的恶性黑色素瘤患者的治疗有突破性进展,BRAF 抑制剂联合 MEK 抑制剂、抗 CTLA-4 单抗、抗 PD-1 单抗等被列为标准治疗。

(朱喆辰)